中医外治护理技术操作手册

主　编　潘　虹　丁　劲　刘小勤

副主编　李向丽　宋宗惠　冯宜菹　蒽英博

编　委　（按姓氏笔画排序）

卢昌霞　刘　静　刘翠清　李红梅　杨　虹

肖玉霞　张立环　张莉琴　周巧玲　喻　琳

程晓芸　蔡　瑛　衡　妍　魏瑞娟

人民卫生出版社

·北京·

图书在版编目（CIP）数据

中医外治护理技术操作手册 / 潘虹，丁劲，刘小勤
主编 . —北京：人民卫生出版社，2021.12（2024.8重印）
ISBN 978-7-117-32487-8

Ⅰ. ①中⋯　Ⅱ. ①潘⋯②丁⋯③刘⋯　Ⅲ. ①中医外
科 – 护理学 – 手册　Ⅳ. ①R248.2-62

中国版本图书馆 CIP 数据核字（2021）第 242111 号

人卫智网　**www.ipmph.com**	医学教育、学术、考试、健康，	
	购书智慧智能综合服务平台	
人卫官网　**www.pmph.com**	人卫官方资讯发布平台	

中医外治护理技术操作手册
Zhongyi Waizhi Huli Jishu Caozuo Shouce

主　　编：潘　虹　丁　劲　刘小勤
出版发行：人民卫生出版社（中继线 010-59780011）
地　　址：北京市朝阳区潘家园南里 19 号
邮　　编：100021
E - mail：pmph @ pmph.com
购书热线：010-59787592　010-59787584　010-65264830
印　　刷：三河市君旺印务有限公司
经　　销：新华书店
开　　本：787 × 1092　1/16　　印张：17.5
字　　数：393 千字
版　　次：2021 年 12 月第 1 版
印　　次：2024 年 8 月第 2 次印刷
标准书号：ISBN 978-7-117-32487-8
定　　价：55.00 元

打击盗版举报电话：**010-59787491**　**E-mail**：**WQ @ pmph.com**
质量问题联系电话：**010-59787234**　**E-mail**：**zhiliang @ pmph.com**

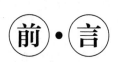

前·言

随着社会的发展,人民群众的健康观念和医疗环境的复杂化,对护理人员的服务能力提出了更高的要求。习近平总书记在十九大报告中对医疗工作强调要"为人民群众提供全方位全周期健康服务","坚持中西医并重,传承发展中医药事业"。中医学调治方法丰富多样,经过几千年的总结与完善,具有完整的理论与实践体系。加强中医护理技能的临床实践水平,不仅可以提高中医护理服务能力,加强中医护理服务内涵建设,也是充分发挥中医护理技术防病、治病的优势,弘扬中医药技术在临床工作中的应用和推广价值,进一步完善中医护理服务体系建设,为人民的健康做出更大贡献的举措。

"熟读王叔和,不如临证多。"中医的学习离不开反复实践的磨炼。有鉴于此,甘肃中医药大学附属医院护理专家和临床骨干,结合国家中医药管理局相关标准和本院近年临床应用,将患者反馈的疗效较佳的中医外治护理技术收集、整理,编成《中医外治护理技术操作手册》一书,供护理临床参考使用。本书的编写,旨在发扬中医适宜技术与现代护理技术的有机结合,提升中医护理工作者中医技术的临床应用能力,满足患者治疗疾病、健康人群预防疾病的不同需要。在编写过程中,参考了部分现代医书及相关同行专家的优秀成果。由于专业知识和实践的局限性,难免有疏漏或不足之处,恳请广大护理同仁批评指正。

本书在编撰过程中,得到了院内领导和全员各科的大力支持,在此表示衷心的感谢!

编者

2021 年 2 月

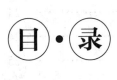

目 · 录

第一章

经·络·腧·穴

第一节 概 论

经络是人体运行气血,联络脏腑,沟通内外,贯穿上下的径路,是经脉和络脉的总称。腧穴是人体脏腑经络气血输注于体表的特殊部位。人体的腧穴既是疾病的反应点,又是针灸的施术部位。腧穴与经络、脏腑、气血密切相关。腧穴一般分布于经脉上,经脉又隶属于一定的脏腑,故腧穴 - 经脉 - 脏腑之间形成了不可分割的联系。

第二节 经络系统的组成

经络系统由经脉和络脉组成(图 1-1)。其中,经脉包括十二经脉、奇经八脉、十二经别、十二经筋、十二皮部;络脉包括十五络脉和难以计数的孙络、浮络等。

一、十二经脉

十二经脉即手三阴经(肺经、心包经、心经)、手三阳经(大肠经、三焦经、小肠经)、足三阳经(胃经、胆经、膀胱经)、足三阴经(脾经、肝经、肾经)的总称(图 1-2)。由于它们隶属于十二脏腑,为经络系统的主体,故又称为"正经"。十二经脉的命名是结合脏腑、阴阳、手足三个方面而定的。阳分少阳、阳明、太阳;阴分少阴、厥阴、太阴。根据脏属阴、腑属阳,内侧为阴、外侧为阳的原则,把各经所属脏腑结合循行于四肢的部位,订出各经的名称。即属脏而循行于肢体内侧的为阴经,反之则为阳经。十二经脉的作用主要是联络脏腑、肢体和运行气血,濡养全身。

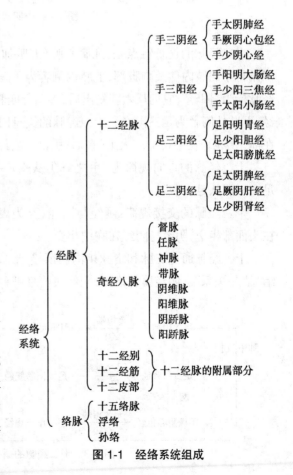

图 1-1 经络系统组成

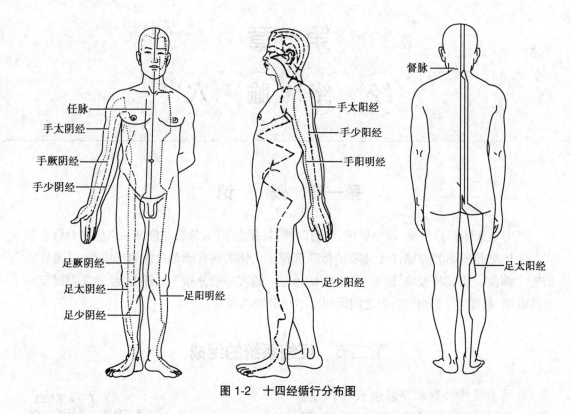

图 1-2　十四经循行分布图

　　十二经脉的循行特点是:凡属六脏(五脏加心包)的经脉称"阴经",它们从六脏发出后,多循行于四肢内侧及胸腹部,上肢内侧者为手三阴经,下肢内侧者为足三阴经。凡属六腑的经脉标为"阳经",它们从六腑发出后,多循行四肢外侧面及头面躯干部,上肢外侧者为手三阳经,下肢外侧者为足三阳经。十二经脉的头身四肢的基本分布规律是:手足三阳经为"阳明"在前,"少阳"在中(侧),"太阳"在后;手足三阴经为"太阴"在前,"厥阴"在中,"少阴"在后。

　　十二经脉的走向规律为"手之三阴从胸走手,手之三阳从手走头,足之三阳从头走足,足之三阴从足走腹"。

　　十二经脉的交接规律:阴经与阳经(互为表里)在手足末端相交,阳经与阳经(同名经)在头面部相交,阴经与阴经在胸中相交。

　　十二经脉通过支脉和络脉相沟通衔接,形成 6 组"络属"关系。即在阴阳经之间形成六组"表里关系"。阴经属脏络腑,阳经属腑络脏(图 1-3)。

```
                食指端            鼻旁            足大趾内端
肺中 交接 →手太阴肺经 ──交接──→ 手阳明大肠经 ──交接──→ 足阳明胃经 ──交接──→ 足太阴脾经
                                                                        心中 交接
        足小趾端            目内眦            手小指端
足少阴肾经 ←──交接── 足太阳膀胱经 ←──交接── 手太阳小肠经 ←──交接── 手少阴心经
  胸中 交接
        无名指端            目外眦            足大趾外端
手厥阴心包经 ──交接──→ 手少阳三焦经 ──交接──→ 足少阳胆经 ──交接──→ 足厥阴肝经
```

图 1-3　十二经脉的循行走向与交接规律

十二经脉的流注次序为：起于肺经→大肠经→胃经→脾经→心经→小肠经→膀胱经→肾经→心包经→三焦经→胆经→肝经，最后又回到肺经。从而构成了周而复始、如环无端的流注系统。将气血周流全身，起到濡养的作用（图1-4）。

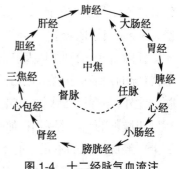

图1-4 十二经脉气血流注

二、奇经八脉

奇经八脉是任脉、督脉、冲脉、带脉、阴维脉、阳维脉、阴跷脉、阳跷脉的总称。它们与十二正经不同，既不直属脏腑，又无表里配合，故称"奇经"。其生理功能，主要是对十二经脉的气血运行，起溢蓄、调节作用（表1-1）。

表1-1 奇经八脉循行分布和功能

脉名	循行分布概况	功能
任脉	腹、胸、颏下正中	总任六阴经，调节全身阴经经气，故称"阴脉之海"
督脉	腰、背、头面正中	总督六阳经，调节全身阳经经气，故称"阳脉之海"
带脉	起于胁下，环腰一周，状如束带	约束纵行躯干的逐条经脉
冲脉	与足少阴经相并上行，环绕口唇，且与任、督、足阳明等有联系	涵蓄十二经气血，故称"十二经之海"或"血海"
阴维脉	小腿内侧，并足太阴、厥阴上行，至咽喉合于任脉	调节六阴经经气
阳维脉	足跗外侧，并足少阳经上行，至项后回合于督脉	调节六阳经经气
阴跷脉	足跟内侧，伴足少阴等经上行，至目内眦与阳跷脉会合	调节肢体运动，司眼睑开合
阳跷脉	足跟外侧，伴足太阳等经上行，至目内眦与阴跷脉会合	调节肢体运动，司眼睑开合

任脉为诸条阴经交会之脉，故称"阴脉之海"，具有调节全身阴经经气的作用。

督脉称"阳脉之海"，诸阳经均与其交会，具有调节全身阳经经气的作用。

冲脉为"十二经之海"，十二经脉均与其交会，具有涵蓄十二经气血的作用。

带脉约束诸经。

阴维脉、阳维脉分别调节六阴经和六阳经的经气，以维持阴阳协调和平衡。

阴跷脉、阳跷脉共同调节肢体运动和眼睑的开合功能。

奇经八脉中的腧穴，大多寄附于十二经之中，唯任、督二脉，各有其专属的腧穴，故与十二经相提并论，合称为"十四经"。

三、十五络脉

十二经脉和任、督二脉各自别出一络，加上脾之大络，总计15条，称为十五络脉。十二经脉的别络均从本经四肢肘膝关节以下的络穴分出,走向其相表里的经脉,即阴经别络于阳经,阳经别络于阴经。

任脉、督脉的别络以及脾之大络主要分布在头身部。任脉的别络从鸠尾分出后散布于腹部;督脉的别络从长强分出后散布于头,左右别走足太阳经;脾之大络从大包分出后散布于胸胁。此外,还有从络脉分出的浮行于浅表部位的浮络和细小的孙络,分布极广,遍布全身。

四肢部的十二经别络,加强了十二经中表里两经的联系,沟通了表里两经的经气,补充了十二经脉循行的不足。躯干部的任脉别络、督脉别络和脾之大络,分别沟通了腹、背和全身经气输布气血以濡养全身组织。

四、十二经别

十二经别是十二正经离、入、出、合的别行部分,是正经别行深入体腔的支脉。十二经别多从四肢肘膝关节以上的正经别出(离),经过躯干深入体腔与相关的脏腑联系(入),再浅出于体表上行头项部(出),在头项部,阳经经别合于本经的经脉,阴经经别合于其相表里的阳经经脉(合)。十二经别按阴阳表里关系汇合成6组,在头项部合于六阳经脉,故有"六合"之称。足太阳、足少阴经别从腘部分出,入走肾与膀胱,上出于项,合于足太阳膀胱经;足少阳、足厥阴经别从下肢分出,行至毛际,入走肝胆,上系于目,合于足少阳胆经;足阳明、足太阴经别从髀部分出,入走脾胃,上出鼻,合于足阳明胃经;手太阳、手少阴经别从腋部分出,入走心与小肠,上出目内眦,合于手太阳小肠经;手少阳、手厥阴经别分别从所属正经分出,进入胸中,入走三焦,上出耳后,合于手少阳三焦经;手阳明、手太阴经别从所属正经分出,入走肺与大肠,上出缺盆,合于手阳明大肠经。

由于十二经别有离、入、出、合于表里之间的特点,不仅加强了十二经脉的内外联系,更加强了经脉所属络的脏腑在体腔深部的联系,补充了十二经脉在体内外循行的不足。由于十二经别通过表里相合的"六合"作用,使得十二经脉中的阴经与头部发生了联系,从而扩大了手足三阴经穴位的主治范围。如手足三阴经穴位之所以能主治头面和五官疾病,与阴经经别合于阳经而上头面的循行是分不开的。此外,由于十二经别加强了十二经脉与头面部的联系,故而突出了头面部经脉和穴位的重要性及其主治作用。

五、十二经筋

十二经筋是十二经脉之气输布于筋肉骨节的体系,是附属于十二经脉的筋肉系统。其循行分布均起始于四肢末端,结聚于关节骨骼部,走向躯干头面。十二经筋行于体表,不入内脏,有刚筋、柔筋之分。刚(阳)筋分布于项背和四肢外侧,以手足阳经经筋为主;柔(阴)筋分布于胸腹和四肢内侧,以手足阴经经筋为主。足三阳经筋起于足趾,循股外上行结于顽(面);足三阴经筋起于足趾,循股内上行结于阴器(腹);手三阳经筋起于手指,循臑外上行结于角(头);手三阴经筋起于手指,循臑内上行结于贲(胸)。

经筋具有约束骨髓,屈伸关节,维持人体正常运动功能的作用。经筋为病,多为转筋、筋痛、痹证等,针灸治疗多局部取穴而泻之。

六、十二皮部

十二皮部是十二经脉功能活动反映于体表的部位,也是络脉之气散布之所在。十二皮部的分布区域是以十二经脉在体表的分布范围(即十二经脉在皮肤上的分属部分)为依据而划分的。

由于十二皮部居于人体最外层,又与经络气血相通,故是机体的卫外屏障,起着保卫机体、抗御外邪和反映病证的作用。近现代临床常用的皮肤针、穴位敷贴法等,均以皮部理论为指导。

第三节 经络的生理功能和临床应用

一、生理功能

(一)沟通内外,联络肢体

经络具有联络脏腑和肢体的作用。如《灵枢·海论》说:"夫十二经脉者,内属于脏腑,外络于肢节。"指出了经络能沟通表里、联络上下,将人体各部的组织器官联结成一个有机的整体。

(二)运行气血,营养周身

经络具有运行气血,濡养周身的作用。《灵枢·本脏》说:"经脉者,所以行血气而营阴阳,濡筋骨,利关节者也。"由于经络能输布营养到周身,因而保证了全身器官正常的功能活动。经络运行气血,保证了全身各组织、器官的营养供给,为各组织器官的功能活动,提供了必要的物质基础。

(三)抗御外邪,保卫机体

由于经络能"行血气而营阴阳",使卫气密布于皮肤之中,加强皮部的卫外作用,故六淫之邪不易侵袭。

二、病理反应

(一)反映病候

由于经络在人体各部分布的关系,如内脏有病时便可在相应的经脉循行部位出现各种不同的症状和体征。有时内脏疾患还在头面五官等部位出现反应。如心火上炎可致口舌生疮,肝火升腾可致耳目肿赤,肾气亏虚可使两耳失聪。

（二）传注病邪

在正虚邪盛时，经络又是病邪传注的途径。经脉病可以传入内脏，内脏病亦可累及经脉。如《素问·缪刺论》说："夫邪之客于形也，必先舍于皮毛，留而不去入舍于孙脉，留而不去入舍于络脉，留而不去入舍于经脉，内连五脏，散于肠胃。"反之，内脏病亦可影响经络。如《素问·脏气法时论》说："肝病者，两胁下痛引少腹。"

三、诊断方面

由于经络循行有一定部位，并和一定脏腑相属络，脏腑经络有病可在一定部位反应出来，因此，可以将疾病在各经脉所经过部位的表现作为诊断依据。如头痛病，可根据经脉在头部的循行分布规律加以辨别，如前额痛多与阳明经有关，两侧痛与少阳经有关，枕部痛与太阳经有关，巅顶痛则与足厥阴经有关。

此外，还可根据某些点上的明显异常反应，如压痛、结节、条索状等，帮助诊断。临床上阑尾炎患者多在阑尾穴处有压痛，即是例证。

四、治疗方面

经络学说广泛应用于临床各科的治疗，尤其对针灸、按摩、药物等具有重要的指导意义。

针灸按摩治疗根据某经或某脏腑的病变，选取相关经脉上的腧穴进行治疗。例如，头痛可根据其发病部位，选取有关腧穴进行针刺，如阳明头痛取阳明经腧穴，两胁痛取肝经腧穴。

在药物治疗上，常根据其归经理论，选取特定药物治疗某些病。如柴胡入少阳经，少阳头痛时常选用它。

第四节　腧穴的分类

人体的腧穴大体上可归纳为十四经穴、奇穴、阿是穴3类。

一、十四经穴

十四经穴是指具有固定的名称和位置，且归属于十二经和任脉、督脉的腧穴。这类腧穴具有主治本经和所属脏腑病证的共同作用，因此，归纳于十四经脉系统中，简称"经穴"。十四经穴共有362个，是腧穴的主要部分。

二、奇穴

奇穴是指既有一定的名称，又有明确的位置，但尚未归入或不便归入十四经系统的腧穴。这类腧穴的主治范围比较单纯，多数对某些病证有特殊疗效，因而未归入十四经系统，故又称"经外奇穴"。历代对奇穴记载不一。中华人民共和国国家标准《腧穴名称与定位》

（GB/T 12346—2006），对 46 个奇穴的部位确定了统一的定位标准。

三、阿是穴

阿是穴是指既无固定名称，亦无固定位置，而是以压痛点或其他反应点作为针灸施术部位的一类腧穴，又称"天应穴""不定穴""压痛点"等。唐代孙思邈《备急千金要方》载："有阿是之法，言人有病痛即令捏其上，若里当其处，不问孔穴，即得便快或痛处，即云阿是，灸刺皆验，故曰阿是穴也。"阿是穴无一定数目。

第五节　腧穴的命名

腧穴是人体脏腑经络之气输注于体表的特殊部位。腧，有输、输注的含义；穴，即孔隙的意思。

人体的腧穴既是疾病的反应点，又是针灸的施术部位。

（一）根据所在部位命名

根据腧穴所在的人体解剖部位而命名，如腕旁的腕骨，乳下的乳根，面部颧骨下的颧髎，第 7 颈椎棘突下的大椎等。

（二）根据治疗作用命名

根据腧穴对某种病证的特殊治疗作用命名，如治目疾的睛明、光明，治水肿的水分、水道，治口眼㖞斜的牵正等。

（三）利用天体地貌命名

根据自然界的天体名称（如日、月、星、辰等）和地貌名称（如山、陵、丘、墟、溪、谷、沟、泽、池、泉、海、渎等），结合腧穴所在部位的形态或气血流注的状况而命名，如日月、上星、太乙、承山、大陵、商丘、丘墟、太溪、合谷、水沟、曲泽、涌泉、小海、四渎等。

（四）参照动植物命名

根据动植物的名称，以形容腧穴所在部位的形象而命名，如伏兔、鱼际、犊鼻、鹤顶、攒竹、口禾髎等。

（五）借助建筑物命名

根据建筑物名称来形容某些腧穴所在部位的形态或作用特点而命名，如天井、印堂、巨阙、脑户、屋翳、膺窗、库房、地仓、气户、梁门等。

(六) 结合中医学理论命名

根据腧穴部位或治疗作用,结合阴阳、脏腑、经络、气血等中医学理论命名,如阴陵泉、阳陵泉、心俞、三阴交、三阳络、百会、气海、血海、神堂、魄户等。

第六节 腧穴的主治特点和规律

一、腧穴的主治特点

腧穴的主治特点主要有以下三个方面。

(一) 近治作用

近治作用是一切腧穴主治作用所具有的共同特点。如所有腧穴均能治疗该穴所在部位及邻近组织、器官的局部病证。

(二) 远治作用

远治作用是十四经腧穴主治作用的基本规律。在十四经穴中,尤其是十二经脉在四肢肘膝关节以下的腧穴,不仅能治疗局部病证,还可治疗本经循行所及的远隔部位的组织器官脏腑的病证,有的甚至可影响全身的功能。如"合谷"不仅可治上肢病,还可治颈部及头面部疾患,同时还可治疗外感发热病;"足三里"不但治疗下肢病,而且对调整消化系统功能,甚至对人体防卫、免疫反应等方面都具有一定的作用。

(三) 特殊作用

特殊作用针对某些腧穴所具有的双重性良性调整作用和相对特异性而言。如"天枢"可治泄泻,又可治便秘;"内关"在心动过速时可减慢心率,心动过缓时又可提高心率。特异性如大椎退热,至阴矫正胎位等。

总之,十四经的主治作用,归纳起来大体是:本经腧穴可治本经病,表里经腧穴能互相治疗表里两经病,邻近经穴能配合治疗局部病。各经主治既有其特殊性,又有其共同性。

二、腧穴的主治规律

腧穴的主治规律主要有以下两个方面。

(一) 分经主治规律

分经主治是指某一经脉所属的经穴均可治疗该经循行部位及其相应脏腑的病证。十四经腧穴的分经主治规律见表1-2。

表1-2 十四经腧穴分经主治规律

经名		本经主治特点	二经相同主治	三经相同主治
手三阴经	手太阴经	肺、喉病	神志病	胸部病
	手厥阴经	心、胃病		
	手少阴经	心病		
手三阳经	手阳明经	前头、鼻、口齿病	目病、耳病	咽喉病、热病
	手少阳经	侧头、胁肋病		
	手太阳经	后头、肩胛病,神志病		
足三阳经	足阳明经	前头、口齿、咽喉病,胃肠病		眼病、神志病、热病
	足少阳经	侧头、耳病、胁肋病		
	足太阳经	后头、背腰病(背俞并治脏腑病)		
足三阴经	足太阴经	脾胃病		前阴病、妇科病
	足厥阴经	肝病		
	足少阴经	肾病、肺病、咽喉病		
任督二脉	任脉	回阳,固脱,有强壮作用	神志病、脏腑病、妇科病	
	督脉	中风、昏迷、热病、头面病		

(二)分部主治规律

分部主治是指处于身体某一部位的腧穴均可治疗该部位及某类病证,即腧穴的分部主治与腧穴的位置特点相关。如位于头面、颈项部的腧穴,以治疗头面五官及颈项部病证为主,后头区及项区穴又可治疗神志病等。

第七节 特 定 穴

十四经穴中,有一部分腧穴被称之为"特定穴"。它们除具有经穴的共同主治特点外,还有其特殊的性能和治疗作用。

一、特定穴的意义

十四经中具有特殊性能和治疗作用并有特定称号的腧穴,称为特定穴。根据不同的分布特点、含义和治疗作用,将特定穴分为"五输穴""原穴""络穴""郄穴""背俞穴""募穴""下合穴""八会穴""八脉交会穴""交会穴"等10类。

二、特定穴的分类和特点

(一) 五输穴

十二经脉分布在肘、膝关节以下的 5 个特定腧穴,即"井穴""荥穴""输穴""经穴""合穴",称五输穴,简称"五输"。古人把经气在经脉中的运行比作自然界之水流,认为具有由小到大、由浅入深的特点。五输穴从四肢末端向肘膝方向依次排列,具体情况如下:

"井",意为谷井,喻山谷之泉,是水之源头;井穴分布在指或趾末端,为经气初出。

"荥",意为小水,喻刚出的泉水微流;荥穴分布于掌指或跖趾关节之前,为经气开始流动。

"输",有输注之意,喻水流由小到大,由浅渐深;输穴分布于掌指或跖趾关节之后,为经气渐盛。

"经",意为水流宽大通畅;经穴多位于腕、踝关节以上之前臂、胫部,其经气盛大流行。

"合",有汇合之意,喻江河之水汇合入海;合穴位于肘膝关节附近,其经气充盛且入合于脏腑。

《灵枢·九针十二原》记载的"所出为井,所溜为荥,所注为腧,所行为经,所入为合",是对五输穴经气流注特点的概括。五输穴与五行相配,故又有"五行输"之称。

(二) 原穴、络穴

脏腑原气输注、经过和留止于十二经脉四肢部的腧穴,称为原穴,又称"十二原"。"原"含本原、原气之意,是人体生命活动的原动力,为十二经脉维持正常生理功能之根本。十二原穴多分布于腕踝关节附近。阴经之原穴与五输穴中的输穴同穴名、同部位,实为一穴,即所谓"阴经以输为原""阴经之输并于原"。阳经之原穴位于五输穴中的输穴之后,即另置一原。

十五络脉从经脉分出处各有 1 个腧穴,称之为络穴,又称"十五络穴"。"络"有联络、散布之意。十二经脉各有一络脉分出,故各有一络穴。十二经脉的络穴位于四肢肘膝关节以下;任脉络穴鸠尾位于上腹部;督脉络穴长强位于尾骶部;脾之大络大包穴位于胸胁部。

(三) 郄穴

十二经脉和奇经八脉中的阴跷脉、阳跷脉、阴维脉、阳维脉之经气深聚的部位,称为"郄穴"。"郄"有空隙之意。郄穴共有 16 个,除胃经的梁丘外,部分分布于四肢肘膝关节以下。

(四) 背俞穴、募穴

脏腑之气输注于背腰部的腧穴称为背俞穴,又称为"俞穴"。六脏六腑各有一背俞穴,共 12 个。背俞穴均位于背腰部足太阳膀胱经第 1 侧线上,大体依脏腑位置的高低而上下排列,并分别冠以脏腑之名。

脏腑之气汇聚于胸腹部的腧穴,称为募穴,又称"腹募穴"。"募"有聚集、汇合之意。六脏六腑各有一募穴,共 12 个。募穴均位于胸腹部有关经脉上,位置与其相关脏腑所处部位相近。

（五）下合穴

六腑之气下合于下肢足三阳经的腧穴,称为下合穴,又称"六腑下合穴"。下合穴共有 6 个,其中胃、胆、膀胱的下合穴位于本经,大肠、小肠的下合穴同位于胃经,三焦的下合穴位于膀胱经。

（六）八会穴

脏、腑、气、血、筋、脉、骨、髓等精气聚会的 8 个腧穴,称为八会穴。八会穴分散在躯干部和四肢部,其中脏、腑、气、血、骨之会穴位于躯干部;筋、脉、髓之会穴位于四肢部。

（七）八脉交会穴

十二经脉与奇经八脉相通的 8 个腧穴,称为八脉交会穴,又称"交经八穴"。八脉交会穴均位于腕踝部的上下。

（八）交会穴

两经或数经相交会的腧穴,称为交会穴。交会穴多分布于头面、躯干部。

第八节 腧穴的定位

正确取穴和针灸疗效的关系很大。下面对现代临床常用的腧穴定位与取穴方法分类说明。

一、骨度分寸法

始见于《灵枢·骨度》。它将人体的各个部位分别规定其折算长度,作为量取腧穴的标准。如前后发际间为 12 寸;两乳间为 8 寸;胸骨体下缘至脐中为 8 寸;脐中至耻骨联合上缘为 5 寸;肩胛骨内缘至背正中线为 3 寸;腋前(后)横纹至肘横纹为 9 寸;肘横纹至腕横纹为 12 寸;股骨大粗隆(大转子)至膝中为 19 寸;膝中至外踝尖为 16 寸;胫骨内侧髁下缘至内踝尖为 13 寸;外踝尖至足底为 3 寸。具体见表 1-3 和图 1-5。

表 1-3 常用骨度分寸表

分部	部位起点	常用骨度	度量法	说明
头部	前发际至后发际	12 寸	直量	如前后发际不明,从眉心量至大椎穴作 18 寸。眉心至前发际 3 寸,大椎至后发际 3 寸
胸腹部	两乳头之间	8 寸	横量	胸部与胁肋部取穴直寸,一般根据肋骨计算,每一肋两穴间作 1 寸 6 分
	胸剑联合至脐中	8 寸	直量	
	脐中至耻骨联合上缘	5 寸		

分部	部位起点	常用骨度	度量法	说明
背腰部	大椎以下至尾骶	21椎	直量	背部直寸根据脊椎定穴,肩胛骨下角相当于第7(胸)椎,髂嵴相当于第16椎(第4腰椎棘突)。背部横寸以两肩胛骨内缘作6寸
上肢部	腋前纹头至肘横纹	9寸	直量	用于手三阴、手三阳经的骨度分寸
	肘横纹至腕横纹	12寸		
下肢部	耻骨上缘至股骨内上髁上缘	18寸	直量	用于足三阴经的骨度分寸
	胫骨内侧髁下缘至内踝尖	13寸		
	股骨大转子至膝中	19寸	直量	用于足三阳经的骨度分寸。"膝中"前面相当于犊鼻穴,后面相当委中穴。臀横纹至膝中,作14寸折量
	膝中至外踝尖	16寸		

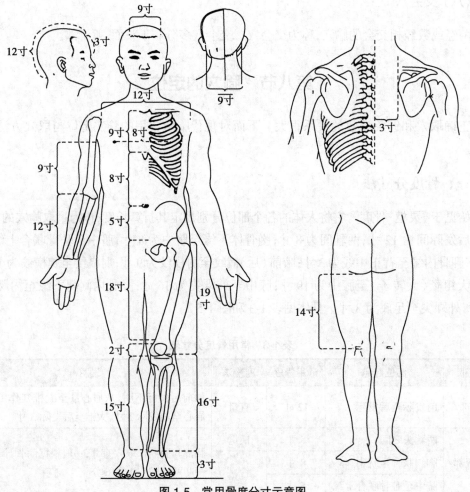

图1-5 常用骨度分寸示意图

二、解剖标志法

(一)固定标志

固定标志指不受人体活动影响而固定不移的标志。如五官、毛发、指(趾)甲、乳头、肚脐及各种骨节突起和凹陷部。这些自然标志固定不移,有利于腧穴的定位,如两眉之间取"印堂",两乳之间取"膻中"等。

(二)活动标志

活动标志指必须采取相应的动作才能出现的标志。如张口时于耳屏前方凹陷处取"听宫",握拳时于手掌横纹头取"后溪"等。

三、手指同身寸

手指同身寸以患者的手指为标准,进行测量定穴。临床常用以下 3 种:

(一)中指同身寸

以患者的中指中节屈曲时内侧两端横纹头之间作为 1 寸(图 1-6),可用于四肢部取穴的直寸和背部取穴的横寸。

(二)拇指同身寸

以患者拇指指间关节的横度作为 1 寸(图 1-7),亦适用于四肢部的直寸取穴。

(三)横指同身寸

又名"一夫法",是令患者将食指、中指、无名指和小指并拢,以中指中节横纹处为准,四指测量为 3 寸(图 1-8)。

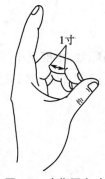
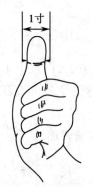
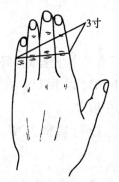

图 1-6 中指同身寸　　图 1-7 拇指同身寸　　图 1-8 横指同身寸

四、简便取穴法

临床上常用一种简便易行的取穴方法,如两耳尖直上取"百会",两手虎口交叉取"列缺",垂手中指端取"风市"等。

第九节 经络腧穴各论

一、手太阴肺经

(一)经脉循行

起始于中焦,向下联络大肠,回绕胃口,穿过膈肌,连属于肺脏,从气管、喉咙部横行出来,沿上臂内侧前缘下行,经肘窝入寸口,沿鱼际边缘,出拇指的末端。

其支脉:从腕后走向食指桡侧,与手阳明大肠经相接(图 1-9)。

(二)主要病候

咳嗽、气喘、气短、咯血、咽痛、外感伤风、循行部位痛麻或活动受限等。

(三)主治概要

主治外感、头痛、项强、咳痰喘等。

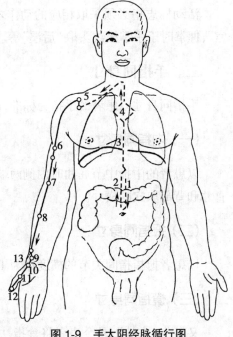

图 1-9 手太阴经脉循行图

(四)本经常用腧穴

中　府

[定位]正坐或仰卧,在胸部外上方,云门穴下 1 寸,平第 1 肋间隙处,距前正中线 6 寸(图 1-10)。以手叉腰,在锁骨肩峰端与肱骨之间凹陷处取云门穴,云门穴直下,第 1 肋间隙中为中府穴。

[主治]咳嗽、气喘、肺胀满、胸痛、肩背痛。

尺　泽

[定位]仰掌,在肘横纹中,肱二头肌肌腱桡侧凹陷处(图 1-11)。

[主治]咳嗽、气喘、咯血、潮热、胸部胀满、咽喉肿痛、小儿惊风、吐泻、肘臂挛痛。

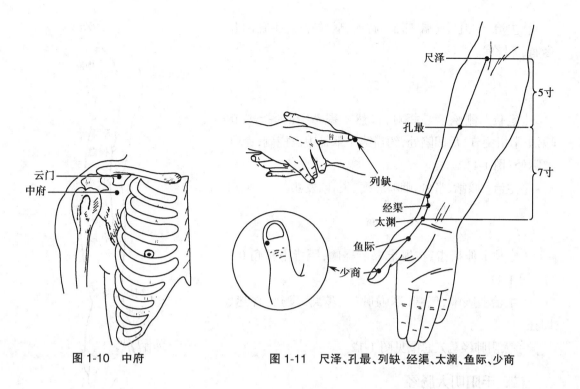

图 1-10 中府　　　　　图 1-11 尺泽、孔最、列缺、经渠、太渊、鱼际、少商

孔 最

[定位] 微屈肘,掌心相对,或伸前臂仰掌,在前臂掌面桡侧,当尺泽与太渊连线上,腕横纹上 7 寸处(图 1-11)。

[主治] 咯血、咳嗽、气喘、咽喉肿痛、肘臂挛痛、痔疾、热病无汗、头痛。

列 缺

[定位] 微屈肘,侧腕掌心相对,在前臂桡侧缘,桡骨茎突正上方,腕横纹上 1.5 寸,当肱桡肌与拇长展肌肌腱之间(图 1-11)。

简便取穴法:两手虎口自然平直交叉,一手食指按在另一手桡骨茎突上,指尖下凹陷中是穴。

[主治] 咳嗽、气喘、伤风、头痛、项强、咽喉肿痛、口眼㖞斜、齿痛。

经 渠

[定位] 伸臂仰掌,在前臂掌面桡侧,桡骨茎突与桡动脉之间凹陷处,腕横纹上 1 寸。或医者按脉时中指所指处(图 1-11)。

[主治] 咳嗽、气喘、胸痛、咽喉肿痛、手腕痛。

太 渊

[定位] 伸臂仰掌,在腕掌侧横纹桡侧,桡动脉搏动处(图 1-11)。

[主治]咳嗽、气喘、咯血、胸痛、咽喉肿痛、手腕无力疼痛、无脉症。

鱼　　际

[定位]侧腕掌心相对,自然半握拳,在拇指本节(第1掌指关节)后凹陷处,约当第1掌骨中点桡侧,赤白肉际处(图1-11)。

[主治]咳嗽、咯血、咽喉肿痛、失音、发热。

少　　商

[定位]伸拇指,在拇指末节桡侧,距指甲根角0.1寸(图1-11)。

[主治]咳嗽、气喘、咽喉肿痛、鼻衄、发热、昏迷、癫狂。

手太阴肺经腧穴总图见图1-12。

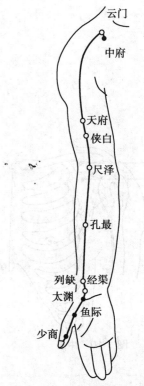

图1-12　手太阴肺经腧穴图

二、手阳明大肠经

(一)经脉循行

起于食指末端,沿食指桡侧缘向上,通过第1、2掌骨之间,向上经腕关节桡侧拇长伸肌肌腱与拇短伸肌肌腱之间的凹陷处,沿上臂外侧前缘上行,上肩,沿肩峰前缘向上出于颈椎,向下由缺盆部入内,联络肺脏,通过横膈,属于大肠。

其支脉:从缺盆处分出,经过颈部,通过面颊,进入下牙中,回绕至上唇,交叉于人中,左脉向右,右脉向左,分布在鼻孔两侧,与足阳明胃经相接(图1-13)。

(二)主要病候

腹痛、肠鸣、泄泻、便秘、咽喉肿痛、齿痛,以及本经循行部位疼痛、热肿或寒冷麻木等。

(三)主治概要

主治头面、五官、咽喉病,热病及经脉循行部位的其他病证。

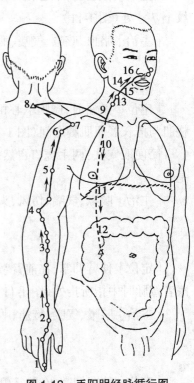

图1-13　手阳明经脉循行图

（四）本经常用腧穴

商　阳

［定位］在食指末节桡侧，距指甲根角 0.1 寸（图 1-14）。

［主治］昏迷、中风、耳聋、齿痛、咽喉肿痛、颐颔肿、青盲、手指麻木、热病。

二　间

［定位］微握拳，当第 2 掌指关节前桡侧凹陷中（图 1-14）。

［主治］目昏、鼻衄、齿痛、口喎、咽喉肿痛、热病。

三　间

［定位］微握拳，当第 2 掌指关节后桡侧凹陷处（图 1-14）。

［主治］咽喉肿痛、牙痛、腹胀、眼痛、肠泻、洞泄。

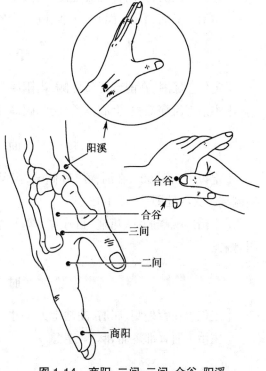

图 1-14　商阳、二间、三间、合谷、阳溪

合　谷

［定位］位于手背，第 1、2 掌骨间，当第 2 掌骨桡侧中点处（图 1-14）。

简便取穴：以一手拇指间关节横纹，放在另一手拇、食指之间的指蹼缘上，当拇指尖下是穴。也可拇食二指并拢，在肌肉隆起的最高处取穴。

［主治］头痛、目赤肿痛、鼻衄、齿痛、牙关紧闭、口眼喎斜、耳聋、痄腮、咽喉肿痛、热病无汗、多汗、腹痛、便秘、经闭、滞产。

阳　溪

［定位］位于腕背横纹桡侧端，拇指向上翘时，当拇短伸肌肌腱与拇长伸肌肌腱之间的凹陷中（图 1-14）。

［主治］头痛、目赤肿痛、耳聋、耳鸣、齿痛、咽喉肿痛、手腕痛。

偏　历

［定位］侧掌屈肘，在前臂背面桡侧，当阳溪与曲池连线上，腕横纹上 3 寸处（图 1-15）。

［主治］目赤、耳鸣、鼻衄、喉痛、手臂酸痛、水肿。

温　溜

［定位］屈肘,在前臂背面桡侧,当阳溪与曲池连线上,腕横纹上 5 寸处(图 1-15)。

［主治］头痛、鼻衄、面肿、咽喉肿痛、疔疮、肩背酸痛、肠鸣腹痛。

手　三　里

［定位］屈肘,在前臂背面桡侧,当阳溪与曲池连线上,肘横纹下 2 寸处(图 1-15)。

［主治］齿痛颊肿、上肢不遂、肠鸣腹痛、腹泻。

曲　池

［定位］屈肘 90°,在肘横纹外侧端,当尺泽与肱骨外上髁连线中点。尽量屈肘,肘横纹桡侧端纹头尽处即是(图 1-15)。

［主治］咽喉肿痛、齿痛、目赤痛、瘰疬、瘾疹、热病上肢不遂、手臂肿痛、腹痛吐泻、高血压、癫狂。

肘　髎

［定位］在臂外侧,屈肘,曲池上方 1 寸,当肱骨边缘处(图 1-16)。

［主治］肘臂部疼痛、麻木、挛急。

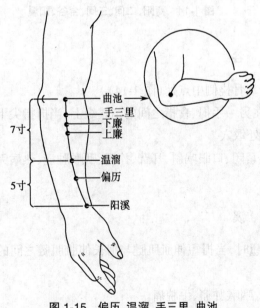

图 1-15　偏历、温溜、手三里、曲池

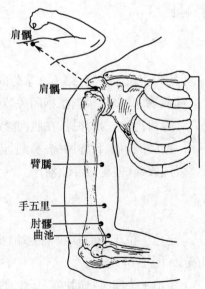

图 1-16　肘髎、手五里、臂臑、肩髃

手 五 里

[定位] 在臂外侧,位于曲池与肩髃连线上,曲池上 3 寸处(图 1-16)。

[主治] 肘臂挛痛、瘰疬、嗜卧。

臂 臑

[定位] 在臂外侧,三角肌止点处,当曲池与肩髃连线上,曲池上 7 寸处(图 1-16)。

[主治] 肩臂痛、颈项拘挛、瘰疬、目疾。

肩 髃

[定位] 在臂外侧,三角肌上,臂外展或向前平伸时,当肩峰前下方凹陷处(图 1-16)。

[主治] 肩臂挛痛不遂、瘾疹、瘰疬。

扶 突

[定位] 在颈外侧部,结喉旁,当胸锁乳突肌前、后缘之间(图 1-17)。

[主治] 咳嗽、气喘、咽喉肿痛、暴喑、瘰疬、瘿气。

口 禾 髎

[定位] 在上唇部,鼻孔外缘直下,平水沟穴(图 1-18)。

[主治] 鼻塞、衄血、口喎、口噤。

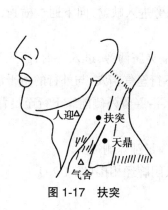

图 1-17 扶突

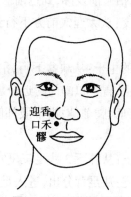

图 1-18 口禾髎、迎香

迎 香

[定位] 在鼻翼外缘中点旁,当鼻唇沟中间取穴(图 1-18)。

[主治] 鼻塞、衄血、口喎、面痒、胆道蛔虫症。

手阳明大肠经腧穴总图见图 1-19。

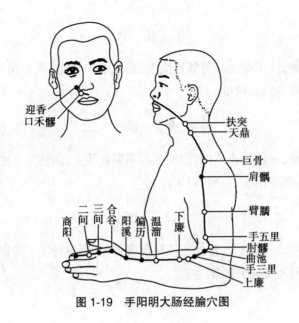

图 1-19　手阳明大肠经腧穴图

三、足阳明胃经

（一）经脉循行

起于鼻翼两侧，上行至鼻根部，与足太阳膀胱经交会于睛明穴，向下沿鼻的外侧，进入上齿龈内，复出绕过口角左右相交于颏唇沟，再向后沿着下颌出大迎穴，沿下颌角，上行耳前，经颧弓上行，沿着前发际，到达前额。

面部分支：从大迎穴前方下行到人迎穴，沿喉咙旁进入缺盆，向下通过横膈，连属于胃，络于脾。

其外行的主干：从缺盆下行，沿乳中线下行，向下夹脐两旁，进入气街（腹股沟动脉中）。胃下口分支：从胃下口幽门附近分出，沿腹腔深层，下行至气街穴，与外行的主干汇合。再由此斜向下行到大腿前侧；沿下肢外侧前缘，经过膝盖，沿胫骨外侧前缘下行至足背，进入第2足趾外侧。

胫部分支：从膝下3寸足三里穴分出，下行至第3足趾外侧端。

足背分支：从足背分出，进入足大趾内侧，与足太阴脾经相接（图1-20）。

（二）主要病候

肠鸣腹胀、水肿、胃痛、呕吐或消谷善饥、口渴、咽喉肿痛、鼻衄、胸部及膝髌等本经循行部位疼痛、热病、发狂等。

（三）主治概要

主治胃肠病，头面、目鼻、口齿痛，神志病及经脉循行部位的其他病证。

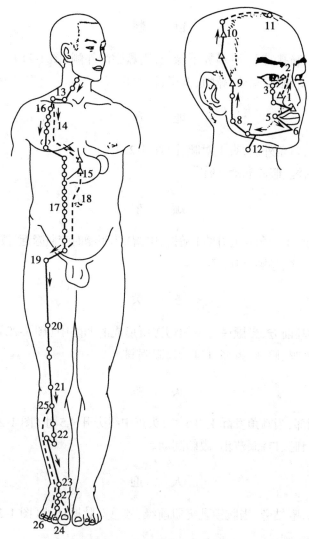

图 1-20　足阳明经脉循行图

（四）本经常用腧穴

承　泣

[定位] 在面部,瞳孔直下,当眼球与眶下缘之间(图 1-21)。

[主治] 目赤肿痛、流泪、夜盲、面肌痉挛、口眼㖞斜。

四　白

[定位] 在面部,瞳孔直下,当眶下孔凹陷处(图 1-21)。

[主治] 目赤痛痒、目翳、眼睑瞤动、口眼㖞斜、迎风流泪、头痛眩晕。

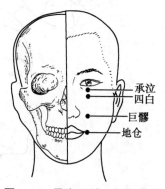

图 1-21　承泣、四白、巨髎、地仓

巨 髎

[定位] 在面部,瞳孔直下,平鼻翼下缘处,当鼻唇沟外侧(图1-21)。

[主治] 口眼㖞斜、眼睑瞤动、鼻衄、齿痛、唇颊肿。

地 仓

[定位] 在面部,口角外侧,直上对瞳孔(图1-21)。

[主治] 口㖞、流涎、眼睑瞤动、流泪。

颊 车

[定位] 在面颊部,下颌角前上方约1横指(中指),当咀嚼时咬肌隆起,按之凹陷处(图1-22)。

[主治] 口㖞、齿痛、颊肿、口噤不语。

下 关

[定位] 在面部耳前方,当颧弓与下颌切迹所形成的凹陷中(图1-22)。

[主治] 耳聋、耳鸣、聤耳、齿痛、口噤、口眼㖞斜。

头 维

[定位] 在头侧部,当额角发际上0.5寸,头正中线旁开4.5寸(图1-22)。

[主治] 头痛、目眩、口痛、流泪、眼睑瞤动。

人 迎

[定位] 在颈部,喉结旁,当胸锁乳突肌前缘,颈总动脉搏动处(图1-23)。

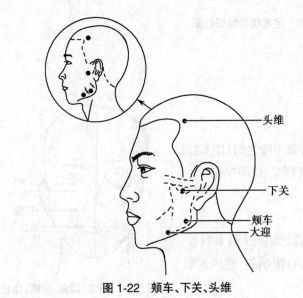

图1-22 颊车、下关、头维

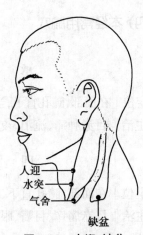

图1-23 人迎、缺盆

［主治］咽喉肿痛、气喘、瘰疬、瘿气、高血压。

缺　盆

［定位］在锁骨上窝中央,距前正中线4寸(图1-23)。

［主治］咳嗽、气喘、咽喉肿痛、缺盆中痛、瘰疬。

乳　根

［定位］在胸部,乳头直下,乳房根部,当第5肋间隙,距前正中线4寸(图1-24)。

［主治］咳嗽、气喘、呃逆、胸痛、乳痈、乳汁少。

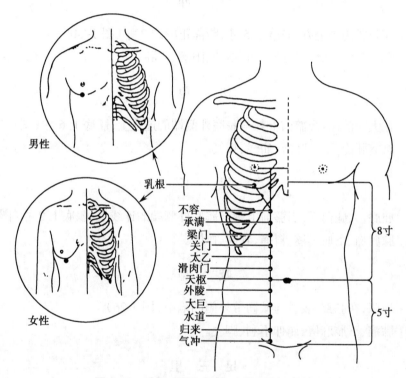

图1-24　乳根、梁门、天枢、水道、归来、气冲

梁　门

［定位］在上腹部,当脐中上4寸,距前正中线2寸(图1-24)。

［主治］胃痛、呕吐、食欲不振、腹胀、泄泻。

天　枢

［定位］在腹中部,平脐中,距脐中2寸(图1-24)。

［主治］腹胀肠鸣、绕脐痛、便秘、泄泻、痢疾、月经不调。

水 道

[定位] 在下腹部,当脐中下 3 寸,距前正中线 2 寸(图 1-24)。
[主治] 小腹胀满、小便不利、痛经、不孕、疝气。

归 来

[定位] 在下腹部,当脐中下 4 寸,距前正中线 2 寸(图 1-24)。
[主治] 腹痛、疝气、月经不调、白带、阴挺。

气 冲

[定位] 在腹股沟稍上方,当脐中 5 寸,距前正中线 2 寸(图 1-24)。
[主治] 肠鸣腹痛、疝气、月经不调、不孕、阳痿、阴肿。

伏 兔

[定位] 在大腿前面,当髂前上棘与髌底外侧端的连线上,髌底上 6 寸(图 1-25)。
[主治] 腰痛膝冷、下肢麻痹、疝气、脚气。

梁 丘

[定位] 屈膝,大腿前面,当髂前上棘与髌底外侧端的连线上,髌底上 2 寸(图 1-25)。
[主治] 膝肿痛、下肢不遂、胃痛、乳痛、血尿。

犊 鼻

[定位] 屈膝,在膝部,髌骨与髌韧带外侧凹陷中(图 1-26)。
[主治] 膝痛、下肢麻痹、屈伸不利、脚气。

足 三 里

[定位] 在小腿前外侧,当犊鼻下 3 寸,距胫骨前缘 1 横指(中指)(图 1-26)。
[主治] 胃痛、呕吐、噎膈、腹胀、泄泻、痢疾、便秘、乳痈、肠痈、下肢痹痛、水肿、癫狂、脚气、虚劳羸瘦。

上 巨 虚

[定位] 在小腿前外侧,当犊鼻下 6 寸,距胫骨前缘 1 横指(中指)(图 1-26)。
[主治] 肠鸣、腹痛、泄泻、便秘、肠痈、下肢痿痹、脚气。

条 口

[定位] 在小腿前外侧,当犊鼻下 8 寸,距胫骨前缘 1 横指(中指)(图 1-26)。

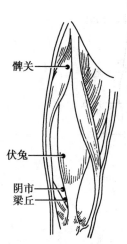

图 1-25 伏兔、梁丘

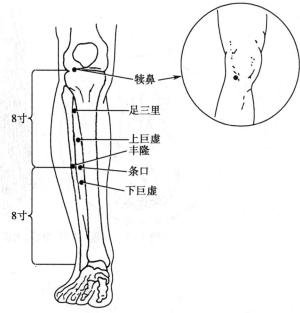

图 1-26 犊鼻、足三里、上巨虚、条口、下巨虚、丰隆

[主治] 脘腹疼痛、下肢痿痹、转筋、跗肿、肩臂痛。

下 巨 虚

[定位] 在小腿前外侧,当犊鼻下 9 寸,距胫骨前缘 1 横指(中指)(图 1-26)。

[主治] 小腹痛、泄泻、痢疾、乳痈、下肢痿痹。

丰 隆

[定位] 在小腿前外侧,当外踝尖上 8 寸,条口外,距胫骨前缘 2 横指(中指)(图 1-26)。

[主治] 头痛、眩晕、痰多咳嗽、呕吐、便秘、水肿、癫狂痫、下肢痿痹。

解 溪

[定位] 在足背与小腿交界处的横纹中央凹陷处,当踇长伸肌肌腱与趾长伸肌肌腱之间(图 1-27)。

[主治] 头痛、眩晕、癫狂、腹胀、便秘、下肢痿痹。

冲 阳

[定位] 在足背最高处,当踇长伸肌肌腱和趾长伸肌肌腱之间,足背动脉搏动处(图 1-27)。

[主治] 口眼㖞斜、面肿、齿痛、癫狂痫、胃痛、足痿无力。

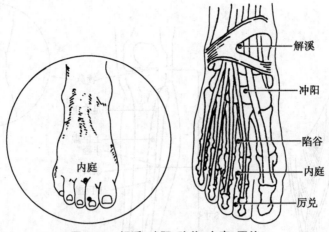

图 1-27　解溪、冲阳、陷谷、内庭、厉兑

陷　　谷

[定位] 在足背,第 2、3 跖骨间,第 2 跖趾关节近端凹陷中(图 1-27)。

[主治] 面目浮肿、水肿、肠鸣腹痛、足背肿痛。

内　　庭

[定位] 在足背,第 2、3 趾间,趾蹼缘后方赤白肉际处(图 1-27)。

[主治] 齿痛、咽喉肿痛、口喎、鼻衄、胃痛、吐酸、腹胀、泄泻、痢疾、便秘、热病、足背肿痛。

厉　　兑

[定位] 在第 2 趾末节外侧,距趾甲根角 0.1 寸(图 1-27)。

[主治] 鼻衄、齿痛、咽喉肿痛、腹胀、热病、多梦、癫狂。

足阳明胃经腧穴总图见图 1-28。

四、足太阴脾经

(一)经脉循行

起于足大趾内侧端,沿大趾内侧赤白肉际,经过第 1 跖趾关节后面,上行至内踝前缘,再上小腿,沿着胫骨后面,在内踝上 8 寸处,交出足厥阴肝经的前面,沿大腿内侧前缘上行,进入腹部,属脾,络胃,向上穿过膈肌,沿食管两旁,连系舌根,分散于舌下。本经脉分支从胃别出,上行通过膈肌,流注于心中,交于手少阴心经(图 1-29)。

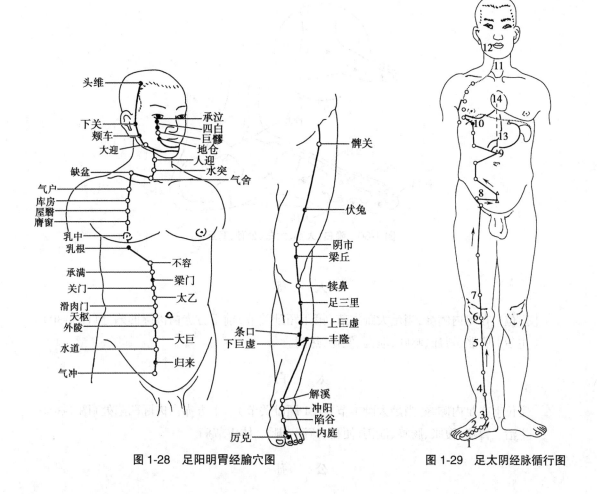

图 1-28 足阳明胃经腧穴图　　　　　图 1-29 足太阴经脉循行图

（二）主要病候

胃脘痛、食则呕、嗳气、腹胀便溏、黄疸、身重无力、舌根强痛、下肢内侧肿胀、厥冷。

（三）主治概要

主治脾胃病、妇科病、前阴病及经脉循行部位的其他病证。

（四）本经常用腧穴

隐　白

[定位] 在足大趾末节内侧，距趾甲根角 0.1 寸（图 1-30）。

[主治] 腹胀、便血、尿血、月经过多、崩漏、癫狂、多梦、惊风。

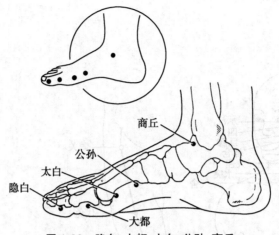

图 1-30　隐白、大都、太白、公孙、商丘

大　都

[定位] 在足内侧缘,当足大趾本节(第 1 跖趾关节)前下方赤白肉际凹陷处(图 1-30)。

[主治] 腹胀、胃痛、呕吐、泄泻、便秘、热病。

太　白

[定位] 在足内侧缘,当足大趾本节(第 1 跖趾关节)后下方赤白肉际凹陷处(图 1-30)。

[主治] 胃痛、腹胀、肠鸣、泄泻、便秘、痔漏、脚气、体重节痛。

公　孙

[定位] 在足内侧缘,当第 1 跖骨基底部的前下方(图 1-30)。

[主治] 胃痛、呕吐、腹痛、泄泻、痢疾。

商　丘

[定位] 在内踝前下方凹陷中,当舟骨结节与内踝尖连线的中点处(图 1-30)。

[主治] 腹胀、泄泻、便秘、黄疸、足踝痛。

三　阴　交

[定位] 在小腿内侧,当内踝尖上 3 寸,胫骨内侧缘后方(图 1-31)。

[主治] 肠鸣腹胀、泄泻、月经不调、带下、阴挺、不孕、滞产、遗精、阳痿、遗尿、疝气、失眠、下肢痿痹、脚气。

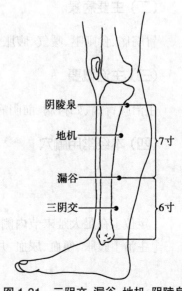

图 1-31　三阴交、漏谷、地机、阴陵泉

漏　谷

[定位]在小腿内侧,当内踝尖与阴陵泉的连线上,距内踝尖6寸,胫骨内侧缘后方(图1-31)。

[主治]腹胀、肠鸣、小便不利、遗精、下肢痿痹。

地　机

[定位]在小腿内侧,当内踝尖与阴陵泉的连线上,阴陵泉下3寸(图1-31)。

[主治]腹痛、泄泻、小便不利、水肿、月经不调、痛经、遗精。

阴　陵　泉

[定位]在小腿内侧,当胫骨内侧髁后下方凹陷处(图1-31)。

[主治]腹胀、泄泻、水肿、黄疸、小便不利或失禁、膝痛。

血　海

[定位]屈膝,在大腿内侧,髌底内侧端上2寸,当股四头肌内侧头的隆起处(图1-32)。

简便取穴法:患者屈膝,医者以左手掌心按于患者右膝髌骨上缘,第2~5指向上伸直,拇指约呈45°斜置,拇指尖下是穴。对侧取法仿此。

[主治]月经不调、崩漏、经闭、瘾疹、湿疹、丹毒。

冲　门

[定位]在腹股沟外侧,距耻骨联合上缘中点3.5寸,当髂外动脉搏动处的外侧。(图1-33)

[主治]腹痛、疝气、崩漏、带下。

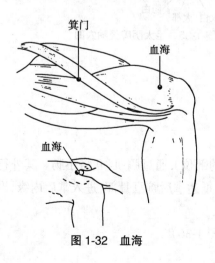

图1-32　血海

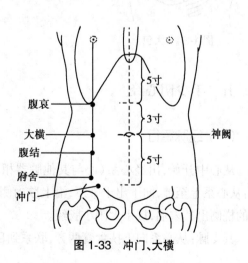

图1-33　冲门、大横

大 横

[定位] 在腹中部,距脐中 4 寸(图 1-33)。

[主治] 泄泻、便秘、腹痛。

大 包

[定位] 在侧胸部,腋中线上,当第 6 肋间隙处(图 1-34)。

[主治] 气喘、胸胁病、全身疼痛、四肢无力。

足太阴脾经腧穴总图见图 1-35。

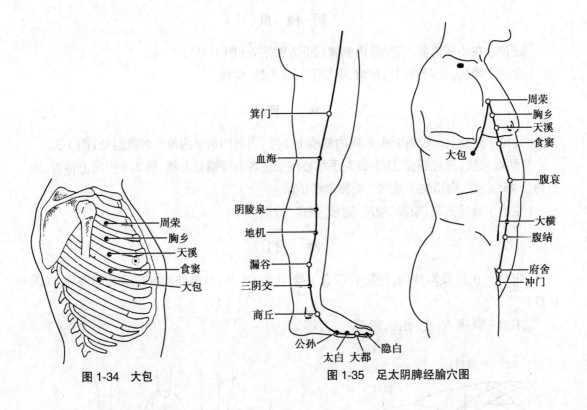

图 1-34 大包

图 1-35 足太阴脾经腧穴图

五、手少阴心经

(一) 经脉循行

从心中开始,出经心系(心与其他脏器相联系的部位),通过膈肌,联络小肠。其外行主干:从心系上至肺,向下出于腋下,沿上肢内侧后缘,抵达掌后豌豆骨部,进入掌后内缘,沿小指的桡侧出其末端,接手太阳小肠经。

其支脉:从心系向上挟食管两旁,联系到目系(图 1-36)。

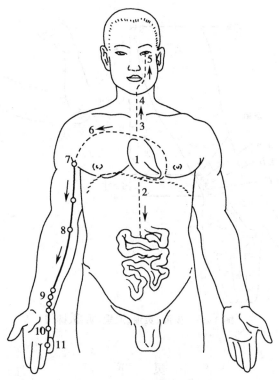

图 1-36　手少阴经脉循行图

（二）主要病候

心痛、咽干、口渴、目黄、胁痛、上臂内侧痛、手心发热等。

（三）主治概要

主治心、胸、神经病，以及经脉循行部位的其他病证。

（四）本经常用腧穴

极　泉

［定位］在腋窝顶点，腋动脉搏动处（图 1-37）。

［主治］心痛、咽干烦渴、胁肋疼痛、瘰疬、肩臂疼痛。

少　海

［定位］屈肘，当肘横纹内侧端与肱骨内上髁连线的中点处（图 1-38）。

［主治］心痛、肘臂挛痛、瘰疬、头项痛、腋胁痛。

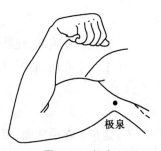

图 1-37　极泉

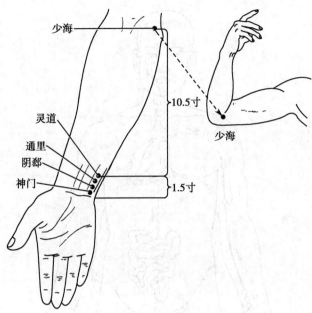

图 1-38　少海、灵道、通里、阴郄、神门

灵　道

[定位] 在前臂掌侧,当尺侧腕屈肌肌腱的桡侧缘,腕横纹上 1.5 寸(图 1-38)。

[主治] 心痛、暴喑、肘臂挛痛。

通　里

[定位] 在前臂掌侧,当尺侧腕屈肌肌腱的桡侧缘,腕横纹上 1 寸(图 1-38)。

[主治] 心悸、怔忡、暴喑、舌强不语、腕臂痛。

阴　郄

[定位] 在前臂掌侧,当尺侧腕屈肌肌腱的桡侧缘,腕横纹上 0.5 寸(图 1-38)。

[主治] 心痛、惊悸、骨蒸盗汗、吐血、衄血、暴喑。

神　门

[定位] 在腕部,腕掌侧横纹尺侧端,尺侧腕屈肌肌腱的桡侧凹陷处(图 1-38)。

[主治] 心病、心烦、惊悸、怔忡、健忘、失眠、癫狂痫、胸胁痛。

少　府

[定位] 在手掌面,第 4、5 掌骨之间,握拳时,当小指尖处(图 1-39)。

[主治] 心悸、胸痛、小便不利、遗尿、阴痒痛、小指挛痛。

少　冲

［定位］在小指末节桡侧,距指甲根角 0.1 寸(图 1-39)。

［主治］心悸、心痛、胸胁痛、癫狂、热病、昏迷。

手少阴心经腧穴总图见图 1-40。

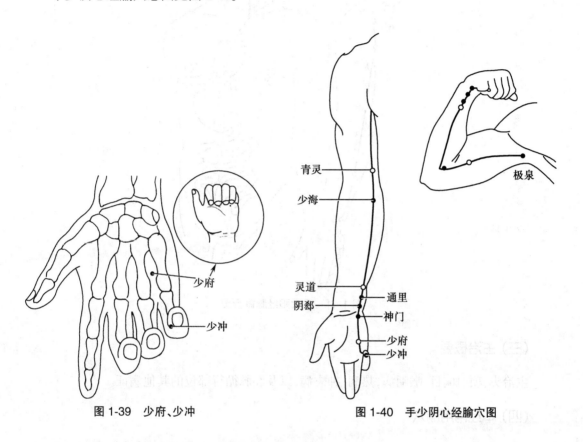

图 1-39　少府、少冲

图 1-40　手少阴心经腧穴图

六、手太阳小肠经

(一) 经脉循行

起于小指外侧端,沿手背外侧至腕部直上,沿前臂外侧后缘,经尺骨鹰嘴与肱骨内上髁之间,向上沿上臂外侧后缘,出于肩关节,绕行肩胛部,交于大椎向下入缺盆部联络心脏,沿食管向下穿过膈,抵达胃部,连属于小肠。

缺盆部支脉:从缺盆向上沿颈部,上达面颊,抵目外眦,再向后进入耳中。

颊部支脉:上行到目眶下,抵达鼻到目内眦,交于足太阳膀胱经(图 1-41)。

(二) 主要病候

少腹痛、腰脊痛引睾丸痛、耳聋、目黄、颊肿、咽喉肿痛、肩臂外侧后缘痛等。

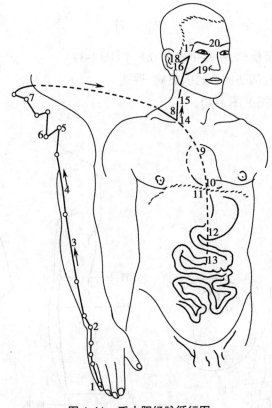

图 1-41　手太阳经脉循行图

（三）主治概要

主治头、项、耳、目、喉咽病，热病，神志病，以及经脉循行部位的其他病证。

（四）本经常用腧穴

少　　泽

[定位] 在小指末节尺侧，距指甲根角 0.1 寸（图 1-42）。

[主治] 头痛、目翳、咽喉肿痛、乳痈、乳汁少、昏迷、热病。

前　　谷

[定位] 在手指，第 5 掌指关节尺侧远端赤白肉际凹陷中（图 1-42）。

[主治] 头痛、目痛、耳鸣、咽喉肿痛、乳少、热病。

后　　溪

[定位] 在手内侧，第 5 掌指关节尺侧近端赤白肉际凹陷中（图 1-42）。

[主治] 头项强痛、目赤、耳聋、咽喉肿痛、腰背痛、癫狂痫、疟疾、手指及肘臂挛痛。

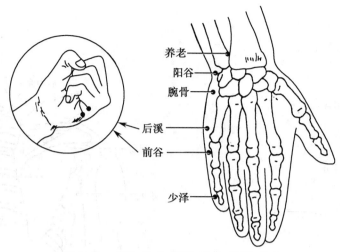

图 1-42　少泽、前谷、后溪、腕骨、阳谷、养老

腕　骨

［定位］在手掌尺侧，当第 5 掌骨基底与钩骨之间的赤白肉际凹陷处（图 1-42）。

［主治］头项强痛、耳鸣、目翳、黄疸、热病、疟疾、指挛腕痛。

阳　谷

［定位］在手腕尺侧，当尺骨茎突与三角骨之间的凹陷处（图 1-42）。

［主治］头痛、目眩、耳鸣、耳聋、热病、癫狂痫、腕痛。

养　老

［定位］在前臂背面尺侧，当尺骨头近端桡侧缘凹陷中（图 1-42）。

［主治］目视不明，肩、背、肘、臂酸痛。

支　正

［定位］在前臂背面尺侧，当阳谷与小海的连线上，腕背横纹上 5 寸（图 1-43）。

［主治］头痛、目眩、热病、癫狂、项强、肘臂酸痛。

小　海

［定位］在肘内侧，当尺骨鹰嘴与肱骨内上髁之间凹陷处（图 1-43）。

［主治］肘臂疼痛、癫痫。

肩　贞

［定位］在肩关节后下方，臂内收时，腋后纹头上 1 寸（图 1-44）。

［主治］肩臂疼痛、瘰疬、耳鸣。

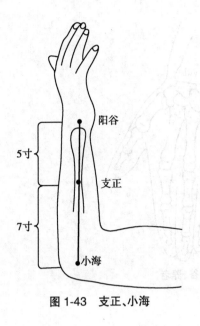

图 1-43　支正、小海

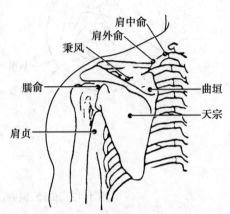

图 1-44　肩贞、臑俞、天宗、秉风、曲垣、肩外俞、肩中俞

臑　俞

[定位] 在肩部, 当腋后纹头直上, 肩胛冈下缘凹陷中 (图 1-44)。

[主治] 肩臂疼痛、瘰疬。

天　宗

[定位] 在肩胛部, 当冈下窝中央凹陷处, 与第 4 胸椎相平 (图 1-44)。

[主治] 肩胛疼痛、气喘、乳痈。

秉　风

[定位] 在肩胛部, 冈上窝中央, 天宗直上, 举臂有凹陷处 (图 1-44)。

[主治] 肩胛疼痛、上肢酸麻。

曲　垣

[定位] 在肩胛部, 冈上窝内侧端, 当臑俞与第 2 胸椎棘突连线的中点处 (图 1-44)。

[主治] 肩胛疼痛。

肩 外 俞

[定位] 在背部, 当第 1 胸椎棘突下, 旁开 3 寸 (图 1-44)。

[主治] 肩背疼痛、颈项强急。

肩 中 俞

[定位] 在背部, 当第 7 颈椎棘突下, 旁开 2 寸 (图 1-44)。

［主治］咳嗽、气喘、肩背疼痛、目视不明。

天　窗

［定位］在颈外侧部,胸锁乳突肌的后缘,扶突后,与喉结相平(图1-45)。

［主治］耳鸣、耳聋、咽喉肿痛、颈项强痛、暴喑。

颧　髎

［定位］在面部,当目外眦直下,颧骨下缘凹陷处(图1-46)。

［主治］口眼㖞斜、眼睑𥆧动、齿痛、颊肿。

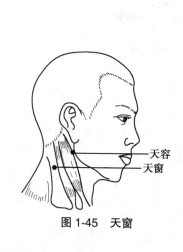

图1-45　天窗

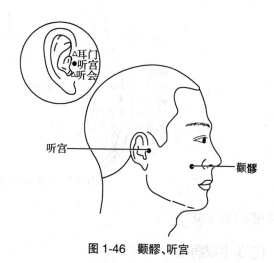

图1-46　颧髎、听宫

听　宫

［定位］在面部,耳屏前,下颌骨髁突的后方,张口时呈凹陷处(图1-46)。

［主治］耳鸣、耳聋、聤耳、齿痛、癫狂痫。

手太阳小肠经腧穴总图见图1-47。

七、足太阳膀胱经

(一)经脉循行

起于目内眦,上行额部,交会于巅顶,从巅顶入络于脑,复出浅表,经过项部,沿肩胛部内侧,挟脊柱两侧到达腰部,从脊旁肌肉进入体腔联络肾脏,属于膀胱。

巅顶部支脉:从头顶到颞颥部。

腰部支脉:向下挟脊两旁,通过臀部,进入腘窝内。

后项部支脉:通过肩胛骨内缘直下,经过臀部下行,沿大腿后外侧与腰部下来的支脉会合于腘窝中。从此向下,穿过腓肠肌,出于外踝后,沿第5跖骨粗隆,至小趾外侧端,与足少

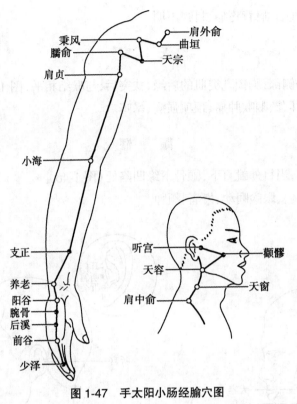

图 1-47　手太阳小肠经腧穴图

阴经相接（图 1-48）。

（二）主要病候

小便不通、遗尿、癫狂、疟疾、目痛、见风流泪、鼻塞多涕、鼻衄、头痛，项、背、臀部及下肢循行部位痛麻等。

（三）主治概要

主治头、项、目、背、腰、下肢部病证及神志病；背部第一侧线的背俞穴及与第二侧线相平的腧穴，主治与其相关的脏腑病证和有关的组织器官病证。

（四）本经常用腧穴

睛　明

［定位］在面部，目内眦角稍上方凹陷处（图 1-49）。
［主治］目赤肿痛、流泪、视物不明、目眩、近视、夜盲、色盲。

攒　竹

［定位］在面部，当眉头凹陷中，眶上切迹处（图 1-49）。

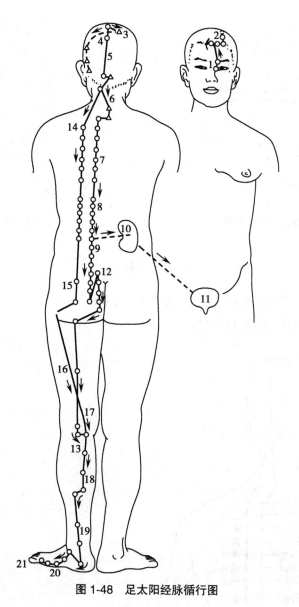

图 1-48　足太阳经脉循行图

[主治]头痛、口眼㖞斜、目视不明、流泪、目赤肿痛、眼睑瞤动、眉棱骨痛、眼睑下垂。

眉　　冲

[定位]在头部,当攒竹直上入发际 0.5 寸,神庭与曲差连线之间(图 1-49)。

[主治]头痛、眩晕、鼻塞、癫痫。

天　　柱

[定位]在项部大筋(斜方肌)外缘之后发际凹陷中,约当后发际正中旁开 1.3 寸(图 1-50)。

[主治]头痛、项强、鼻塞、癫狂痫、肩背痛、热病。

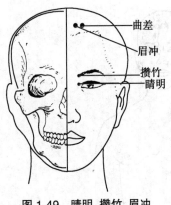

图 1-49 睛明、攒竹、眉冲

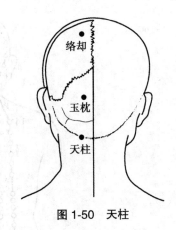

图 1-50 天柱

大 杼

[定位] 在背部,当第 1 胸椎棘突下,旁开 1.5 寸(图 1-51)。

[主治] 咳嗽、发热、项强、肩背痛。

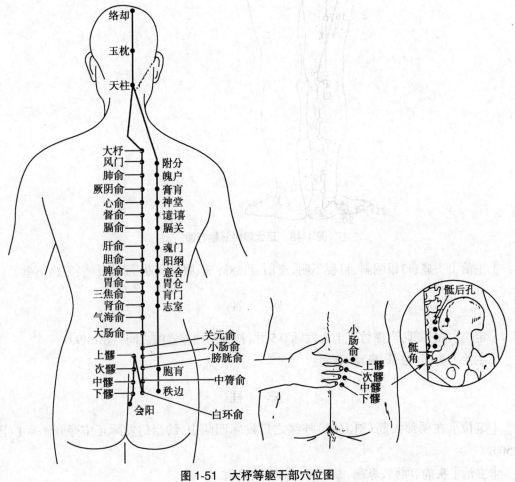

图 1-51 大杼等躯干部穴位图

风　门

[定位] 在背部,当第2胸椎棘突下,旁开1.5寸(图1-51)。

[主治] 伤风、咳嗽、发热头痛、项强、胸背痛。

肺　俞

[定位] 在背部,当第3胸椎棘突下,旁开1.5寸(图1-51)。

[主治] 咳嗽、气喘、吐血、骨蒸、潮热、盗汗、鼻塞。

厥 阴 俞

[定位] 在背部,当第4胸椎棘突下,旁开1.5寸(图1-51)。

[主治] 咳嗽、心痛、胸闷、呕吐。

心　俞

[定位] 在背部,当第5胸椎棘突下,旁开1.5寸(图1-51)。

[主治] 心痛、惊悸、咳嗽、吐血、失眠、健忘、盗汗、梦遗、癫痫。

督　俞

[定位] 在背部,当第6胸椎棘突下,旁开1.5寸(图1-51)。

[主治] 心痛、胸闷、腹痛、寒热、气喘。

膈　俞

[定位] 在背部,当第7胸椎棘突下,旁开1.5寸(图1-51)。

[主治] 呕吐、呃逆、气喘、咳嗽、吐血、潮热、盗汗。

肝　俞

[定位] 在背部,当第9胸椎棘突下,旁开1.5寸(图1-51)。

[主治] 黄疸、胁痛、吐血、目赤、目眩、雀目、癫狂痫、脊背痛。

胆　俞

[定位] 在背部,当第10胸椎棘突下,旁开1.5寸(图1-51)。

[主治] 黄疸、口苦、肋痛、肺痨、潮热。

脾　俞

[定位] 在背部,当第11胸椎棘突下,旁开1.5寸(图1-51)。

[主治] 腹胀、黄疸、呕吐、泄泻、痢疾、便血、水肿、背痛。

胃　俞

[定位] 在背部，当第 12 胸椎棘突下，旁开 1.5 寸（图 1-51）。

[主治] 胸胁痛、胃脘痛、呕吐、腹胀、肠鸣。

三　焦　俞

[定位] 在腰部，当第 1 腰椎棘突下，旁开 1.5 寸（图 1-51）。

[主治] 肠鸣、腹胀、呕吐、泄泻、痢疾、水肿、腰背强痛。

肾　俞

[定位] 在腰部，当第 2 腰椎棘突下，旁开 1.5 寸（图 1-51）。

[主治] 遗尿、遗精、阳痿、月经不调、白带、水肿、耳鸣、耳聋、腰痛。

气　海　俞

[定位] 在腰部，当第 3 腰椎棘突下，旁开 1.5 寸（图 1-51）。

[主治] 肠鸣腹胀、痔漏、痛经、腰痛。

大　肠　俞

[定位] 在腰部，当第 4 腰椎棘突下，旁开 1.5 寸（图 1-51）。

[主治] 腹胀、泄泻、便秘、腰痛。

关　元　俞

[定位] 在腰部，当第 5 腰椎棘突下，旁开 1.5 寸（图 1-51）。

[主治] 腹胀、泄泻、小便频数或不利、遗尿、腰痛。

小　肠　俞

[定位] 在骶部，当骶正中嵴旁 1.5 寸，平第 1 骶后孔（图 1-51）。

[主治] 遗精、遗尿、尿血、白带、小腹胀痛、泄泻、痢疾、疝气、腰腿痛。

膀　胱　俞

[定位] 在骶部，当骶正中嵴旁 1.5 寸，平第 2 骶后孔（图 1-51）。

[主治] 小便不利、遗尿、泄泻、便秘、腰脊强痛。

中　膂　俞

[定位] 在骶部，当骶正中嵴旁 1.5 寸，平第 3 骶后孔（图 1-51）。

[主治] 泄泻、疝气、腰脊强痛。

白 环 俞

[定位]在骶部,当骶正中嵴旁1.5寸,平第4骶后孔(图1-51)。

[主治]遗尿、疝气、遗精、月经不调、白带、腰部疼痛。

上 髎

[定位]在骶部,当髂后上棘与后正中线之间,适对第1骶后孔处(图1-51)。

[主治]大小便不利、月经不调、带下、阴挺、遗精、阳痿、腰痛。

次 髎

[定位]在骶部,当髂后上棘内下方,适对第2骶后孔处(图1-51)。

[主治]疝气、月经不调、痛经、带下、小便不利、遗精、腰痛、下肢痿痹。

中 髎

[定位]在骶部,当次髎下内方,适对第3骶后孔处(图1-51)。

[主治]便秘、泄泻、小便不利、月经不调、带下、腰痛。

下 髎

[定位]在骶部,当中髎下内方,适对第4骶后孔处(图1-51)。

[主治]腹痛、便秘、小便不利、带下、腰痛。

会 阳

[定位]在骶部,尾骨端旁开0.5寸(图1-51)。

[主治]泄泻、便血、痔疾、阳痿、带下。

承 扶

[定位]在大腿后面,臀下横纹的中点(图1-52)。

[主治]腰骶臀股部疼痛、痔疾。

殷 门

[定位]在大腿后面,当承扶与委中的连线上,承扶下6寸(图1-52)。

[主治]腰痛、下肢痿痹。

浮 郄

[定位]在腘横纹外侧端,委阳上1寸,股二头肌肌腱的内侧(图1-52)。

[主治]便秘,股腘部疼痛、麻木。

委 阳

[定位]在腘横纹外侧端,当股二头肌肌腱的内侧(图1-52)。

[主治]腹满、小便不利、腰脊强痛、腿足挛痛。

委 中

[定位]在腘横纹中点,当股二头肌肌腱与半腱肌肌腱的中间(图1-52)。

[主治]腰痛、下肢痿痹、腹痛、吐泻、小便不利、遗尿、丹毒。

膏 肓

[定位]在背部,当第4胸椎棘突下,旁开3寸(图1-51)。

[主治]咳嗽、气喘、肺痨、健忘、遗精、完谷不化。

膈 关

[定位]在背部,当第7胸椎棘突下,旁开3寸(图1-51)。

[主治]胸闷、嗳气、呕吐、脊背强痛。

阳 纲

[定位]在背部,当第10胸椎棘突下,旁开3寸(图1-51)。

[主治]肠鸣、腹痛、泄泻、黄疸、消渴。

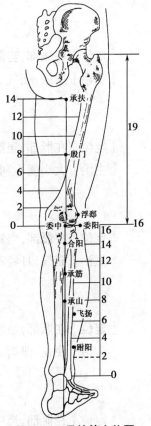

图1-52 承扶等穴位图

志 室

[定位]在腰部,当第2腰椎棘突下,旁开3寸(图1-51)。

[主治]遗精、阳痿、小便不利、水肿、腰脊强痛。

秩 边

[定位]在臀部,平第4骶后孔,骶正中嵴旁开3寸(图1-51)。

[主治]小便不利、便秘、痔疾、腰骶痛、下肢痿痹。

承 山

[定位]在小腿后面正中,委中与昆仑之间,当伸直小腿或足跟上提时腓肠肌肌腹下出现尖角凹陷处(图1-52)。

[主治]痢疾、脚气、便秘、腰腿拘急疼痛。

飞 扬

[定位] 在小腿后面,外踝后,昆仑直上 7 寸,承山外下方 1 寸处(图 1-52)。

[主治] 头痛、目眩、腰腿疼痛、痔疾。

跗 阳

[定位] 在小腿后面,外踝后,昆仑直上 3 寸(图 1-52)。

[主治] 头痛、腰骶痛、下肢痿痹、外踝肿痛。

昆 仑

[定位] 在足部外踝后方,当外踝尖与跟腱之间的凹陷处(图 1-53)。

[主治] 头痛、项强、目眩、癫痫、难产、腰骶疼痛、足跟肿痛。

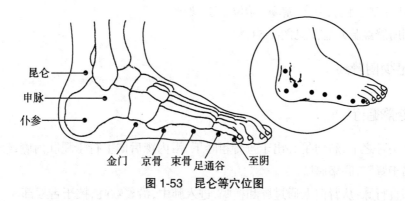

图 1-53 昆仑等穴位图

仆 参

[定位] 在足外侧部,外踝后下方,昆仑直下,跟骨外侧,赤白肉际处(图 1-53)。

[主治] 下肢痿痹、足跟痛、癫痫。

申 脉

[定位] 在足外侧部,外踝直下凹陷中(图 1-53)。

[主治] 头痛、眩晕、癫狂痫、腰腿酸痛、目赤痛、失眠。

金 门

[定位] 在足外侧部,当外踝前缘直下,骰骨下缘处(图 1-53)。

[主治] 头痛、癫痫、小儿惊风、腰痛、下肢痿痹、外踝痛。

京 骨

[定位] 在足外侧部,第 5 跖骨粗隆下方,赤白肉际处(图 1-53)。

［主治］头痛、项强、目翳、癫痫、腰痛。

束 骨

［定位］在足外侧,足小趾本节(第5跖趾关节)的后方,赤白肉际处(图1-53)。
［主治］头痛、项强、目眩、癫狂、腰腿痛。

足 通 谷

［定位］在足外侧,足小趾本节(第5跖趾关节)的前方,赤白肉际处(图1-53)。
［主治］头痛、项强、目眩、鼻衄、癫狂。

至 阴

［定位］在足小趾末节外侧,距趾甲根角0.1寸(图1-53)。
［主治］头痛、目痛、鼻塞、鼻衄、胎位不正、难产。
足太阳膀胱经腧穴总图见图1-54。

八、足少阴肾经

(一)经脉循行

起于足小趾之下,斜向足心出于舟骨粗隆下,沿内踝后向上行于腿肚内侧,经股内后缘,通过脊柱属于肾脏,联络膀胱。

肾脏部直行脉:从肾向上通过肝和横膈,进入肺中,沿着喉咙,挟于舌根部。

肺部支脉:从肺部出来,络心,流注于胸中,与手厥阴心包经相接。(图1-55)

(二)主要病候

咯血、气喘、舌干、咽喉肿痛、水肿、大便秘结、泄泻、腰痛、脊股内后侧痛、痿弱无力、足心热等。

(三)主治概要

主治妇科、前阴病,肾、肺、咽喉病,以及经脉循行部位的其他病证。

(四)本经常用腧穴

涌 泉

［定位］在足底部,卷足时足前部凹陷处,约当第2、3趾缝纹头端与足跟连线的前1/3与后2/3交点上(图1-56)。

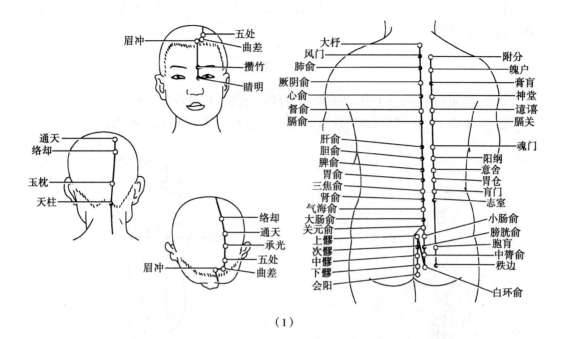

（1）

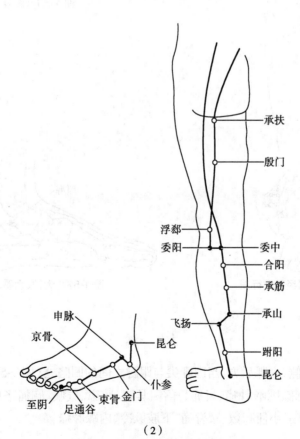

（2）

图 1-54 足太阳膀胱经腧穴图

［主治］头顶痛、头晕、眼花、咽喉痛、舌干、失音、小便不利、大便难、小儿惊风、足心热、癫疾、霍乱转筋、昏厥。

大　钟

［定位］在足内侧,内踝下方,当跟腱附着部的内侧前方凹陷处(图 1-57)。

［主治］咯血、气喘、腰脊强痛、痴呆、嗜卧、足跟痛、二便不利、月经不调。

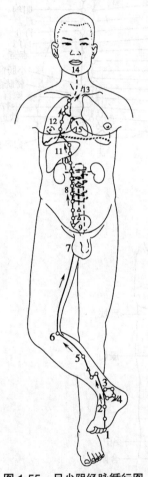

图 1-55　足少阴经脉循行图

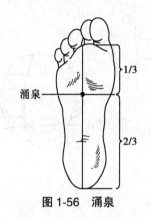

图 1-56　涌泉

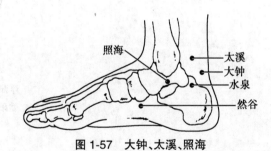

图 1-57　大钟、太溪、照海

太　溪

［定位］在足内侧,内踝后方,当内踝尖与跟腱之间的凹陷处(图 1-57)。

［主治］头痛目眩、咽喉肿痛、齿痛、耳聋、耳鸣、咳嗽、气喘、胸痛咯血、消渴、月经不调、失眠、健忘、遗精、阳痿、小便频数、腰脊痛、下肢厥冷、内踝肿痛。

照　海

［定位］在足内侧,内踝尖下方凹陷处（图1-57）。

［主治］咽喉干燥、痫证、失眠、嗜卧、惊恐不宁、目赤肿痛、月经不调、痛经、赤白带下、阴挺、阴痒、疝气、小便频数、不寐、脚气。

复　溜

［定位］在小腿内侧,太溪直上2寸,跟腱的前方（图1-58）。

［主治］泄泻、肠鸣、水肿、腹胀、腿肿、足痿、盗汗、身热无汗、腰脊强痛。

足少阴肾经腧穴总图见图1-59。

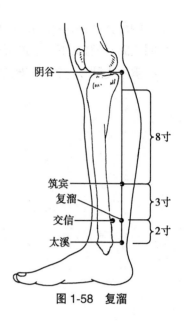

图 1-58　复溜

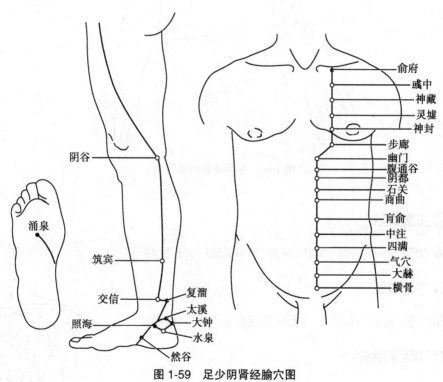

图 1-59　足少阴肾经腧穴图

九、手厥阴心包经

（一）经脉循行

起于胸中,出属心包络,向下通膈,从胸至腹依次联络上、中、下三焦。

胸部支脉:沿胸中,出于胁肋至腋下(天地),上行至腋窝中,沿上臂内侧行于手太阴和手少阴之间,经肘窝下行于前臂中间进入掌中,沿中指到指端(中冲)。

掌中支脉:从劳宫分出,沿无名指到指端(关冲),与手少阳三焦经相接(图1-60)。

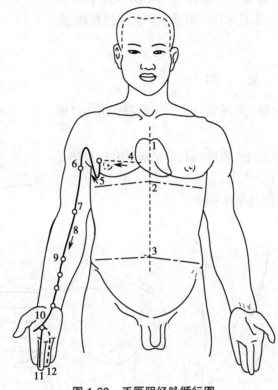

图 1-60 手厥阴经脉循行图

(二)主要病候

心痛、胸闷、心惊、心烦、癫狂、腋肿、肘臂挛痛、掌心发热等。

(三)主治概要

主治心、胸、胃病,神志病,以及经脉循行部位的其他病证。

(四)本经常用腧穴

天 池

[定位] 在胸部,当第4肋间隙,乳头外1寸,前正中线旁开5寸(图1-61)。

[主治] 胸闷、心烦、咳嗽、痰多、气喘、胸痛、腋下肿痛、瘰疬、疟疾、乳痈。

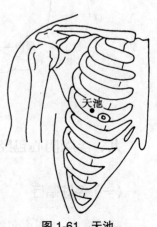

图 1-61 天池

内　关

〔定位〕在前臂掌侧,当曲泽与大陵的连线上,腕横纹上 2 寸,掌长肌肌腱与桡侧腕屈肌肌腱之间(图 1-62)。

〔主治〕心痛、心悸、胸痛、胃痛、呕吐、呃逆、失眠、癫狂、痫证、郁证、眩晕、中风、偏瘫、哮喘、偏头痛、热病、产后血晕、肘臂挛痛。

大　陵

〔定位〕在腕掌横纹中点处,当掌长肌肌腱与桡侧腕屈肌肌腱之间(图 1-62)。

〔主治〕心痛、心悸、胃痛、呕吐、惊悸、癫狂、痫证、胸胁痛、腕关节疼痛、喜笑悲恐。

劳　宫

〔定位〕在手掌心,当第 2、3 掌骨之间偏于第 3 掌骨,握拳屈指的中指尖处(图 1-63)。

〔主治〕中风昏迷、中暑、心痛、癫狂、痫证、口疮、口臭、鹅掌风。

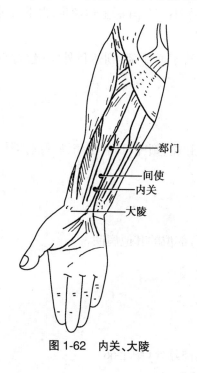

图 1-62　内关、大陵

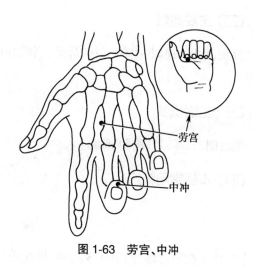

图 1-63　劳宫、中冲

中　冲

〔定位〕在手中指末节尖端中央(图 1-63)。

〔主治〕中风昏迷、舌强不语、中暑、昏厥、小儿惊风、热病、舌下肿痛。

手厥阴心包经腧穴总图见图 1-64。

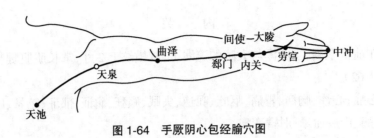

图 1-64　手厥阴心包经腧穴图

十、手少阳三焦经

(一) 经脉循行

起于无名指尺侧末端,向上经小指与无名指之间,沿手腕背侧,出于前臂外侧桡骨和尺骨之间,过肘尖,沿上臂外侧,上达肩部,交出足少阳经之后,进入缺盆部,分布于胸中,联络心包,向下通过横膈,从胸至腹,属上、中、下三焦。

胸中支脉:从胸直上,出于缺盆部,上走项部,沿耳后向上,经耳后上达额角,再下行至面颊部,到达眼眶下部。

耳部支脉:从耳后进入耳中,出走耳前,与前脉交叉于面颊部,到达目外眦(丝竹空之下),与足少阳胆经相接(图 1-65)。

(二) 主要病候

腹胀、水肿、遗尿、小便不利、耳聋、咽喉肿痛、目赤肿痛、颊肿、耳后疼痛、肩臂肘部外侧痛等。

(三) 主治概要

主治侧头、耳、目、胸胁、咽喉病,热病,以及经脉循行部位的其他病证。

(四) 本经常用腧穴

液　门

[定位] 在手背部,当第 4、5 指间,指蹼缘后方赤白肉际处(图 1-66)。

[主治] 头痛、目赤、耳痛、耳鸣、耳聋、喉痹、疟疾、手臂痛。

中　渚

[定位] 在手背部,当掌指关节的后方,第 4、5 掌骨间凹陷处(图 1-66)。

[主治] 头痛、目眩、目赤、目痛、耳聋、耳鸣、喉痹、肩背肘臂酸痛、手指不能屈伸、脊膂痛、热病。

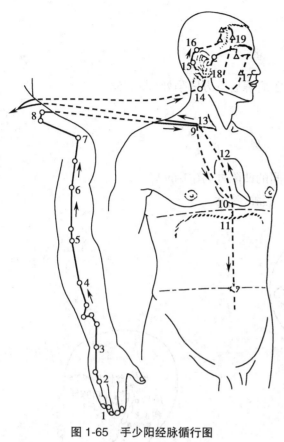

图 1-65 手少阳经脉循行图

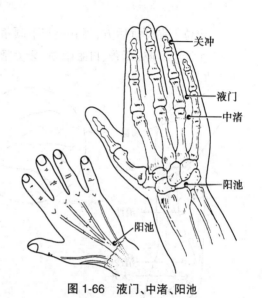

图 1-66 液门、中渚、阳池

阳 池

[定位]在腕背横纹中,当指总伸肌肌腱尺侧缘凹陷处(图 1-66)。

[主治]腕痛、肩臂痛、耳聋、疟疾、消渴、口干、喉痹。

外 关

[定位]在前臂背侧,当阳池与肘尖的连线上,腕背横纹上 2 寸,尺骨与桡骨之间(图 1-67)。

[主治]热病、头痛、颊痛、耳聋、耳鸣、目赤肿痛、胁痛、肩背痛、肘臂屈伸不利、手指疼痛、手颤。

支 沟

[定位]在前臂背侧,当阳池与肘尖的连线上,腕背横纹上 3 寸,尺骨与桡骨之间(图 1-67)。

[主治]暴喑、耳聋、耳鸣、肩背酸痛、胁肋痛、呕吐、便

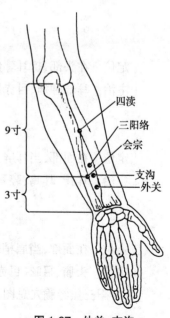

图 1-67 外关、支沟

秘、热病。

肩 髎

［定位］在肩部，肩髃后方，当臂外展时，于肩峰后下方凹陷处（图1-68）。

［主治］臂痛、肩重不能举。

翳 风

［定位］在耳垂后方，当乳突与下颌角之间的凹陷处（图1-69）。

［主治］耳鸣、耳聋、口眼㖞斜、牙关紧闭、颊肿、瘰疬。

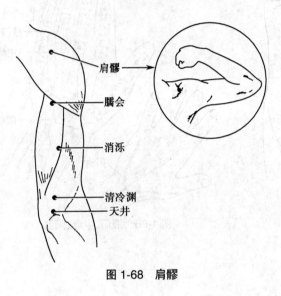

图 1-68　肩髎

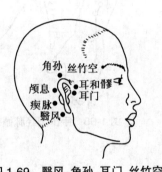

图 1-69　翳风、角孙、耳门、丝竹空

角 孙

［定位］在头部，折耳郭向前，当耳尖直上入发际处（图1-69）。

［主治］耳部肿痛、目赤肿痛、目翳、齿痛、唇燥、项强、头痛。

耳 门

［定位］在面部，当耳屏上切迹的前方，下颌骨髁突后缘，张口有凹陷处（图1-69）。

［主治］耳聋、耳鸣、聤耳、齿痛、颈颔痛、唇吻强急。

丝 竹 空

［定位］在面部，当眉梢凹陷处（图1-69）。

［主治］头痛、目眩、目赤痛、眼睑跳动、齿痛、癫痫。

手少阳三焦经腧穴总图见图1-70。

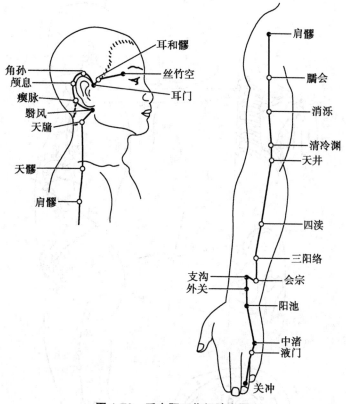

图 1-70　手少阳三焦经腧穴图

十一、足少阳胆经

（一）经脉循行

起于目外眦,向上到额角返回下行至耳后,沿颈部向后交会大椎穴,再向前入缺盆部,入胸过膈,联络肝脏,属胆,沿胁肋部出于腹股沟,经外阴毛际,横行入髋关节。

耳部支脉:从耳后入耳中,出走耳前,到目外眦处后向下经颊部会合前脉于缺盆部。下行腋部至侧胸部,经季肋和前脉会于髋关节后,再向下沿大腿外侧,行于足阳明和足太阳经之间,经腓骨前直下到外踝前,进入第4趾外侧端。

足背部支脉:从足临泣处分出,沿第1、2趾骨之间,至大趾端与足厥阴经相接(图1-71)。

（二）主要病候

口苦、目眩、疟疾、头痛、颐颔痛、目外眦痛,缺盆部、腋下、胸胁、股及下肢外侧、足外侧痛等。

（三）主治概要

主治侧头、目、耳、咽喉病,神志病、热病,以及经脉循行部位的其他病证。

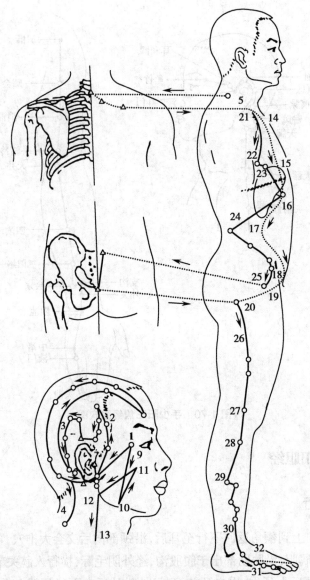

图 1-71　足少阳经脉循行图

（四）本经常用腧穴

瞳　子　髎

[定位] 在面部,目外眦旁,当眶外侧缘处(图1-72)。

[主治] 头痛、目赤、目痛、怕光羞明、迎风流泪、远视不明、内障、目翳。

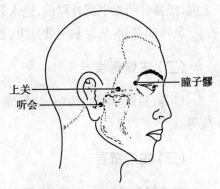

图 1-72　瞳子髎、听会、上关

听 会

[定位]在面部,当耳屏间切迹的前方,下颌骨髁突的后缘,张口有凹陷处(图1-72)。

[主治]耳鸣、耳聋、流脓、齿痛、下颌脱臼、口眼㖞斜、面痛、头痛。

上 关

[定位]在耳前,下关直下,当颧弓上缘凹陷处(图1-72)。

[主治]头痛、耳鸣、耳聋、聤耳、口眼㖞斜、面痛、齿痛、惊痫、瘛疭。

率 谷

[定位]在头部,当耳尖直上入发际1.5寸,角孙直上方(图1-73)。

[主治]头痛、眩晕、呕吐、小儿惊风。

本 神

[定位]在头部,当前发际上0.5寸,神庭旁开3寸,神庭与头维连线的内2/3与外1/3交点处(图1-74)。

[主治]头痛、目眩、癫痫、小儿惊风、颈项强痛、胸胁痛、半身不遂。

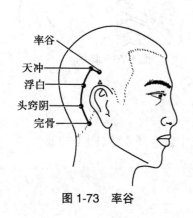

图1-73 率谷

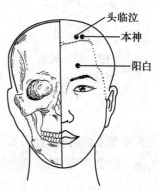

图1-74 本神、阳白、头临泣

阳 白

[定位]在前额部,当瞳孔直上,眉上1寸(图1-74)。

[主治]头痛、目眩、目痛、外眦疼痛、雀目。

头 临 泣

[定位]在头部,当瞳孔直上入前发际0.5寸,神庭与头维连线的中点处(图1-74)。

[主治]头痛、目眩、目赤痛、流泪、目翳、鼻塞、鼻渊、耳聋、小儿惊痫、热病。

风　池

[定位] 在项部,当枕骨之下,与风府相平,胸锁乳突肌与斜方肌上端之间的凹陷处(图 1-75)。

[主治] 头痛、眩晕、颈项强痛、目赤痛、目泪出、鼻渊、鼻衄、耳聋、气闭、中风、口眼㖞斜、疟疾、热病、感冒、瘿气。

肩　井

[定位] 在肩上,前直乳中,当大椎与肩峰端连线的中点上(图 1-76)。

[主治] 肩背痹痛、手臂不举、颈项强痛、乳痈、中风、瘰疬、难产、诸虚百损。

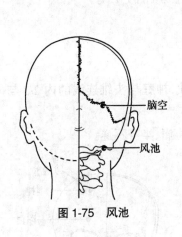

图 1-75　风池

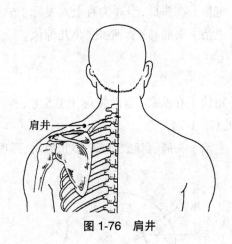

图 1-76　肩井

日　月

[定位] 在上腹部,当乳头直下,第 7 肋间隙,前正中线旁开 4 寸(图 1-77)。

[主治] 胁肋疼痛、胀满、呕吐、吞酸、呃逆、黄疸。

环　跳

[定位] 在股外侧部,侧卧屈股,当股骨大转子最凸点与骶管裂孔连线的外 1/3 与中 1/3 交点处(图 1-78)。

[主治] 腰胯疼痛、半身不遂、下肢痿痹、遍身风疹、挫闪腰疼、膝踝肿痛不能转侧。

风　市

[定位] 在大腿外侧部的中线上,当腘横纹上 7 寸。或直立垂手时,中指尖处。(图 1-79)

[主治] 中风半身不遂,下肢痿痹、麻木,遍身瘙痒、脚气。

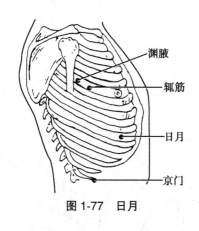

图 1-77 日月

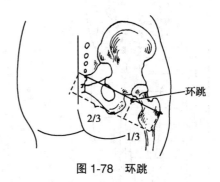

图 1-78 环跳

阳 陵 泉

[定位] 在小腿外侧,当腓骨头前下方凹陷处(图 1-80)。

[主治] 半身不遂、下肢痿痹、麻木、膝肿痛、脚气、胁肋痛、口苦、呕吐、黄疸、小儿惊风、破伤风。

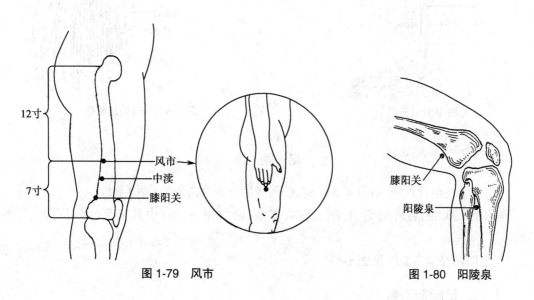

图 1-79 风市

图 1-80 阳陵泉

光 明

[定位] 在小腿外侧,当外踝尖上 5 寸,腓骨前缘(图 1-81)。

[主治] 目痛、夜盲、乳胀痛、膝痛、下肢痿痹、颊肿。

丘 墟

[定位] 在外踝前下方,当趾长伸肌肌腱的外侧凹陷处(图 1-82)。

[主治] 颈项痛、腋下肿、胸胁痛、下肢痿痹、外踝肿痛、疟疾、疝气、目赤肿痛、目生翳膜、中风偏瘫。

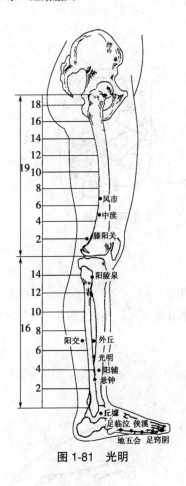

图 1-81　光明

图 1-82　丘墟、足临泣

足 临 泣

[定位] 在足背外侧,当第 4、5 趾间,趾蹼缘后方赤白肉际处(图 1-82)。

[主治] 头痛、目外眦痛、目眩、乳痈、瘰疬、胁肋痛、疟疾、中风偏瘫、痹痛不仁、足跗肿痛。

足少阳胆经腧穴总图见图 1-83。

十二、足厥阴肝经

(一) 经脉循行

起于足大趾上毫毛部(大敦),经内踝前向上至内踝上 8 寸外处交出于足太阴经之后,沿股内侧上行,进入阴毛中,绕阴器,上达小腹,挟胃旁,属肝络胆,过膈,分布于胁肋,沿喉咙后面,向上入鼻咽部,连接于"目系"(眼球连系于脑的部位),上出于前额,与督脉会合于巅顶。

"目系"支脉:下行颊里,环绕唇内。肝部支脉:从肝分出,过膈,向上流注于肺,与手太阴肺经相接(图 1-84)。

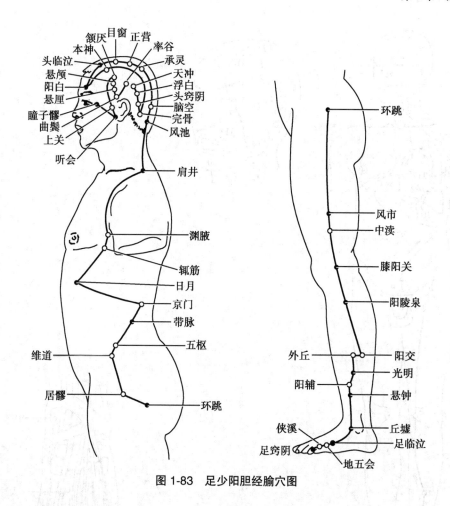

图 1-83 足少阳胆经腧穴图

（二）主要病候

腰痛、胸满、呃逆、遗尿、小便不利、疝气、少腹肿等。

（三）主治概要

主治肝病,妇科、前阴病,以及经脉循行部位的其他病证。

（四）本经常用腧穴

大 敦

[定位]在足大趾末节外侧,距趾甲根角0.1寸(图1-85)。

[主治]疝气、缩阴、阴中痛、月经不调、血崩、尿血、癃闭、遗尿、淋疾、癫狂、痫证、少腹痛。

行 间

[定位]在足背侧,当第1、2趾间,趾蹼缘后方赤白肉际处(图1-85)。

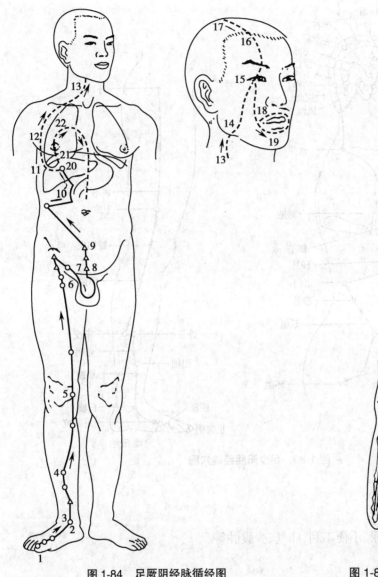

图 1-84　足厥阴经脉循经图　　　　　　　　图 1-85　大敦、行间、太冲、中封

[主治]月经过多、闭经、痛经、白带、阴中痛、遗尿、淋疾、疝气、胸胁满痛、呃逆、咳嗽、泄泻、头痛、眩晕、目赤痛、青盲、中风、癫痫、瘰疬、失眠、口㖞、膝肿、下肢内侧痛、足跗肿痛。

太 冲

[定位]在足背侧,当第 1 跖骨间隙的后方凹陷处(图 1-85)。

[主治]头痛、眩晕、疝气、月经不调、癃闭、遗尿、小儿惊风、癫狂、痫证、胁痛、腹胀、黄疸、呕逆、咽痛嗌干、目赤肿痛、膝股内侧痛、足跗肿、下肢痿痹。

中 封

[定位]在足背侧,当内踝前,商丘与解溪连线之间,胫骨前肌肌腱的内侧凹陷处

（图 1-85）。

　　［主治］疝气、阴茎痛、遗精、小便不利、黄疸、胸腹胀满、腰痛、足冷、内踝肿痛。

蠡　沟

　　［定位］在小腿内侧，当内踝尖上 5 寸，胫骨内侧面的中央（图 1-86）。
　　［主治］月经不调、赤白带下、阴挺、阴痒、疝气、小便不利、睾丸肿痛、小腹痛、腰背拘急不可俯仰、胫部酸痛。

中　都

　　［定位］在小腿内侧，当内踝尖上 7 寸，胫骨内侧面的中央（图 1-86）。
　　［主治］胁痛、腹胀、泄泻、疝气、小腹痛、崩漏、恶露不尽。

膝　关

　　［定位］在小腿内侧，当胫骨内髁的后下方，阴陵泉后 1 寸，腓肠肌内侧头的上部（图 1-86）。
　　［主治］膝髌肿痛、寒湿走注、历节风痛、下肢痿痹。

曲　泉

　　［定位］在膝内侧，屈膝，当膝关节内侧端，股骨内侧髁的后缘，半腱肌、半膜肌止端的前缘凹陷处（图 1-87）。
　　［主治］月经不调、痛经、白带、阴挺、阴痒、产后腹痛、遗精、阳痿、疝气、小便不利、头痛、目眩、癫狂、膝髌肿痛、下肢痿痹。

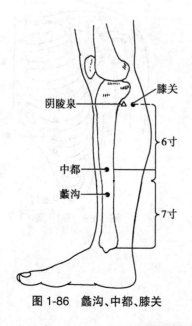

图 1-86　蠡沟、中都、膝关

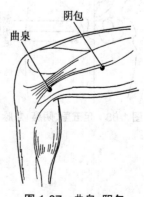

图 1-87　曲泉、阴包

阴 包

[定位] 在大腿内侧,当股骨内上髁上 4 寸,股内肌与缝匠肌之间(图 1-87)。

[主治] 月经不调、遗尿、小便不利、腰骶痛引小腹。

足 五 里

[定位] 在大腿内侧,当气冲直下 3 寸,大腿根部,耻骨结节下方,长收肌外缘(图 1-88)。

[主治] 少腹胀痛、小便不通、阴挺、睾丸肿痛、嗜卧、四肢倦怠、颈疬。

阴 廉

[定位] 在大腿内侧,当气冲直下 2 寸,大腿根部,耻骨结节下方,长收肌外缘(图 1-88)。

[主治] 月经不调、赤白带下、少腹疼痛、股内侧痛、下肢挛急。

急 脉

[定位] 在耻骨结节外侧,当气冲外下腹股沟股动脉搏动处,前正中线旁开 2.5 寸(图 1-88)。

[主治] 疝气、阴挺、阴茎痛、少腹痛、股内侧痛。

章 门

[定位] 在侧腹部,当第 11 肋游离端的下方(图 1-89)。

[主治] 腹痛、腹胀、肠鸣、泄泻、呕吐、神疲肢倦、胸胁痛、黄疸、痞块、小儿疳积、腰脊痛。

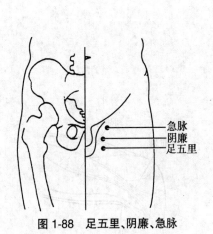

图 1-88 足五里、阴廉、急脉

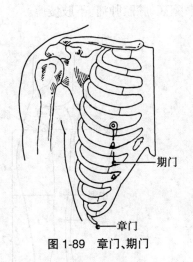

图 1-89 章门、期门

期　门

［定位］在胸部,当乳头直下,第6肋间隙,前正中线旁开4寸(图1-89)。

［主治］胸胁胀满疼痛、呕吐、呃逆、吞酸、腹胀、泄泻、饥不欲食、胸中热、咳喘、奔豚、疟疾、伤寒热入血室。

足厥阴肝经腧穴总图见图1-90。

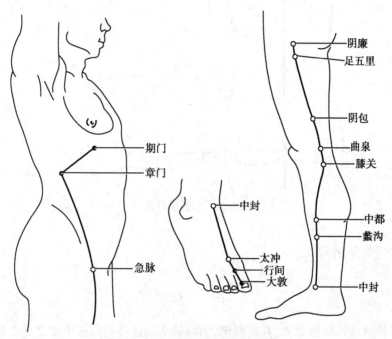

图1-90　足厥阴肝经腧穴图

十三、督脉

(一)经脉循行

起于小腹内,下出于会阴部,向后行于脊柱内部,上达项后风府,进入脑内,上行巅顶,沿前额下行鼻柱(图1-91)。

(二)主要病候

脊柱强痛、角弓反张等。

(三)主治概要

主治神志病、热病,腰骶、背、头项局部病证及相应的内脏疾病。

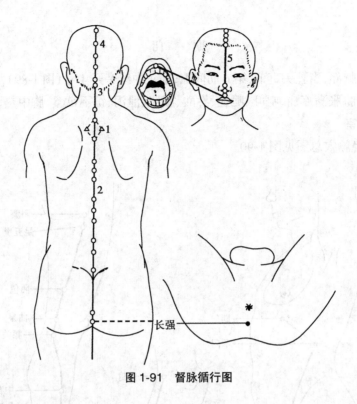

图 1-91　督脉循行图

（四）本经常用腧穴

印　堂

[定位] 仰靠或仰卧位取穴，在前额部，当两眉头间连线与前正中线之交点处（图 1-92）。

[主治] 头痛、头晕、鼻炎、目赤肿痛、小儿惊风。

龈　交

[定位] 在上唇内，唇系带与上齿龈的相接处（图 1-93）。

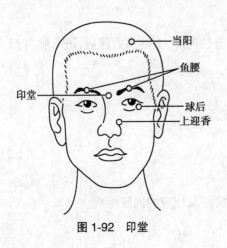

图 1-92　印堂

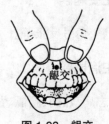

图 1-93　龈交

［主治］齿龈肿痛、口臭、齿衄、鼻渊、面赤颊肿、唇吻强急、面部疮癣、两腮生疮、癫狂、项强。

水 沟

［定位］在面部,当人中沟(即水沟)的上 1/3 与中 1/3 交点处(图 1-94)。

［主治］昏迷、晕厥、暑病、癫狂、痫证、急慢惊风、鼻塞、鼻衄、风水面肿、齿痛、牙关紧闭、黄疸、消渴、霍乱、温疫、脊膂强痛、挫闪腰痛。

神 庭

［定位］在头部,当前发际正中直上 0.5 寸(图 1-94)。

［主治］头痛、眩晕、目赤肿痛、泪出、目翳、雀目、鼻渊、鼻衄、癫狂、痫证、角弓反张。

百 会

［定位］在头部,当前发际正中直上 5 寸,或两耳尖连线中点处(图 1-94)。

［主治］头痛、眩晕、惊悸、健忘、尸厥、中风不语、癫狂、痫证、瘛症、耳鸣、鼻塞、脱肛、痔疾、阴挺、泄泻。

风 府

［定位］在项部,当后发际正中直上 1 寸,枕外隆凸直下,两侧斜方肌之间凹陷处(图 1-94)。

［主治］癫狂、痫证、瘛症、中风不语、悲恐惊悸、半身不遂、眩晕、颈项强痛、咽喉肿痛、目痛、鼻衄。

大 椎

［定位］在后正中线上,第 7 颈椎棘突下凹陷中(图 1-95)。

［主治］热病、疟疾、咳嗽、喘逆、骨蒸潮热、项强、肩背痛、腰脊强、角弓反张、小儿惊风、癫狂痫证、五劳虚损、七伤乏力、中暑、霍乱、呕吐、黄疸、风疹。

身 柱

［定位］在背部,当后正中线上,第 3 胸椎棘突下凹陷

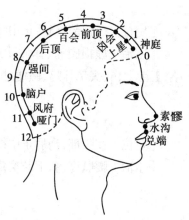

图 1-94 水沟、神庭、百会、风府

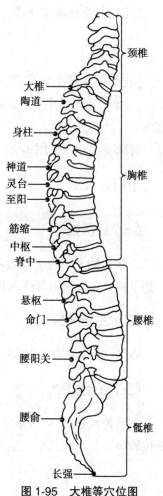

图 1-95 大椎等穴位图

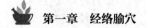

中（图1-95）。

　　［主治］身热头痛、咳嗽、气喘、惊厥、癫狂痫证、腰脊强痛、疔疮发背。

命　门

　　［定位］在腰部，当后正中线上，第2腰椎棘突下凹陷中（图1-95）。

　　［主治］虚损腰痛、脊强反折、遗尿、尿频、泄泻、遗精、白浊、阳痿、早泄、赤白带下、胎屡坠、五劳七伤、头晕耳鸣、癫痫、惊恐、手足逆冷。

腰　阳　关

　　［定位］在腰部，当后正中线上，第4腰椎棘突下凹陷中（图1-95）。

　　［主治］腰骶疼痛、下肢痿痹、月经不调、赤白带下、遗精、阳痿、便血。

腰　俞

　　［定位］在骶部，当后正中线上，适对骶管裂孔（图1-95）。

　　［主治］腰脊强痛、腹泻、便秘、痔疾、脱肛、便血、癫痫、淋浊、月经不调、下肢痿痹。

长　强

　　［定位］在尾骨端下，当尾骨端与肛门连线的中点处（图1-95）。

　　［主治］泄泻、痢疾、便秘、便血、痔疾、癫狂、脊强反折、癃淋、阴部湿痒，腰脊、尾骶部疼痛。

　　督脉腧穴总图见图1-96。

十四、任脉

（一）经脉循行

　　任脉起始于中极下的会阴部，向上到阴毛处，沿腹里，上出关元穴，向上到咽喉部，再上行到下颌、口旁，沿面部进入目下。一支与冲脉同，沿着脊背的里面上行（图1-97）。

（二）主要病候

　　疝气、带下、腹中结块等。

（三）主治概要

　　主治神经系统、呼吸系统、消化系统、泌尿生殖系统病证，以及寒性病证和本经所经过之部位的病证。

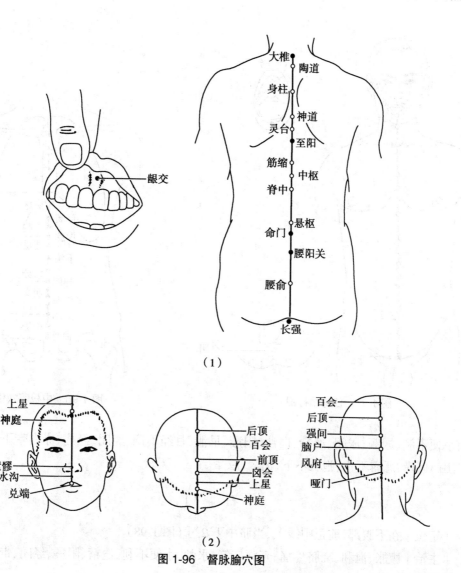

（1）

（2）

图 1-96　督脉腧穴图

（四）本经常用腧穴

中　极

[定位] 在下腹部,前正中线上,当脐中下 4 寸(图 1-98)。

[主治] 小便不利、遗溺不禁、阳痿、早泄、遗精、白浊、疝气偏坠、积聚疼痛、月经不调、阴痛、阴痒、痛经、带下、崩漏、阴挺、产后恶露不止、胞衣不下、水肿。

关　元

[定位] 在下腹部,前正中线上,当脐中下 3 寸(图 1-98)。

[主治] 中风脱证、虚劳冷惫、羸瘦无力、少腹疼痛、霍乱吐泻、痢疾、脱肛、疝气、便血、溺

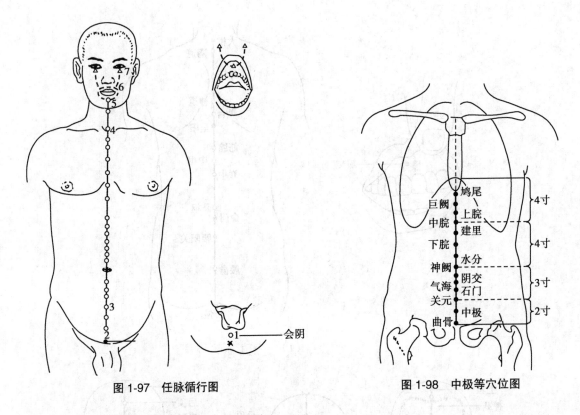

图 1-97 任脉循行图

图 1-98 中极等穴位图

血、小便不利、尿频、尿闭、遗精、白浊、阳痿、早泄、月经不调、经闭、经痛、赤白带下、阴挺、崩漏、阴门瘙痒、恶露不止、胞衣不下、消渴、眩晕。

石 门

[定位] 在下腹部,前正中线上,当脐中下 2 寸(图 1-98)。

[主治] 腹胀、泄利、绕脐疼痛、奔豚疝气、水肿、小便不利、遗精、阳痿、经闭、带下、崩漏、产后恶露不止。

气 海

[定位] 在下腹部,前正中线上,当脐中下 1.5 寸(图 1-98)。

[主治] 绕脐腹痛、水肿鼓胀、脘腹胀满、水谷不化、大便不通、泄痢不禁、癃淋、遗尿、遗精、阳痿、疝气、月经不调、痛经、经闭、崩漏、带下、阴挺、产后恶露不止、胞衣不下、脏气虚惫、形体羸瘦、四肢乏力。

神 阙

[定位] 在腹中部,脐中央(图 1-98)。

[主治] 中风虚脱、四肢厥冷、尸厥、风痫、形惫体乏、绕脐腹痛、水肿鼓胀、脱肛、泄利、便秘、小便不禁、五淋、妇女不孕。

水 分

[定位] 在上腹部,前正中线上,当脐中上 1 寸(图 1-98)。

[主治] 腹痛、腹胀、肠鸣、泄泻、翻胃、水肿、小儿囟陷、腰脊强急。

中 脘

[定位] 在上腹部,前正中线上,当脐中上 4 寸(图 1-98)。

[主治] 胃脘痛、腹胀、呕吐、呃逆、翻胃、吞酸、纳呆、食不化、疳积、臌胀、黄疸、肠鸣、泄利、便秘、便血、胁下坚痛、虚劳吐血、哮喘、头痛、失眠、惊悸、怔忡、脏躁、癫狂、痫证、尸厥、惊风、产后血晕。

巨 阙

[定位] 在上腹部,前正中线上,当脐中上 6 寸(图 1-98)。

[主治] 胸痛、心痛、心烦、惊悸、尸厥、癫狂、痫证、健忘、胸满气短、咳逆上气、腹胀暴痛、呕吐、呃逆、噎膈、吞酸、黄疸、泄痢。

膻 中

[定位] 在胸部,当前正中线上,平第 4 肋间,两乳头连线的中点(图 1-99)。

[主治] 咳嗽、气喘、咯唾脓血、胸痹心痛、心悸、心烦、产妇少乳、噎膈、臌胀。

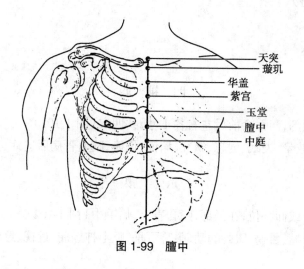

天突
璇玑
华盖
紫宫
玉堂
膻中
中庭

图 1-99 膻中

任脉腧穴总图见图 1-100。

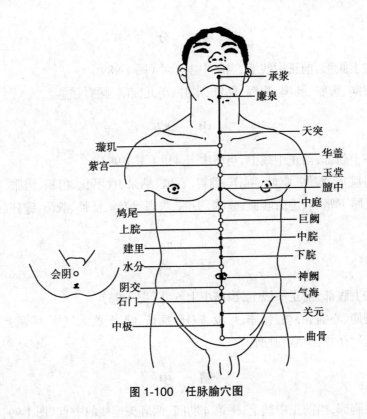

图 1-100 任脉腧穴图

十五、经外奇穴

(一) 头颈部穴

四 神 聪

[定位] 在头顶部,当百会前后左右各 1 寸,共四穴(图 1-101)。

[主治] 头痛、眩晕、失眠、健忘、癫狂、痫证、偏瘫、脑血管病后遗症、大脑发育不全。

鱼 腰

[定位] 正坐位或仰卧位,在额部,瞳孔直上,眉毛中(图 1-102)。

[主治] 目赤肿痛、目翳、眼睑瞤动、眼睑下垂、眶上神经痛、近视、急性结膜炎。

太 阳

[定位] 正坐位或侧伏位,在颞部,当眉梢与目外眦之间,向后约一横指的凹陷处(图 1-103)。

[主治] 偏正头痛、目赤肿痛、目眩、目涩、视神经萎缩、牙痛、神经血管性头痛、三叉神经痛。

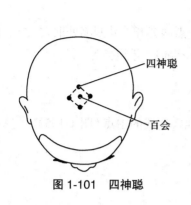

图 1-101 四神聪

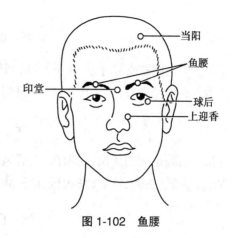

图 1-102 鱼腰

耳 尖

[定位] 正坐位或侧伏坐位,在耳郭的上方,当折耳向前,耳郭上方的尖端处(图 1-103)。

[主治] 目赤肿痛、急性结膜炎、角膜炎、目翳、偏正头痛、喉痹、睑腺炎(麦粒肿)。

金津、玉液

[定位] 正坐位,张口,在口腔内,当舌系带两侧静脉上,左为金津,右为玉液(图 1-104)。

[主治] 口疮、舌强、舌肿、呕吐、消渴。

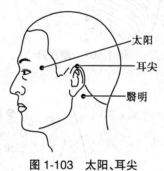

图 1-103 太阳、耳尖

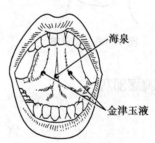

图 1-104 金津、玉液

翳 明

[定位] 正坐位,头略前倾,在项部,当翳风后 1 寸(图 1-105)。

[主治] 近视、远视、耳鸣、失眠、雀盲、早期白内障。

牵 正

[定位] 正坐位或侧伏位,在面颊部,耳垂前方 0.5 寸,与耳中点相平处取穴(图 1-105)。

[主治] 面神经麻痹、口疮、下牙痛、腮腺炎等。

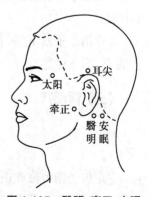

图 1-105 翳明、牵正、安眠

夹 承 浆

[定位] 正坐仰靠或仰卧位,在下颌部,当颏唇沟中点两旁开1寸凹陷处取穴(图1-106)。

[主治] 面神经麻痹、三叉神经痛、面肌痉挛、急性牙髓炎、牙龈炎等。

安 眠

[定位] 俯卧位或侧伏位,在项部,当翳风穴和风池穴连线的中点(图1-105)。

[主治] 失眠、头痛、眩晕、高血压、精神病、癔症。

颈 百 劳

[定位] 在项部,当大椎穴直上2寸,后正中线旁开1寸(图1-107)。

[主治] 咳嗽、哮喘、肺结核、颈项强痛、角弓反张。

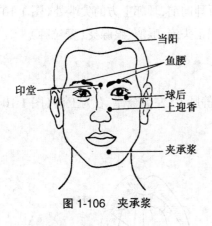

图 1-106　夹承浆

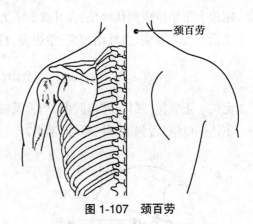

图 1-107　颈百劳

(二)胸腹部穴

子 宫

[定位] 卧位,在下腹部,当脐中下4寸,中极旁开3寸(图1-108)。

[主治] 子宫下垂、月经不调、痛经、功能性子宫出血、子宫内膜炎、不孕症等。

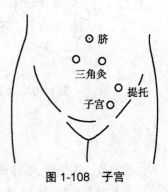

图 1-108　子宫

(三)背部穴

定 喘

[定位] 俯卧位或正坐低头,在背部,第7颈椎棘突下,旁开0.5寸(图1-109)。

[主治] 支气管炎、支气管哮喘、百日咳、肩关节软组织损伤、落枕。

夹　　脊

［定位］俯伏或俯卧位,在背腰部,当第1胸椎至第5腰椎棘突下两侧,后正中线旁开0.5寸,一侧17个穴位(图1-109)。

［主治］主治范围比较广,胸1~胸3两侧的夹脊穴,主治上肢疾患;胸1~胸8两侧的夹脊穴,主治胸部疾患;胸6~腰5两侧的夹脊穴,主治腹部疾患;腰1~腰5两侧的夹脊穴,主治下肢疾患。

胃　脘　下　俞

［定位］在背部,当第8胸椎棘突下,旁开1.5寸(图1-110)。

［主治］支气管炎、胸膜炎、胃炎、消渴、咽干、胰腺炎、肋间神经痛。

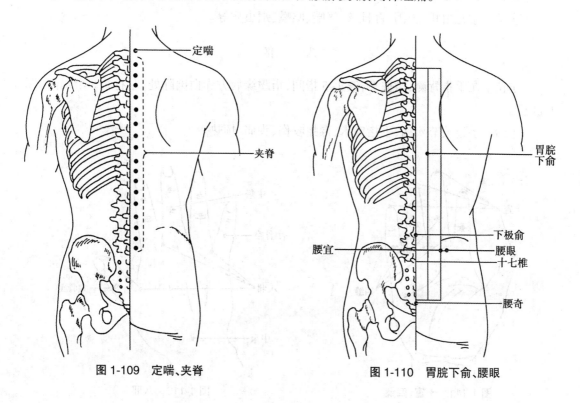

图 1-109　定喘、夹脊　　　　　　　　图 1-110　胃脘下俞、腰眼

腰　　眼

［定位］在腰部,位于第4腰椎棘突下,旁开约3.5寸凹陷中(图1-110)。

［主治］腰痛、腹痛、尿频、遗尿、消渴等。

(四) 上肢部穴

十 宣

[定位] 在手十指尖端,距指甲游离缘 0.1 寸,左右共 10 个穴位(图 1-111)。

[主治]

用于急救:昏迷、休克、中暑、癔症、惊厥等。

用于各种热证:急性咽喉炎、急性胃肠炎、高血压、手指麻木。

四 缝

[定位] 在第 2 至第 5 指掌侧,近端指间关节的中央,一侧四穴(图 1-111)。

[主治] 小儿疳积、腹泻、百日咳、气喘、咳嗽、蛔虫病等。

八 邪

[定位] 在手指背侧,微握拳,第 1~5 指间,指蹼缘后方赤白肉际处,左右共 8 个穴位(图 1-112)。

[主治] 手指关节疾病、手指麻木、毒蛇咬伤、头痛、烦热。

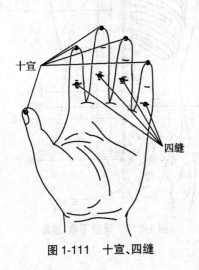

图 1-111 十宣、四缝

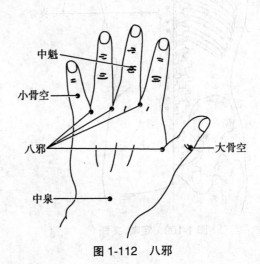

图 1-112 八邪

腰 痛 点

[定位] 在手背,当第 2、3 掌骨及第 4、5 掌骨之间,当腕横纹与掌指关节中点处,一侧 2 个穴位(图 1-113)。

[主治] 急性腰扭伤。

二　白

[定位]在前臂掌侧,腕横纹上 4 寸,桡侧腕屈肌肌腱的两侧,一侧两穴(图 1-114)。

[主治]脱肛、痔疮。

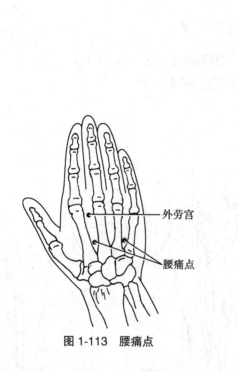

图 1-113　腰痛点

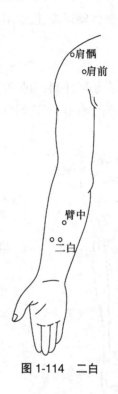

图 1-114　二白

(五)下肢部穴

八　风

[定位]在足背侧,第 1~5 趾间,趾蹼缘后方赤白肉际处,一侧四穴,左右共 8 个穴位(图 1-115)。

[主治]牙痛、胃痛、脚气、足跗肿痛、月经不调等。

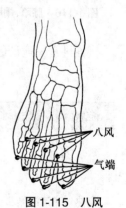

图 1-115　八风

膝　眼

[定位]屈膝,在髌韧带两侧凹陷处。在内侧的称内膝眼,在外侧的称外膝眼(图 1-116)。

[主治]各种原因引起的膝关节病,脚气。

百　虫　窝

[定位]屈膝,在大腿内侧,髌底内侧端上 3 寸(血海穴上 1 寸)(图 1-117)。

［主治］蛔虫病、荨麻疹、风疹、皮肤瘙痒症、湿疹等。

阑 尾

［定位］在小腿外侧,当犊鼻下5寸,胫骨前缘旁开1横指(图1-116)。

［主治］急性阑尾炎、慢性阑尾炎、消化不良、胃炎、下肢瘫痪。

胆 囊

［定位］在小腿外侧,当腓骨头前下方凹陷处直下2寸(图1-118)。

［主治］胆道感染、胆道蛔虫、胸胁痛、下肢麻痹、耳聋。

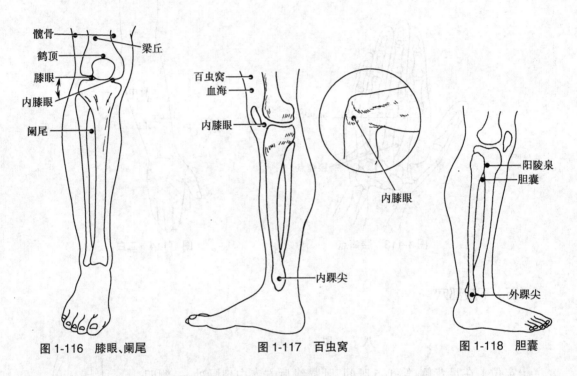

图 1-116　膝眼、阑尾　　　　　图 1-117　百虫窝　　　　　图 1-118　胆囊

各科常见病证的治疗取穴见表1-4~ 表1-7。

表1-4　内科常见病证的治疗取穴

症状	治法	主穴	配穴		操作
高热	清泻热邪	大椎、曲池、合谷、少商	风热袭表	鱼际、外关	毫针泻法:大椎刺络拔罐放血;十宣、十二井穴刺血;可配合脊柱两侧刮痧
			风寒袭表	风门、肺俞	
			热灼气分	十宣或十二井穴	
			热入营血	内关、血海	
			兼神昏者	水沟、十宣	
			兼烦躁者	印堂、神门	

续表

症状	治法	主穴	配穴		操作
晕厥	苏厥醒神	水沟、中冲、涌泉、足三里	虚证	百会、气海、关元	水沟、中冲用泻法,涌泉用平补平泻法,足三里用补法;虚证配穴用灸法;实证配穴用泻法
			实证	合谷、太冲	
虚脱	回阳固脱回厥救逆	素髎、百会、神阙、关元、内关	兼神昏者	中冲、涌泉	素髎用泻法,百会、神阙、关元用灸法,内关用补法;配穴用点刺法
眩晕	定眩止晕	风池、百会、内关、太冲	肝阳上亢	行间、侠溪、太溪	毫针泻法
			痰湿中阻	中脘、丰隆、阴陵泉	
			气血两虚	气海、脾俞、胃俞	毫针补法,风池平补平泻
			肾精亏虚	足三里、肾俞、三阴交	
头痛	通络止痛	风池、百会、阿是穴	后枕痛	天柱、后顶、后溪、申脉	虚补实泻;风池平补平泻
			侧头痛	太阳、率谷、悬颅、外关	
			前额痛	上星、印堂、合谷、内庭	
			巅顶痛	前顶、通天、内关、太冲	
			风寒	风门、合谷	
			风热	大椎、鱼际	
			风湿	偏历、阴陵泉	
			肝阳上亢	太冲、太溪、侠溪	
			痰浊上蒙	中脘、丰隆、阴陵泉	
			瘀血阻络	内关、血海	
			肾阴不足	太溪、肾俞、悬钟	
			气血虚弱	气海、血海、足三里	
口眼㖞斜	祛风通络疏调经筋	攒竹、阳白、四白、颧髎、颊车、地仓、合谷	风寒	风池、外关	面部腧穴均平补平泻
			风热	曲池	
			痰瘀	丰隆	
			鼻唇沟平坦	迎香、禾髎	
			鼻中沟歪斜	水沟	
			颏唇沟歪斜	承浆	
			目不能合	鱼腰、申脉	

续表

症状		治法	主穴	配穴		操作
落枕		疏经通络活血止痛	阿是穴、肩井、外劳宫、后溪、悬钟	风寒袭络	风池、风府	毫针泻法:先刺远端穴,再刺疼痛局部穴位。可配合患侧背部闪罐法
				气血瘀滞	内关、太冲	
				兼肩痛	肩髃、外关	
				兼背痛	天宗、秉风	
漏肩风		通经活络祛风止痛	肩髃、肩髎、肩贞、肩前、阿是穴	肩后部痛	后溪、昆仑	足三里、气海用补法,其余用泻法;先刺远端穴,再刺肩部穴位;可用三棱针于阿是穴点刺出血,加拔火罐
				肩前部痛	合谷、条口	
				肩外侧痛	外关、阳陵泉	
				外邪侵袭	合谷、风池	
				气滞血瘀	内关、合谷	
				气血虚弱	足三里、气海	
不寐		调理跷脉安神利眠	印堂、四神聪、安眠、神门、照海、申脉	肝火扰心	行间、侠溪	神门、印堂、四神聪平补平泻,照海用补法,申脉用泻法;配穴按虚补实泻法;可配合自项至腰部足太阳经背部侧线走罐
				痰热内扰	丰隆、内庭	
				心脾两虚	心俞、脾俞	
				心肾不交	心俞、肾俞	
				心胆气虚	心俞、胆俞	
				脾胃不和	公孙、足三里	
多寐		养心醒神	百会、四神聪、神门、内关、三阴交	湿邪困脾	阴陵泉、公孙	虚补实泻法
				脾气不足	足三里、脾俞、胃俞	
				阳气虚衰	肾俞、太溪、关元、气海	
抑郁		疏肝解郁	水沟、百会、内关、神门、太冲	肝气郁结	膻中、期门	水沟用雀啄法,神门平补平泻,百会、内关、太冲用泻法;配穴按虚补实泻法
				气郁化火	行间、侠溪	
				痰气郁结	丰隆、廉泉	
				心神惑乱	通里、心俞	
				心脾两虚	心俞、脾俞	
				肝肾亏虚	肝俞、肾俞	
				咽部异物感	天突、照海	
痴呆		调神益智补肾通络	印堂、百会、四神聪、神庭、风池、足三里、太溪、悬钟	肝肾不足	肝俞、肾俞	足三里、太溪、悬钟用补法,余穴平补平泻;配穴按虚补实泻法
				痰浊上扰	丰隆、中脘	
				瘀血阻络	内关、膈俞	
咳嗽	新咳	疏风解表宣肺止咳	天突、中府、肺俞、列缺、合谷	风寒	风池、风门	天突直刺0.2寸,后针尖转向下,紧靠胸骨后方刺入1~1.5寸,小幅提插,得针感后即出针;余以泻法
				风热	大椎、曲池	
				兼咽喉痛	少商放血	

续表

症状		治法	主穴	配穴		操作
咳嗽	久咳	肃肺理气止咳化痰	天突、肺俞、太渊、三阴交	痰湿侵肺	阴陵泉、丰隆	天突同上法;余主穴平补平泻,或加灸法;配穴按虚补实泻法
				肝火灼肺	行间、鱼际	
				肺阴亏虚	膏肓、太溪	
				兼咯血	孔最	
哮喘		止哮平喘	肺俞、中府、天突、膻中、孔最、定喘	风寒	风门、风池	定喘刺络拔罐;余穴用泻法
				风热	大椎、曲池	
				痰热	曲池、丰隆	
				肺气虚	气海、膏肓、太渊	定喘同上法,余穴用补法,可酌用灸法或拔火罐
				肾气虚	肾俞、太溪、阴谷、关元	
心悸		调理心气安神定悸	厥阴俞、膻中、内关、郄门、神门	心胆虚怯	心俞、胆俞	平补平泻
				心脾两虚	心俞、脾俞	
				阴虚火旺	肾俞、太溪	
				水气凌心	三焦俞、水分	
				心脉瘀阻	心俞、膈俞	
呕吐		和胃降逆理气止呕	中脘、胃俞、内关、足三里	寒邪客胃	上脘、公孙	足三里平补平泻,内关、中脘用泻法;配穴按虚补实泻法
				热邪内蕴	合谷、金津、玉液	
				积食不消	梁门、天枢	
				痰饮停蓄	膻中、丰隆	
				肝气犯胃	肝俞、太冲	
				脾胃虚寒	脾俞、神阙	
呃逆		理气和胃降气平呃	天突、膻中、中脘、膈俞、内关、足三里	胃寒积滞	胃俞、建里	平补平泻;诸穴可加用艾条灸或隔姜灸;中脘、胃俞、内关、足三里可用温和灸,并可加拔火罐
				胃阴不足	胃俞、三阴交	
				脾胃阳虚	脾俞、胃俞	
				胃火冲逆	胃俞、内庭	常规刺法
				肝气郁滞	期门、太冲	常规刺法,可配合麝香粉0.5g于神阙或吴茱萸粉10g于涌泉穴位敷贴
胃痛		和胃止痛	中脘、内关、足三里	寒邪犯胃	胃俞、神阙	足三里平补平泻,疼痛发作时,持续强刺激1~3分钟;内关、中脘用泻法;寒象明显者配合灸法
				饮食停滞	梁门、天枢	
				肝气犯胃	胃俞、太冲	
				气滞血瘀	膻中、膈俞	

症状		治法	主穴	配穴		操作
胃痛		和胃止痛	中脘、内关、足三里	脾胃虚寒	神阙、气海、脾俞	
				胃阴不足	胃俞、三阴交、太溪	
腹痛		通腑调气	下脘、关元、天枢、足三里、太冲	寒邪内积	神阙、公孙	按虚补实泻法;寒象明显者配合灸法;腹痛发作时,足三里持续强刺激 1~3 分钟
				湿热壅滞	阴陵泉、内庭	
				气滞血瘀	膻中、血海	
				脾阳不振	脾俞、肾俞	
胁痛		疏肝理气通络止痛	期门、支沟、阳陵泉、足三里	肝气郁结	内关、太冲	按虚补实泻法;针期门用 1~1.5 寸毫针平刺或斜刺 0.5~0.8 寸
				气滞血瘀	膈俞、太冲	
				肝胆湿热	丰隆、侠溪	
				肝阴不足	肝俞、三阴交	
腹泻	急性	除湿导滞通调腑气	天枢、水分、上巨虚、阴陵泉	寒湿	神阙	泻法;神阙用隔姜灸法
				湿热	内庭	
				食滞	中脘	
	慢性	健脾温肾固本止泻	神阙、天枢、足三里、公孙	脾虚	脾俞、太白	神阙用灸法,天枢平补平泻,足三里、公孙用补法;配穴虚补实泻
				肝郁	肝俞、太冲	
				肾虚	肾俞、命门	
便秘		调理胃肠行滞通便	大肠俞、天枢、归来、支沟、上巨虚	热邪壅盛	合谷、内庭	主穴泻法;配穴按虚补实泻法;神阙、关元用灸法
				气机郁滞	中脘、太冲	
				气虚	脾俞、气海	
				血虚	足三里、血海	
				阳虚	神阙、关元	
癃闭		行气启闭	关元、三阴交、阴陵泉、膀胱俞、秩边	湿热下注	中极、行间	秩边用芒针深刺 2.5~3 寸,以针感向会阴部放射为度;余穴虚补实泻
				肝郁气滞	太冲、支沟	
				瘀血阻滞	血海、膈俞	
				中气不足	气海、足三里	
				肾气亏虚	肾俞、太溪	
阳痿		补益肾气	关元、肾俞、三阴交	肾阳不足	命门、腰阳关	主针用毫针补法,可用灸;配穴按虚补实泻法;针刺关元时针尖略向下斜刺,使针感向前阴放散
				肾阴亏虚	膏肓、太溪	
				心脾两虚	心俞、脾俞、足三里	
				惊恐伤肾	志室、胆俞	
				湿热下注	中极、阴陵泉	
				气滞血瘀	膈俞、血海、太冲	
				兼失眠、多梦	内关、神门、心俞	
				兼食欲不振	中脘、足三里	
				兼腰膝酸软	志室、阳陵泉	

症状	治法	主穴	配穴		操作
遗精	益肾固摄	关元、志室、三阴交	心肾不交	心俞、肾俞、神门	主穴补法;配穴按虚补实泻法
			湿热下注	中极、阴陵泉	
			肾精亏损	肾俞、太溪	
			兼头昏	百会、风池	
			兼自汗	阴郄、足三里	

表 1-5　妇儿科常见病证的治疗取穴

症状	治法	主穴	配穴		操作
月经先期	清热和血益气调经	关元、气海、血海、三阴交	实热	曲池、行间	关元、三阴交平补平泻,气海用补法,血海用泻法;气虚者加灸或温针灸
			虚热	太溪	
			气虚	脾俞、足三里	
月经后期	温经散寒和血调经	气海、归来、血海、三阴交	实寒	神阙、子宫	气海、三阴交用补法,归来用泻法;配穴按虚补实泻法;可加灸或温针灸
			虚寒	命门、腰阳关	
月经前后无定期	疏肝益肾调理冲任	关元、肝俞、三阴交、交信	肝郁	期门、太冲	肝俞用泻法,其余主穴用补法;配穴按虚补实泻法
			肾虚	肾俞、太溪	
痛经	调经止痛	血海、足三里、三阴交、百会、太冲	寒凝胞宫	归来、地机	按虚补实泻法,可加用灸法
			气滞血瘀	中极、肝俞	
			气血亏虚	脾俞、胃俞、气海	
			肝肾不足	肝俞、肾俞	
崩漏	调理冲任	关元、三阴交、隐白	血热	中极、血海	按虚补实泻法
			湿热	中极、阴陵泉	
			气郁	膻中、太冲	
			血瘀	膈俞、血海	
			脾气虚	脾俞、足三里、气海	
			肾阳虚	肾俞、命门	
			肾阴虚	肾俞、太溪	
缺乳	调理气血疏经通络	乳根、膻中、少泽	气血不足	脾俞、胃俞	少泽点刺出血,其余主穴平补平泻;配穴虚补实泻
			肝气郁结	肝俞、太冲	
小儿遗尿	健脾益气温肾固摄	关元、中极、膀胱俞、三阴交	肾阳虚	肾俞、命门	毫针补法,配合灸法
			脾肺气虚	脾俞、肺俞、足三里	
小儿急惊风	开窍醒神息风镇惊	水沟、印堂、合谷、太冲	外感惊风	风池、外关、曲池	毫针泻法;大椎、十宣点刺出血
			痰热惊风	大椎、丰隆、十宣	
			惊恐惊风	神门、四神聪	

症状	治法	主穴	配穴		操作
小儿五迟五软	健脑益聪	百会、四神聪、悬钟、足三里、合谷	肝肾不足	肝俞、肾俞	毫针补法,或平补平泻;配合穴位推拿疗法
			心脾两虚	心俞、脾俞	
			痰瘀阻络	膈俞、血海、丰隆	
小儿积滞	消食化积理气行滞	足三里、中脘、梁门	乳汁内积	内庭、天枢	泻法为主,兼以补法;可配合捏脊法等推拿疗法
			积滞化热	曲池、大椎	
			脾虚夹积	四缝、脾俞、胃俞、气海	补法为主,兼以泻法;可配合捏脊法等推拿疗法

表 1-6　皮肤科、外科常见病证的治疗取穴

症状	治法	主穴	配穴		操作
风疹	疏风和营	膈俞、曲池、合谷、血海、委中	风邪外袭	外关、风池	主穴毫针泻法,配穴按虚补实泻法;可配合神阙拔罐
			胃肠积热	内庭、天枢	
			湿邪为患	阴陵泉、三阴交	
			血虚风燥	足三里、三阴交	
蛇串疮	泻火解毒清热利湿	局部阿是穴,夹脊	肝经郁火	行间、侠溪	毫针泻法;局部阿是穴用围针法,或用三棱针点刺患处,拔罐出血
			脾经湿热	阴陵泉、内庭	
丹毒	清热解毒凉血祛瘀	大椎、曲池、合谷、委中、阿是穴	发于头面	百会、头维、太阳	诸针泻法,可配合三棱针于患处阿是穴散刺出血、拔罐
			发于下肢	血海、阴陵泉、内庭	
			热毒甚者	十宣或十二井穴	
乳痈	疏肝和胃清热散结	肩井、膻中、乳根、期门、内关、少泽、内庭	肝郁甚者	太冲	诸针泻法;少泽、厉兑、大敦点刺出血
			胃热甚者	内庭	
			火毒甚者	厉兑、大敦	
脱肛	升提固脱	百会、大肠俞、长强、承山	中气下陷	脾俞、气海、足三里	百会用补法或灸法;余主穴平补平泻;配穴按虚补实泻法
			肺气不足	肺俞、气海	
			肾气不足	肾俞、三阴交	
			湿热下注	阴陵泉、飞扬	
痔疮	清热利湿化瘀止血	次髎、长强、承山、二白	湿热下注	中极、阴陵泉	按虚补实泻法
			脾虚下陷	脾俞、百会	
斑秃	养血祛风活血化瘀	阿是穴、百会、风池、肝俞、肾俞、膈俞	血虚风燥	足三里、血海	肝俞、肾俞用补法;余按虚补实泻法;阿是穴用梅花针叩刺或用艾条灸
			肝肾不足	三阴交、太溪、关元	
			气滞血瘀	太冲、血海、内关	

表 1-7 五官科常见病证的治疗取穴

症状		治法	主穴	配穴		操作
目赤肿痛		清泻风热消肿定痛	睛明、太阳、风池、合谷、太冲	风热外袭	少商、上星	毫针泻法;少商、上星、太阳点刺出血
				肝胆火盛	行间、侠溪	
近视		通络活血养肝明目	承泣、睛明、风池、翳明、养老、光明	肝肾不足	肝俞、肾俞	毫针补法,或平补平泻
				心脾两虚	心俞、脾俞、足三里	
耳鸣耳聋	暴病	疏通耳窍	听宫、听会、翳风、中渚、侠溪	肝胆火盛	太冲、丘墟	毫针泻法
				外感风邪	外关、合谷	
	久病	益肾养窍	耳门、听宫、太溪、照海	肾气不足	肾俞、气海	毫针补法
				肝肾亏虚	肝俞、肾俞	
鼻流涕		清热宣肺通利鼻窍	迎香、印堂、列缺、合谷	风热外感	尺泽、少商	毫针泻法;少商点刺出血
				湿热阻窍	曲池、阴陵泉	
牙痛		祛风泻火通络止痛	颊车、下关、合谷	风火牙痛	外关、风池	主穴泻法;循经远取可左右交叉取穴;太溪补法,余穴泻法
				胃火牙痛	内庭、二间	
				阴虚牙痛	太溪、行间	
咽痛		清热利咽消肿止痛	廉泉、尺泽、少商、关冲、内庭	外感风热	风池、外关	毫针泻法
				肺胃湿热	厉兑、鱼际	

第二章

常·用·中·医·护·理·技·术

刮痧技术

刮痧是在中医经络腧穴理论指导下,应用边缘钝滑的器具,如牛角类、砭石类等刮板或匙,蘸上刮痧油、水或润滑剂等介质,在体表一定部位反复刮动,使局部出现痧斑,通过其疏通腠理、驱邪外出,疏通经络、通调营卫、和谐脏腑功能,达到防治疾病的一种中医外治技术。

一、适用范围

适用于外感性疾病所致的不适,如高热头痛、恶心呕吐、腹痛腹泻等;各类骨关节病引起的疼痛,如腰腿痛、肩关节疼痛等。

二、评估

1. 病室环境,室温适宜。
2. 主要症状、既往史,是否有出血性疾病、妊娠或月经期。
3. 体质及对疼痛的耐受程度。
4. 刮痧部位皮肤情况。

三、告知

1. 刮痧的作用、简单的操作方法及局部感觉。
2. 刮痧部位的皮肤有轻微疼痛、灼热感,刮痧过程中如有不适,及时告知护士。
3. 刮痧部位出现红紫色痧点或瘀斑,为正常表现,数日可消除。
4. 刮痧结束后最好饮用1杯温水,不宜即刻食用生冷食物,出痧后30分钟内不宜洗冷水澡。
5. 冬季应避免感受风寒;夏季避免风扇、空调直吹刮痧部位。

四、用物准备

治疗盘、刮痧板(牛角类、砭石类等刮痧类板或匙)、介质(刮痧油、清水、润肤乳等)、毛巾、卷纸,必要时备浴巾、屏风等物。

五、基本操作方法

1. 核对医嘱,评估患者,遵照医嘱确定刮痧部位,排空二便,做好解释。

2. 检查刮具边缘有无缺损。备齐用物,携至床旁。

3. 协助患者取合理体位,暴露刮痧部位,注意保护隐私及保暖。

4. 用刮痧板蘸取适量介质涂抹于刮痧部位。

5. 单手握板,将刮痧板放置掌心,用拇指和食指、中指夹住刮痧板,无名指小指紧贴刮痧板边角,从三个角度固定刮痧板。刮痧时利用指力和腕力调整刮痧板角度,使刮痧板与皮肤之间夹角约为45°,以肘关节为轴心,前臂做有规律的移动。

6. 刮痧顺序一般为先头面后手足,先腰背后胸腹,先上肢后下肢,先内侧后外侧。操作时逐步按顺序刮痧。

7. 刮痧时用力要均匀,由轻到重,以患者能耐受为度,单一方向,不要来回刮。一般刮至皮肤出现红紫为度,或出现粟粒状、丘疹样斑点,或条索状斑块等形态变化,并伴有局部热感或轻微疼痛。对一些不易出痧或出痧较小的患者,不可强求出痧。

8. 观察病情及局部皮肤颜色变化,询问患者有无不适,调节手法力度。

9. 每个部位一般刮 20~30 次,局部刮痧一般 5~10 分钟。

10. 刮痧完毕,清洁局部皮肤,协助患者穿衣,安置舒适体位,整理床单位。

六、注意事项

1. 操作前应了解病情,特别注意有下列疾病者不宜进行刮痧,如严重心血管疾病、肝肾功能不全、出血倾向疾病、感染性疾病、极度虚弱、皮肤疖肿包块、皮肤过敏者。

2. 空腹及饱食后不宜进行刮痧。

3. 急性扭挫伤、皮肤出现肿胀破溃者不宜进行刮痧。

4. 刮痧不配合者,如醉酒、精神分裂症、抽搐者不宜进行刮痧。

5. 孕妇的腹部、腰骶部不宜进行刮痧。

6. 刮痧过程中若出现头晕、目眩、心慌、出冷汗、面色苍白、恶心欲吐,甚至神昏扑倒等晕刮现象,应立即停止刮痧,取平卧位,立刻通知医师,配合处理。

常用刮痧手法

1. 轻刮法　刮痧板接触皮肤下压刮拭的力量小,被刮者无疼痛及其他不适感。轻刮后皮肤仅出现微红,无瘀斑。本法宜用于老年体弱者、疼痛敏感部位及虚证的患者。

2. 重刮法　刮痧板接触皮肤下压刮拭的力量较大,以患者能承受为度。本法宜用于腰背部脊柱两侧、下肢软组织较丰富处、青壮年体质较强及实证、热证、痛症患者。

3. 快刮法　刮拭的频率在每分钟 30 次以上。此法宜用于体质强壮者,主要用于刮拭背部、四肢,以及辨证属于急性、外感病证的患者。

4. 慢刮法　刮拭的频率在每分钟 30 次以内。本法主要用于刮拭头面部、胸部、下肢内侧等部位,以及辨证属于内科、体虚的慢性病患者。

5. 直线刮法　又称直板刮法。用刮痧板在人体体表进行有一定长度的直线刮拭。本法宜用于身体比较平坦的部位,如背部、胸腹部、四肢部位。

6. 弧线刮法　刮拭方向呈弧线形,刮拭后体表出现弧线形的痧痕,操作时刮痧方向多循肌肉走行或根据骨骼结构特点而定。本法宜用于胸背部肋间隙、肩关节和膝关节周围等部位。

7. 摩擦法　将刮痧板与皮肤直接紧贴,或隔衣布进行有规律的旋转移动,或直线式往返移动,使皮肤产生热感。此法适宜用于麻木、发亮或绵绵隐痛的部位,如肩胛内侧、腰部和腹部;也可用于刮痧前,使患者放松。

8. 梳刮法　使用刮痧板或刮痧梳从前额发际处,即双侧太阳穴处向后发际处做有规律的单向刮拭,如梳头状。此法适宜用于头痛、头晕、疲劳、失眠和精神紧张等病证。

9. 点压法(点穴法)　用刮痧板的边角直接点压穴位,力量逐渐加重,以患者能承受为度,保持数秒后快速抬起,重复操作 5~10 次。此法适宜用于肌肉丰满处的穴位,或刮痧力量不能深达,或不宜直接刮拭的骨关节凹陷部位,如环跳、委中、犊鼻、水沟和背部脊柱棘突之间等。

10. 按揉法　刮痧板在穴位处做点压按揉,点压后做往返或顺逆旋转。操作时刮痧板应紧贴皮肤不滑动,每分钟按揉 50~100 次。此法适宜用于太阳、曲池、足三里、内关、太冲、涌泉、三阴交等穴位。

11. 角刮法　使用角形刮痧板或让刮痧板的棱角接触皮肤,与体表成 45° 角,自上而下或由里向外刮拭。此法适宜用于四肢关节、脊柱两侧、骨骼之间和肩关节周围,如风池、内关、合谷、中府等穴位。

12. 边刮法　用刮痧板的长条棱边进行刮拭。此法适宜用于面积较大部位,如腹部、背部和下肢等。

刮痧操作流程图

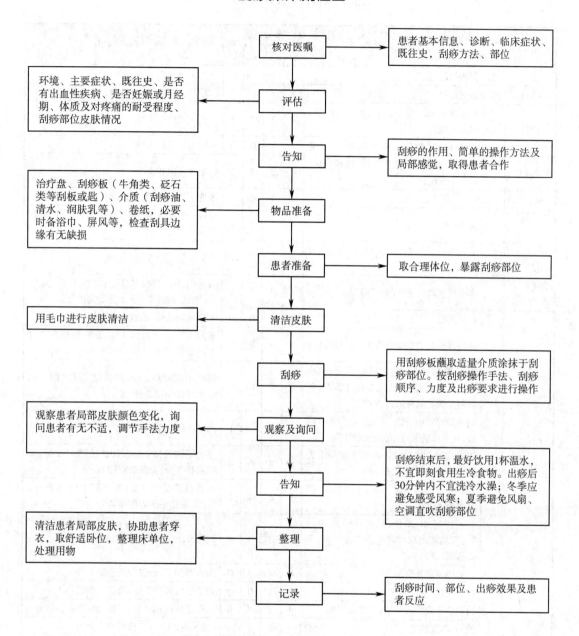

患者基本信息、诊断、临床症状、既往史，刮痧方法、部位

核对医嘱

环境、主要症状、既往史、是否有出血性疾病、是否妊娠或月经期、体质及对疼痛的耐受程度、刮痧部位皮肤情况

评估

刮痧的作用、简单的操作方法及局部感觉，取得患者合作

告知

治疗盘、刮痧板（牛角类、砭石类等刮板或匙）、介质（刮痧油、清水、润肤乳等）、卷纸，必要时备浴巾、屏风等，检查刮具边缘有无缺损

物品准备

取合理体位，暴露刮痧部位

患者准备

用毛巾进行皮肤清洁

清洁皮肤

用刮痧板蘸取适量介质涂抹于刮痧部位。按刮痧操作手法、刮痧顺序、力度及出痧要求进行操作

刮痧

观察患者局部皮肤颜色变化，询问患者有无不适，调节手法力度

观察及询问

刮痧结束后，最好饮用1杯温水，不宜即刻食用生冷食物。出痧后30分钟内不宜洗冷水澡；冬季应避免感受风寒；夏季避免风扇、空调直吹刮痧部位

告知

清洁患者局部皮肤，协助患者穿衣，取舒适卧位，整理床单位，处理用物

整理

刮痧时间、部位、出痧效果及患者反应

记录

刮痧操作考核评分标准

项目	分值	技术操作要求	评分等级				评分说明
			A	B	C	D	
仪表	2	仪表端庄、戴表	2	1	0	0	一项未完成扣1分
核对	2	核对医嘱	2	1	0	0	未核对扣2分；内容不全面扣1分
评估	6	临床症状、既往史、是否有出血性疾病、是否妊娠或月经期	4	3	2	1	一项未完成扣1分
		刮痧部位皮肤情况、对疼痛的耐受程度	2	1	0	0	一项未完成扣1分
告知	4	解释作用、简单的操作方法、局部感受，取得患者配合	4	3	2	1	一项未完成扣1分
用物准备	6	洗手，戴口罩	2	1	0	0	未洗手扣1分；未戴口罩扣1分
		备齐并检查用物	4	3	2	1	少备一项扣1分；未检查一项扣1分，最高扣4分
环境与患者准备	8	病室整洁、保护隐私、注意保暖、避免对流风	4	3	2	1	一项未完成扣1分
		协助患者取舒适体位，暴露刮痧部位	4	3	2	1	未进行体位摆放扣2分；体位不舒适扣1分；未充分暴露刮痧部位皮肤扣2分
操作过程	50	核对医嘱	2	1	0	0	未核对扣2分；内容不全面扣1分
		刮痧板蘸取适量介质涂抹于刮痧部位	6	4	2	0	未蘸取刮痧介质扣4分；介质量过多或过少扣2分；部位不准确扣2分
		拇指、食指和中指夹住刮板，无名指、小指紧贴刮板边角，从三个角度固定，刮板与皮肤之间夹角约为45°	4	2	0	0	握板不正确扣2分；刮板与皮肤之间夹角过大或过小扣2分
		刮痧顺序：先头面后手足，先腰背后胸腹，先上肢后下肢，先内侧后外侧	4	3	2	1	刮痧顺序一项不正确扣1分
		用力均匀，由轻到重，以患者能耐受为度，单一方向，不要来回刮	10	8	6	4	用力不均匀扣2分；未由轻到重扣2分；来回刮扣2分；皮肤受损扣10分
		观察皮肤出痧情况，询问患者感受，调节手法力度	8	6	4	2	未观察皮肤扣2分；未询问患者感受扣2分；未调整手法力度扣4分
		每部位刮20~30次，局部刮痧5~10分钟，至局部出现红紫色痧点或瘀斑，不可强求出痧	4	2	0	0	刮痧方法一项不正确扣2分
		告知相关注意事项	4	2	0	0	未告知扣4分；告知不全扣2分
		清洁皮肤	2	1	0	0	未清洁皮肤扣2分；清洁不彻底扣1分
		协助患者取舒适体位，整理床单位	4	2	0	0	未安置体位扣2分；未整理床单位扣2分
		洗手、再次核对	2	1	0	0	未洗手扣1分；未核对扣1分
操作后处置	6	用物按《医疗机构消毒技术规范》处理	2	1	0	0	处置方法不正确扣1分/项，最高扣2分
		洗手	2	0	0	0	未洗手扣2分
		记录	2	1	0	0	未记录扣2分；记录不完全扣1分
评价	6	流程合理、技术熟练、局部皮肤无损伤、询问患者感受	6	4	2	0	一项不合格扣2分，最高扣6分
理论提问	10	刮痧的禁忌证	5	3	0	0	回答不全面扣2分/题；未答出扣5分/题
		刮痧的注意事项	5	3	0	0	
得分							

主考老师签名：		考核日期：　　　年　　月　　日

拔 罐 技 术

拔罐是以罐为工具,利用燃烧、抽吸、蒸汽等方法形成罐内负压,使罐吸附于腧穴或相应体表部位,使局部皮肤充血或瘀血,达到温通经络、祛风散寒、消肿止痛、吸毒排脓等功效,以防治疾病的一种中医外治技术。本技术包括留罐法、闪罐法及走罐法。

一、适用范围

适用于头痛、腰背痛、颈肩痛、失眠及风寒型感冒所致咳嗽等;疮疡、毒蛇咬伤的急救排毒等。

二、评估

1. 病室环境及温度。

2. 主要症状、既往史、凝血机制、是否妊娠或月经期。

3. 患者体质及对疼痛的耐受程度。

4. 拔罐部位的皮肤情况。

5. 对拔罐操作的接受程度。

三、告知

1. 拔罐的作用、操作方法,留罐时间一般为 10~15 分钟。应考虑个体差异,儿童酌情递减。

2. 由于罐内空气负压吸引的作用,局部皮肤会出现与罐口相当大小的紫红色瘀斑,此为正常表现,数日方可消除。治疗当中如果出现不适,及时通知护士。

3. 拔罐过程中如出现小水疱不必处理,可自行吸收。如水疱较大,护士会做相应处理。

4. 拔罐后可饮 1 杯温开水,夏季拔罐部位忌风扇或空调直吹。

四、物品准备

治疗盘、罐数个(包括玻璃罐、陶罐、竹罐、抽气罐等)、润滑剂、止血钳、95% 酒精棉球、打火机、广口瓶、清洁纱布或自备毛巾,必要时备屏风、毛毯。

五、基本操作方法(以玻璃罐为例)

1. 核对医嘱,根据拔罐部位选择火罐的大小及数量,检查罐口周围是否光滑,有无缺损裂痕。排空二便,做好解释。

2. 备齐用物,携至床旁。

3. 协助患者取合理、舒适体位。

4. 充分暴露拔罐部位,注意保护隐私及保暖。

5. 以玻璃罐为例,使用闪火法、投火法或贴棉法将罐体吸附在选定部位上。

6. 观察罐体吸附情况和皮肤颜色,询问有无不适感。

7. 起罐时,左手轻按罐具,向左倾斜,右手食指或拇指按住罐口右侧皮肤,使罐口与皮肤之间形成空隙,待空气进入罐内,顺势将罐取下。不可硬行上提或旋转提拔。

8. 操作完毕,协助患者整理衣着,安置舒适体位,整理床单位。

9. 常用拔罐手法

(1)闪罐:以闪火法或抽气法使罐吸附于皮肤后,立即拔起,反复吸拔多次,直至皮肤潮红发热的拔罐方法。以皮肤潮红、充血或瘀血为度。适用于感冒、皮肤麻木、面部病症、中风后遗症或虚弱病症。

(2)走罐:又称推罐,先在罐口或吸拔部位上涂一层润滑剂,将罐吸拔于皮肤上,再以手握住罐底,稍倾斜罐体,前后推拉,或做环形旋转运动,如此反复数次,至皮肤潮红、深红或起痧点为止。适用于急性热病或深部组织气血瘀滞之疼痛、外感风寒、神经痛、风湿痹痛及较大范围疼痛等。

(3)留罐:又称坐罐,即火罐吸拔在应拔部位后留置10~15分钟。适用于临床大部分病症。

(4)其他拔罐方法

1)煮罐法:一般使用竹罐,将竹罐倒置在沸水或药液中,煮沸1~2分钟,用镊子夹住罐底,提出后用毛巾吸去表面水分,趁热按在皮肤上半分钟左右,令其吸牢。

2)抽气罐法:用抽气罐置于选定部位上,抽出空气,使其产生负压而吸于体表。

六、注意事项

1. 凝血机制障碍、呼吸衰竭、重度心脏病、严重消瘦患者,孕妇的腹部、腰骶部,以及严重水肿等,不宜拔罐。

2. 拔罐时要选择适当体位和肌肉丰满的部位。骨骼凹凸不平及毛发较多的部位均不适宜。

3. 面部、儿童、年老体弱者,拔罐的吸附力不宜过大。

4. 拔罐时要根据不同部位选择大小适宜的罐,检查罐口周围是否光滑,罐体有无裂痕。

5. 拔罐和留罐中要注意观察患者的反应,患者如有不适感,应立即起罐;严重者可让患者平卧,保暖并饮热水或糖水,还可揉内关、合谷、太阳、足三里等穴。

6. 起罐后,皮肤会出现与罐口相当大小的紫红色瘀斑,为正常表现,数日方可消除;如出现小水疱,不必处理,可自行吸收;如水疱较大,消毒局部皮肤后,用注射器吸出液体,覆盖消毒敷料。

7. 嘱患者保持体位相对固定;保证罐口光滑无破损;操作中防止点燃后乙醇下滴烫伤皮肤;点燃酒精棉球后,切勿较长时间停留于罐口及罐内,以免将火罐烧热烫伤皮肤。拔罐过程中注意防火。

8. 闪罐时,操作手法应纯熟,动作轻、快、准;至少选择3个口径相同的火罐轮换使用,以免罐口烧热烫伤皮肤。

9. 走罐时,选用口径较大、罐壁较厚且光滑的玻璃罐;施术部位应面积宽大、肌肉丰厚,如胸背、腰部、腹部、大腿等。

10. 留罐时,儿童拔罐力量不宜过大,时间不宜过长;在肌肉薄弱处或吸拔力较强时,则留罐时间不宜过长。

拔罐操作流程图

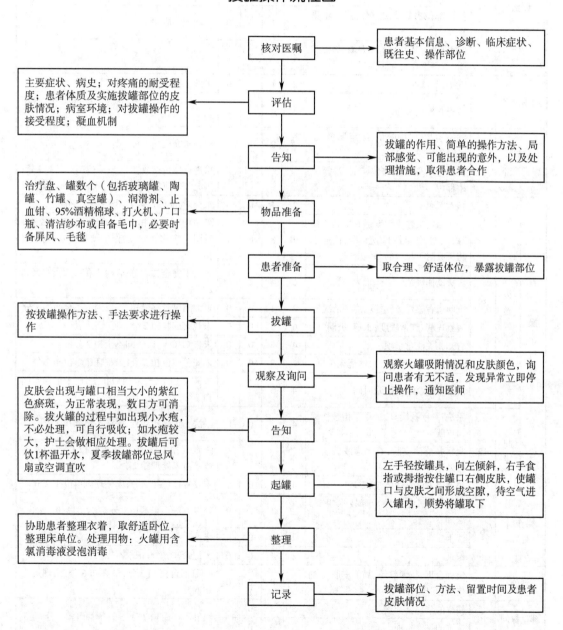

拔罐操作考核评分标准

项目	分值	技术操作要求	评分等级 A	B	C	D	评分说明
仪表	2	仪表端庄、戴表	2	1	0	0	一项未完成扣1分
核对	2	核对医嘱	2	1	0	0	未核对扣2分;内容不全面扣1分
评估	6	临床症状、既往史、凝血机制、是否妊娠或月经期	4	3	2	1	一项未完成扣1分
		拔罐部位皮肤情况、对疼痛的耐受程度	2	1	0	0	一项未完成扣1分
告知	4	解释作用、简单的操作方法、局部感受,取得患者配合	4	3	2	1	一项未完成扣1分
用物准备	7	洗手,戴口罩	2	1	0	0	未洗手扣1分;未戴口罩扣1分
		备齐并检查用物	5	4	3	2	少备一项扣1分;未检查一项扣1分,最高扣5分
环境与患者准备	7	病室整洁、保护隐私、注意保暖、避免对流风	3	2	1	0	一项未完成扣1分,最高扣3分
		协助患者取舒适体位,充分暴露拔罐部位	4	3	2	1	未进行体位摆放扣2分;体位不舒适1分;未充分暴露拔罐部位扣1分
操作过程	拔罐 38	核对医嘱	2	1	0	0	未核对扣2分;内容不全面扣1分
		用止血钳夹住干湿度适宜的酒精棉球,点燃,勿烧罐口,稳、准、快速地将罐吸附于相应的部位上	10	8	6	4	酒精棉球过湿扣2分;部位不准确扣2分;吸附不牢扣2分;动作生硬扣2分;烧罐口扣2分
		灭火动作规范	6	4	2	0	灭火不完全扣4分;未放入相应灭火容器扣2分
		询问患者感受:舒适度、疼痛情况	2	1	0	0	未询问患者感受扣2分;内容不全面扣1分
		观察皮肤:红紫程度、水疱、破溃	6	2	0	0	未观察皮肤扣2分/项
		告知相关注意事项	4	2	0	0	未告知扣4分;告知不全扣2分
		协助患者取舒适体位,整理床单位	4	2	0	0	未安置体位扣2分;未整理床单位扣2分
		洗手,再次核对,记录时间	4	3	2	1	未洗手扣1分;未核对扣1分;未记录时间扣2分
	起罐 12	手法:一手扶罐具,一手手指按住罐口皮肤	4	2	0	0	手法不正确扣4分;手法不熟练扣2分
		观察并清洁皮肤,有水疱或破溃及时处理	4	3	2	1	未观察扣1分;未清洁皮肤扣1分;有水疱或破溃未处理扣2分
		协助患者取舒适体位,整理床单位	4	2	0	0	未安置体位扣2分;未整理床单位扣2分
操作后处置	6	用物按《医疗机构消毒技术规范》处理	2	1	0	0	处置方法不正确扣1分/项,最高扣2分
		洗手	2	0	0	0	未洗手扣2分
		记录	2	1	0	0	未记录扣2分;记录不完全扣1分
评价	6	流程合理、技术熟练、局部皮肤无损伤、询问患者感受	6	4	2	0	一项不合格扣2分,最高扣6分;出现烫伤扣6分
理论提问	10	拔罐的禁忌证	5	3	0	0	回答不全面扣2分/题;未答出扣5分/题
		拔罐的注意事项	5	3	0	0	
得分							

主考老师签名: 　　　　　　考核日期: 　　年　　月　　日

麦粒灸技术

麦粒灸是将艾绒搓成如麦粒样大小,直接置于穴位上施灸,通过其温经散寒、扶助阳气、消瘀散结作用,达到防治疾病、改善症状的一种操作方法,属于艾灸技术范畴。

一、适用范围

适用于治疗各种慢性虚寒性疾病引起的症状,如肺痨所致的咳嗽、咯血,慢性腹泻所致的排便次数增多、便质稀薄,脾胃虚弱所致的纳差、呕吐,尪痹所致的晨僵、小关节疼痛等症状。

二、评估

1. 病室环境及温度。
2. 主要症状、既往史及是否妊娠。
3. 有无出血病史或出血倾向、哮喘病史或艾绒过敏史。
4. 对热、气味的耐受程度。
5. 施灸部位皮肤情况。

三、告知

1. 施灸过程中出现头昏、眼花、恶心、颜面苍白、心慌出汗等不适现象,及时告知护士。
2. 施灸过程中不宜随便改变体位,以免烫伤。
3. 治疗过程中局部皮肤可能出现水疱。
4. 灸后注意保暖,饮食宜清淡。

四、物品准备

艾粒、油膏或凡士林、弯盘、消毒棉球、无菌敷料、镊子、胶布、线香、打火机或火柴、小口瓶,必要时备浴巾、一次性垫布、屏风。

五、基本操作方法

1. 核对医嘱,评估患者,做好解释。
2. 备齐用物,携至床旁。
3. 关闭门窗,用隔帘或屏风遮挡。
4. 遵照医嘱确定施灸部位,充分暴露施灸部位。
5. 选择油膏或凡士林涂于施灸部位。
6. 非化脓灸的施灸方法。将艾粒立置于施灸部位,用线香点燃艾粒顶端,使其燃烧。当艾粒燃到剩余 2/5~1/5 左右,即用镊子将艾粒夹去,再进行下一壮操作。灸后将穴位处残留的灰烬和油膏轻轻擦拭干净。

7. 观察患者局部皮肤情况,询问有无不适感。

8. 操作完毕,协助患者着衣,安排舒适体位,整理床单位。

9. 开窗通风,注意保暖,避免对流风。

六、注意事项

1. 心前区、大血管处、乳头、腋窝、肚脐、会阴、孕妇腹部和腰骶部,不宜施灸。

2. 注意皮肤情况,对糖尿病、肢体感觉障碍的患者,需谨慎控制施灸强度,防止烧伤。

3. 施灸后如局部出现小水疱,无须处理,可自行吸收;如水疱较大,可用无菌注射器抽出疱内液体,用无菌纱布覆盖。

麦粒灸操作流程图

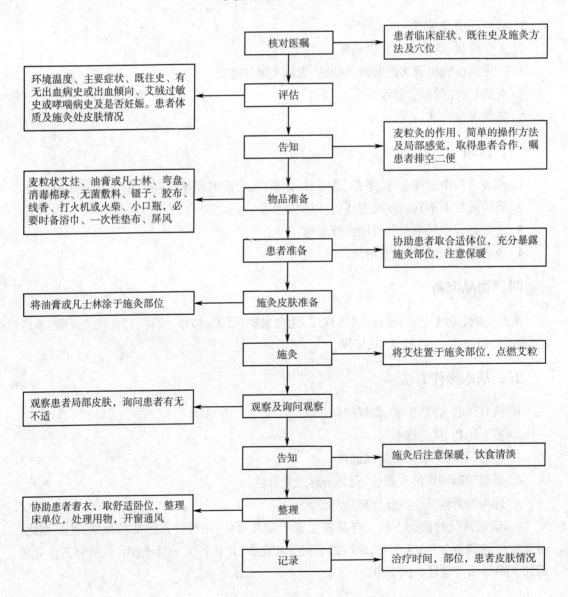

| 核对医嘱 → 患者临床症状、既往史及施灸方法及穴位 |

环境温度、主要症状、既往史、有无出血病史或出血倾向、艾绒过敏史或哮喘病史及是否妊娠。患者体质及施灸处皮肤情况 ← 评估

告知 → 麦粒灸的作用、简单的操作方法及局部感觉,取得患者合作,嘱患者排空二便

麦粒状艾炷、油膏或凡士林、弯盘、消毒棉球、无菌敷料、镊子、胶布、线香、打火机或火柴、小口瓶,必要时备浴巾、一次性垫布、屏风 ← 物品准备

患者准备 → 协助患者取合适体位,充分暴露施灸部位,注意保暖

将油膏或凡士林涂于施灸部位 ← 施灸皮肤准备

施灸 → 将艾炷置于施灸部位,点燃艾粒

观察患者局部皮肤,询问患者有无不适 ← 观察及询问观察

告知 → 施灸后注意保暖,饮食清淡

协助患者着衣,取舒适卧位,整理床单位,处理用物,开窗通风 ← 整理

记录 → 治疗时间,部位,患者皮肤情况

麦粒灸操作考核评分标准

项目	分值	技术操作要求	A	B	C	D	评分说明
			评分等级				
仪表	2	仪表端庄、戴表	2	1	0	0	一项未完成扣1分
核对	2	核对医嘱	2	1	0	0	未核对扣2分;内容不全面扣1分
评估	7	临床症状、既往史、是否妊娠、出血性疾病	4	3	2	1	一项未完成扣1分
		施灸部位皮肤情况,对热、气味耐受程度	3	2	1	0	一项未完成扣1分
告知	3	解释作用、操作方法、局部感受,取得患者配合	3	2	1	0	一项未完成扣1分
用物准备	10	洗手,戴口罩	2	1	0	0	未洗手扣1分;未戴口罩扣1分
		备齐并检查用物	8	6	4	2	少备一项扣2分;未检查一项扣2分,最高扣8分
环境与患者准备	7	病室整洁、光线明亮、避免对流风	2	1	0	0	未进行环境准备扣2分;准备不全扣1分
		协助患者取舒适体位	2	1	0	0	未进行体位摆放扣2分;体位不舒适扣1分
		暴露施灸部位,注意保暖,保护隐私	3	2	1	0	未充分暴露施灸部位扣1分;未保暖扣1分;未保护隐私扣1分
操作过程	47	核对医嘱	2	1	0	0	未核对扣2分;内容不全面扣1分
		确定施灸部位	4	2	0	0	未确定施灸部位扣4分;取穴不准确扣2分
		将油膏或凡士林涂于施灸部位皮肤	6	4	2	0	未涂抹油膏(或凡士林)扣6分;油膏使用种类错误扣2分;涂抹部位不正确扣2分
		用镊子夹住艾粒,置于选好的穴位上;用线香点燃艾粒;艾粒燃到剩余2/5~1/5左右,及时更换艾粒;根据病情及医嘱选择施灸壮数	10	8	4	2	穴位不准扣2分;艾粒放置不牢固扣2分;未使用线香点燃艾粒扣2分;未及时更换艾粒扣2分;施灸壮数不合理扣2分
		询问患者感受	3	0	0	0	未询问患者感受扣3分
		观察施灸部位皮肤	5	0	0	0	未观察皮肤扣5分
		灸毕彻底熄灭艾粒	3	0	0	0	未彻底熄灭艾粒扣3分
		清洁局部皮肤,再次观察皮肤	3	2	1	0	未清洁皮肤扣1分;未观察皮肤扣2分
		告知相关注意事项	4	2	0	0	未告知扣4分;告知不全扣2分
		协助患者着衣,取舒适体位,整理床单位	3	2	1	0	未协助着衣扣1分;体位不舒适扣1分;未整理床单位扣1分
		酌情开窗通风,避免对流风	2	0	0	0	未按要求开窗通风扣2分
		洗手,再次核对	2	1	0	0	未洗手扣1分;未核对扣1分
操作后处置	6	用物按《医疗机构消毒技术规范》处理	2	1	0	0	处置方法不正确扣1分/项,最高扣2分
		洗手	2	0	0	0	未洗手扣2分
		记录	2	1	0	0	未记录扣2分;记录不完全扣1分
评价	6	流程合理、技术熟练、局部皮肤无损伤、询问患者感受	6	4	2	0	一项不合格扣2分,最高扣6分;出现烫伤扣6分
理论提问	10	麦粒灸的禁忌证	5	3	0	0	回答不全面扣2分/题;未答出扣5分/题
		麦粒灸的注意事项	5	3	0	0	
得分							

主考老师签名:　　　　　　　　考核日期:　　　年　　月　　日

隔物灸技术

隔物灸也称间接灸、间隔灸,是利用药物等材料将艾炷和穴位皮肤间隔开,借间隔物的药力和艾炷的特性发挥协同作用,达到治疗虚寒性疾病的一种操作方法,属于艾灸技术范畴。

一、适用范围

1. 隔姜灸 适用于缓解因寒凉所致的呕吐、腹泻、腹痛、肢体麻木酸痛、痿软无力等症状。

2. 隔蒜灸 适用于缓解急性化脓性疾病所致肌肤浅表部位的红、肿、热、痛,如疖、痈等。

3. 隔盐灸 适用于缓解急性虚寒性腹痛、腰酸、吐泻、小便不利等症状。

4. 隔附子饼灸 适用于缓解各种虚寒性疾病所致的腰膝冷痛、指端麻木、下腹疼痛及疮疡久溃不敛等症状。

二、评估

1. 病室环境及温度。

2. 主要症状、既往史及是否妊娠。

3. 有无出血病史或出血倾向、哮喘病史或艾绒过敏史。

4. 对热、气味的耐受程度。

5. 施灸部位皮肤情况。

三、告知

1. 施灸过程中出现头昏、眼花、恶心、颜面苍白、心慌出汗等不适现象,及时告知护士。

2. 施灸后如出现轻微咽喉干燥、大便秘结、失眠等现象,无须特殊处理。

3. 个别患者艾灸后局部皮肤可能出现小水疱,无须处理,可自行吸收。如水疱较大,遵医嘱处理。

4. 灸后注意保暖,饮食宜清淡。

四、物品准备

艾炷、治疗盘、间隔物、打火机、镊子、弯盘(广口瓶)、纱布,必要时准备浴巾、屏风。

五、基本操作方法

1. 核对医嘱,评估患者,排空二便,做好解释。

2. 备齐用物,携至床旁。

3. 协助患者取合理、舒适体位。

4. 遵照医嘱确定施灸部位,充分暴露施灸部位,注意保护隐私及保暖。

5. 在施灸部位放置间隔物点燃艾炷,进行施灸。

6. 常用施灸方法

（1）隔姜灸:将直径约 2~3cm、厚约 0.2~0.3cm 的姜片,在其上用针点刺小孔若干,放在施灸的部位,将艾炷放置在姜片上,从顶端点燃艾炷,待燃尽时接续一个艾炷,一般灸 5~10 壮。

（2）隔蒜灸:用厚约 0.2~0.3cm 的蒜片,在其上用针点刺小孔若干,将艾炷放置在蒜片上,从顶端点燃艾炷,待燃尽时接续一个艾炷,一般灸 5~7 壮。

（3）隔盐灸:用于神阙穴灸。用干燥的食盐填平肚脐,上放艾炷,从顶端点燃艾炷,待燃尽时接续一个艾炷,一般灸 3~9 壮。

（4）隔附子饼灸:用底面直径约 2cm、厚约 0.2~0.5cm 的附子饼,用针刺小孔若干,将艾炷放置在药饼上,从顶端点燃艾炷,待燃尽时接续一个艾炷,一般灸 5~7 壮。

7. 施灸过程中询问患者有无不适。

8. 观察皮肤情况,如有艾灰,用纱布清洁局部皮肤,协助患者着衣,取舒适卧位。

9. 开窗通风,注意保暖,避免对流风。

六、注意事项

1. 大血管处、孕妇腹部和腰骶部、有出血倾向者不宜施灸。

2. 一般情况下,施灸顺序自上而下,先头身,后四肢。

3. 防止艾灰脱落烧伤皮肤或衣物。

4. 注意皮肤情况,对糖尿病、肢体感觉障碍的患者,需谨慎控制施灸强度,防止烧伤。

5. 施灸后,局部出现小水疱,无须处理,可自行吸收。如水疱较大,用无菌注射器抽出疱液,并以无菌纱布覆盖。

隔物灸操作流程图

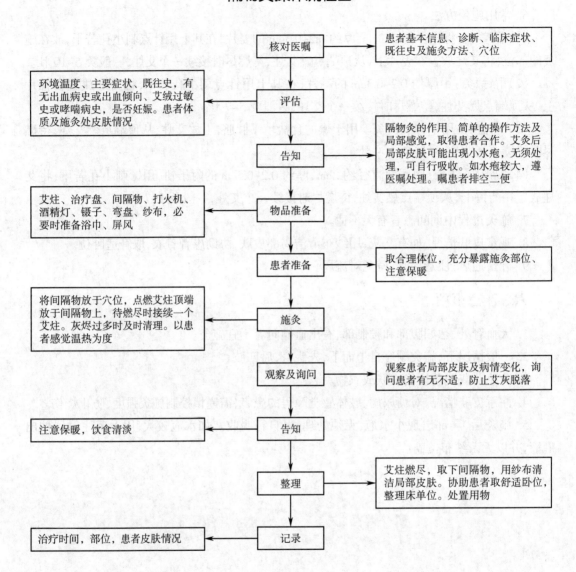

核对医嘱 → 患者基本信息、诊断、临床症状、既往史及施灸方法、穴位

环境温度、主要症状、既往史，有无出血病史或出血倾向、艾绒过敏史或哮喘病史，是否妊娠。患者体质及施灸处皮肤情况 ← 评估

告知 → 隔物灸的作用、简单的操作方法及局部感觉，取得患者合作。艾灸后局部皮肤可能出现小水疱，无须处理，可自行吸收。如水疱较大，遵医嘱处理。嘱患者排空二便

艾炷、治疗盘、间隔物、打火机、酒精灯、镊子、弯盘、纱布，必要时准备浴巾、屏风 ← 物品准备

患者准备 → 取合理体位，充分暴露施灸部位、注意保暖

将间隔物放于穴位，点燃艾炷顶端放于间隔物上，待燃尽时接续一个艾炷。灰烬过多时及时清理。以患者感觉温热为度 ← 施灸

观察及询问 → 观察患者局部皮肤及病情变化，询问患者有无不适，防止艾灰脱落

注意保暖，饮食清淡 ← 告知

整理 → 艾炷燃尽，取下间隔物，用纱布清洁局部皮肤。协助患者取舒适卧位，整理床单位。处置用物

治疗时间，部位，患者皮肤情况 ← 记录

隔物灸操作考核评分标准

项目	分值	技术操作要求	评分等级 A	B	C	D	评分说明
仪表	2	仪表端庄、戴表	2	1	0	0	一项未完成扣1分
核对	2	核对医嘱	2	1	0	0	未核对扣2分;内容不全面扣1分
评估	7	临床症状、既往史、是否妊娠、出血性疾病	4	3	2	1	一项未完成扣1分
		施灸部位皮肤情况,对热、气味的耐受程度	3	2	1	0	一项未完成扣1分
告知	3	解释作用、操作方法、局部感受,取得患者配合	3	2	1	0	一项未完成扣1分
用物准备	5	洗手、戴口罩	2	1	0	0	未洗手扣1分;未戴口罩扣1分
		备齐并检查用物。间隔物制作要求:①隔姜:用直径2~3cm、厚约0.2~0.3cm的姜片,在其上用针点刺小孔若干;②隔蒜:用厚约0.2~0.3cm的蒜片,在其上用针点刺小孔若干;③隔盐:用干燥食盐;④隔附子饼:用直径2cm、厚约0.2~0.5cm的附子饼,在其上用针点刺小孔若干	3	2	1	0	少备一项扣1分;未检查一项扣1分,最高扣3分
环境与患者准备	7	病室整洁、光线明亮,防止对流风	2	1	0	0	未进行环境准备扣2分;准备不全扣1分
		协助患者取舒适体位	2	1	0	0	未进行体位摆放扣2分;体位不舒适扣1分
		暴露施灸部位皮肤,注意保暖,保护隐私	3	2	1	0	未充分暴露部位扣1分;未保暖扣1分;未保护隐私扣1分
操作过程	52	核对医嘱	2	1	0	0	未核对扣2分;内容不全面扣1分
		确定施灸部位,将间隔物放于穴位上	8	6	4	2	穴位不准确扣2分/穴,最高扣8分
		将艾炷放于间隔物上点燃,待燃尽时用镊子夹取续接一个艾炷	12	8	4	0	方法不正确扣4分;未用镊子夹取扣4分;未续接扣4分
		询问患者感受	4	0	0	0	未询问患者感受扣4分
		观察施灸部位皮肤	5	0	0	0	未观察皮肤扣5分
		施灸结束,清洁局部皮肤	3	0	0	0	未清洁皮肤扣3分
		协助患者取舒适体位,整理床单位	4	2	0	0	未安置体位扣2分;未整理床单位扣2分
		施灸后再次观察患者局部皮肤变化,询问施灸后感受	6	3	0	0	施灸后未观察皮肤扣3分;未询问患者感受扣3分
		告知相关注意事项,酌情开窗通风	6	4	2	0	未告知扣4分;告知内容不全扣2分;未酌情开窗扣2分
		洗手,再次核对	2	1	0	0	未洗手扣1分;未核对扣1分
操作后处置	6	用物按《医疗机构消毒技术规范》处理	2	1	0	0	处置方法不正确扣1分/项,最高扣2分
		洗手	2	0	0	0	未洗手扣2分
		记录	2	1	0	0	未记录扣2分;记录不完全扣1分
评价	6	流程合理、技术熟练、局部皮肤无损伤、询问患者感受	6	4	2	0	一项不合格扣2分,最高扣6分;出现烫伤扣6分
理论提问	10	隔物灸的禁忌证	5	3	0	0	回答不全面扣2分/题;未答出扣5分/题
		隔物灸的注意事项	5	3	0	0	
得分							
主考老师签名:				考核日期: 年 月 日			

悬 灸 技 术

悬灸是采用点燃的艾条悬于选定的穴位或病痛部位之上,通过艾的温热和药力作用刺激穴位或病痛部位,达到温经散寒、扶阳固脱、消瘀散结等功效,以防治疾病的一种操作方法,属于艾灸技术范畴。

一、适用范围

适用于各种慢性虚寒型疾病及寒湿所致的疼痛,如胃脘痛、腰背酸痛、四肢凉痛、月经寒痛等;中气不足所致的急性腹痛、吐泻、四肢不温等症状。

二、评估

1. 病室环境及温度。

2. 主要症状、既往史及是否妊娠。

3. 有无出血病史或出血倾向、哮喘病史或艾绒过敏史。

4. 对热、气味的耐受程度。

5. 施灸部位皮肤情况。

三、告知

1. 施灸过程中出现头昏、眼花、恶心、颜面苍白、心慌出汗等不适现象,及时告知护士。

2. 个别患者在治疗过程中艾灸部位可能出现水疱。

3. 灸后注意保暖,饮食宜清淡。

四、物品准备

艾条、治疗盘、打火机、弯盘、广口瓶、纱布、计时器,必要时备浴巾、屏风。

五、基本操作方法

1. 核对医嘱,评估患者,做好解释。

2. 备齐用物,携用物至床旁。

3. 协助患者取合理、舒适体位。

4. 遵照医嘱确定施灸部位,充分暴露施灸部位,注意保护隐私及保暖。

5. 点燃艾条,进行施灸。

6. 常用施灸方法

(1) 温和灸:将点燃的艾条对准施灸部位,距离皮肤约 2~3cm,使患者局部有温热感为宜,每处灸 10~15 分钟,至皮肤出现红晕为度。

(2) 雀啄灸:将点燃的艾条对准施灸部位约 2~3cm,一上一下进行施灸,如此反复,一般每穴灸 10~15 分钟,至皮肤出现红晕为度。

（3）回旋灸:将点燃的艾条悬于施灸部位上方约 2cm 处,反复旋转移动范围约 3cm,每处灸 10~15 分钟,至皮肤出现红晕为度。

7. 及时将艾灰弹入弯盘,防止灼伤皮肤。

8. 施灸结束,立即将艾条插入广口瓶,熄灭艾火。

9. 施灸过程中询问患者有无不适,观察患者皮肤情况,如有艾灰,用纱布清洁,协助患者穿衣,取舒适卧位。

10. 酌情开窗通风,注意保暖,避免吹对流风。

六、注意事项

1. 大血管处、孕妇腹部和腰骶部,以及皮肤感染、溃疡、瘢痕处,有出血倾向者,不宜施灸。空腹或餐后 1 小时左右不宜施灸。

2. 一般情况下,施灸顺序自上而下,先头身,后四肢。

3. 施灸时防止艾灰脱落烧伤皮肤或衣物。

4. 注意观察皮肤情况,对糖尿病、肢体麻木及感觉迟钝的患者,尤应注意防止烧伤。

5. 如局部出现小水疱,无须处理,可自行吸收;水疱较大,可用无菌注射器抽吸疱液,用无菌纱布覆盖。

悬灸操作流程图

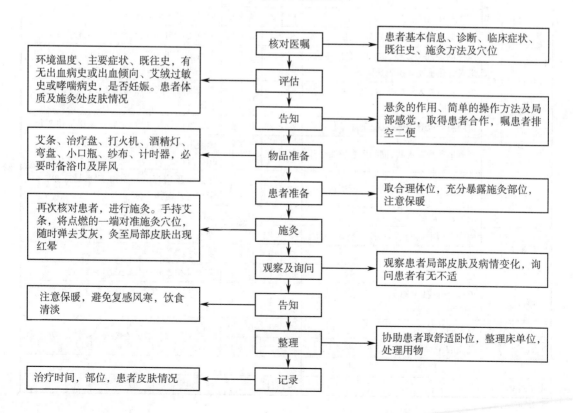

悬灸操作考核评分标准

项目	分值	技术操作要求	评分等级				评分说明
			A	B	C	D	
仪表	2	仪表端庄、戴表	2	1	0	0	一项未完成扣1分
核对	2	核对医嘱	2	1	0	0	未核对扣2分；内容不全面扣1分
评估	7	临床症状、既往史、是否妊娠、出血性疾病	4	3	2	1	一项未完成扣1分
		施灸部位皮肤情况，对热、气味的耐受程度	3	2	1	0	一项未完成扣1分
告知	3	解释作用、操作方法、局部感受，取得患者配合	3	2	1	0	一项未完成扣1分
用物准备	5	洗手，戴口罩	2	1	0	0	未洗手扣1分；未戴口罩扣1分
		备齐并检查用物	3	2	1	0	少备一项扣1分；未检查一项扣1分，最高扣3分
环境与患者准备	7	病室整洁、光线明亮，避免对流风	2	1	0	0	未进行环境准备扣2分；准备不全扣1分
		协助患者取舒适体位	2	1	0	0	未进行体位摆放扣2分；体位不舒适扣1分
		暴露施灸部位皮肤，注意保暖，保护隐私	3	2	1	0	未充分暴露施灸部位扣1分；未保暖扣1分；未保护隐私扣1分
操作过程	52	核对医嘱	2	1	0	0	未核对扣2分；内容不全面扣1分
		确定施灸部位	4	2	0	0	未确定施灸部位扣4分；穴位不准确扣2分
		点燃艾条，将点燃的一端对准施灸穴位，艾条与皮肤距离符合要求	4	2	0	0	艾条与皮肤距离不符合要求扣2分/穴，最高扣4分
		选择3种手法，方法正确	12	8	4	0	少一种手法扣4分；距离不符合要求扣4分
		随时弹去艾灰，灸至局部皮肤出现红晕	8	4	0	0	未弹艾灰扣4分；施灸时间不合理扣4分
		观察施灸部位皮肤，询问患者感受，以患者温热感调整施灸距离	4	3	2	1	未观察皮肤扣2分；未询问患者感受扣1分；未及时调整施灸距离扣1分
		灸后艾条放入小口瓶中彻底熄灭，清洁局部皮肤	4	2	0	0	艾条熄灭方法不正确扣2分；未清洁皮肤扣2分
		协助患者取舒适体位，整理床单位	4	2	0	0	未安置体位扣2分；未整理床单位扣2分
		观察患者局部皮肤，询问患者感受	4	2	0	0	施灸后未观察皮肤扣2分；未询问患者感受扣2分
		告知相关注意事项，酌情开窗通风	4	3	2	1	注意事项内容少一项扣1分，最高扣2分；未酌情开窗扣2分
		洗手，再次核对	2	1	0	0	未洗手扣1分；未核对扣1分
操作后处置	6	用物按《医疗机构消毒技术规范》处理	2	1	0	0	处置方法不正确扣1分/项，最高扣2分
		洗手	2	0	0	0	未洗手扣2分
		记录	2	1	0	0	未记录扣2分；记录不完全扣1分
评价	6	流程合理、技术熟练、局部皮肤无损伤、询问患者感受	6	4	2	0	一项不合格扣2分，最高扣6分；出现烫伤扣6分
理论提问	10	悬灸的禁忌证	5	3	0	0	回答不全面扣2分/题；未答出扣5分/题
		悬灸的注意事项以及3种操作手法	5	3	0	0	
得分							
主考老师签名：			考核日期：　　　年　　月　　日				

蜡 疗 技 术

蜡疗是将加热熔解的蜡制成蜡块、蜡垫、蜡束等形状敷贴于患处,或将患部浸入熔解后的蜡液中,利用加热熔解的蜡作为热导体,使患处局部组织受热,从而达到活血化瘀、温通经络、祛湿除寒作用的一种操作方法。

一、适用范围

适用于各种急慢性疾病引起的疼痛症状;创伤后期治疗,如软组织挫伤范围较大、关节扭伤、骨折复位后等;非感染性炎症所致的关节功能障碍,如关节强直、挛缩等症状。

二、评估

1. 病室环境及室温。

2. 主要症状、既往史及过敏史。

3. 对热的耐受程度。

4. 体质及局部皮肤情况。

三、告知

1. 基本原理、作用及简单操作方法。

2. 衣着宽松。

3. 局部有灼热感或出现红肿、丘疹等情况,应及时告知护士。

4. 操作时间一般为 30~60 分钟。

四、物品准备

治疗盘、备好的蜡、纱布、搪瓷盘或铝盘、塑料布、棉垫、绷带或胶布、测温装置,必要时备屏风、毛毯、小铲刀、排笔、毛巾等。

五、基本操作方法

1. 核对医嘱,评估患者,做好解释,确定蜡疗部位。嘱患者排空二便,调节室温。

2. 备齐用物,携至床旁,协助患者取舒适卧位,充分暴露蜡疗部位皮肤,注意保暖及隐私保护。

3. 清洁局部皮肤,若采取手足浸蜡法,则协助患者清洗手足。

4. 根据患处情况,选择合适的蜡疗方法。常用蜡疗方法:

(1)蜡饼法:将加热后完全熔化的蜡液倒入搪瓷盘或铝盘,厚度约 2~3cm,冷却至初步凝结成块时(表面温度 45~50℃),用小铲刀将蜡饼取出,敷贴于治疗部位。初始时,让患者感受温度是否适宜,5~10 分钟能耐受后用绷带或胶布固定,外包塑料布与棉垫保温,30~60

分钟后取下。

（2）刷蜡法：熔化的蜡液冷却至 55~60℃ 时，用排笔蘸取蜡液快速、均匀地涂于治疗局部，使蜡液在皮肤表面冷却凝成一层蜡膜；如此反复涂刷，使在治疗部位形成厚约 0.5~1cm 的蜡膜，外面再覆盖 1 块蜡饼，或者用塑料布及棉垫包裹保温。

（3）浸蜡法：常用于手足部位。熔化的蜡液冷却至 55~60℃ 时，在手足部位先涂薄层蜡液，待冷却形成保护膜；再将手足反复迅速浸蘸蜡液，直至蜡膜厚达 0.5~1cm 成为手套或袜套样；然后将手足持续浸于蜡液中，10 分钟左右取下蜡膜。

（4）蜡袋法：将熔化后的蜡液装入耐热的塑料袋内，排出空气封口。使用时需采用热水浸泡加热，使蜡液处于半融化状态，以患者能耐受的温度为宜，敷于治疗部位。

5. 观察患者局部皮肤情况，询问有无不适感。防止蜡液流出。

6. 操作结束后，协助患者清洁局部皮肤，整理衣着，安排舒适体位。

六、注意事项

1. 局部皮肤有创面或溃疡、体质衰弱和高热、急性化脓性炎症、肿瘤、结核、脑动脉硬化、心肾功能衰竭、有出血倾向及出血性疾病、有温热感觉障碍的患者，以及婴幼儿、儿童，禁用蜡疗技术。

2. 准确掌握蜡温，涂布均匀，不能用力挤压。待蜡充分凝固后方可敷上。

3. 蜡疗部位每次不超过 3 个，操作时间一般为 30~60 分钟。

4. 当患者皮肤发红或出现过敏现象，应立即报告医师。

5. 操作后休息半小时，注意防寒保暖。

蜡疗操作流程图

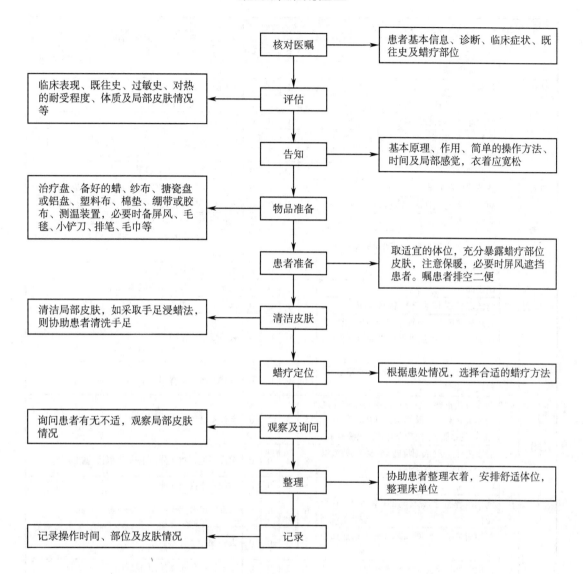

核对医嘱 → 患者基本信息、诊断、临床症状、既往史及蜡疗部位

临床表现、既往史、过敏史、对热的耐受程度、体质及局部皮肤情况等 ← 评估

告知 → 基本原理、作用、简单的操作方法、时间及局部感觉，衣着应宽松

治疗盘、备好的蜡、纱布、搪瓷盘或铝盘、塑料布、棉垫、绷带或胶布、测温装置，必要时备屏风、毛毯、小铲刀、排笔、毛巾等 ← 物品准备

患者准备 → 取适宜的体位，充分暴露蜡疗部位皮肤，注意保暖，必要时屏风遮挡患者。嘱患者排空二便

清洁局部皮肤，如采取手足浸蜡法，则协助患者清洗手足 ← 清洁皮肤

蜡疗定位 → 根据患处情况，选择合适的蜡疗方法

询问患者有无不适，观察局部皮肤情况 ← 观察及询问

整理 → 协助患者整理衣着，安排舒适体位，整理床单位

记录操作时间、部位及皮肤情况 ← 记录

蜡疗操作考核评分标准

项目	分值	技术操作要求	评分等级 A	B	C	D	评分说明
仪表	2	仪表端庄,戴表	2	1	0	0	一项未完成扣1分
核对	2	核对医嘱	2	1	0	0	未核对扣2分;内容不全面扣1分
评估	6	临床症状、既往史、过敏史,是否妊娠	4	3	2	1	一项未完成扣1分
		蜡疗部位皮肤情况、对热的耐受程度	2	1	0	0	一项未完成扣1分
告知	4	解释目的、操作方法、局部感受,取得患者配合,排空大小便	4	3	2	1	一项未完成扣1分
用物准备	5	洗手、戴口罩	2	1	0	0	未洗手扣1分;未戴口罩扣1分
		备齐并检查用物	3	2	1	0	少备一项扣1分;未检查一项扣1分,最高扣3分
环境与患者准备	7	病室整洁、光线明亮、温度适宜	2	1	0	0	未进行环境准备扣2分;环境准备不全扣1分
		协助患者取舒适体位	2	1	0	0	未进行体位摆放扣2分;体位不舒适扣1分
		暴露蜡疗部位,注意保暖和保护隐私	3	2	1	0	未充分暴露部位扣1分;未保暖扣1分;未保护隐私扣1分
操作过程	52	核对医嘱	2	1	0	0	未核对扣2分;内容不全面扣1分
		确定部位	2	1	0	0	未定位扣2分;定位不准确扣1分
		清洁皮肤,遇体毛较多者需先备皮	2	1	0	0	未清洁皮肤扣2分;清洁不到位扣1分
		将蜡块加热5~7分钟至完全熔化,温度达到90~100℃,中途可根据蜡的熔化程度,补充加热	3	0	0	0	未按要求制作扣3分
		选择合适的蜡疗方法:蜡饼法、刷蜡法、浸蜡法、蜡袋法	4	0	0	0	选择方法不正确扣4分
		制作方法正确、大小适宜:蜡饼制成厚度为2~3cm,蜡液涂抹均匀,形成厚度约0.5~1.0cm的蜡膜;制作蜡袋时防止蜡液流出	5	3	2	0	制作不规范扣2分;涂抹不规范扣3分
		温度适宜:蜡饼表面温度45~50℃,蜡液温度55~60℃;注意保温	8	4	0	0	温度不适宜扣4分;未采取保温措施扣4分
		蜡疗时间:蜡饼30~60分钟;浸蜡10分钟	5	0	0	0	时间不正确扣5分
		询问患者感受,观察局部皮肤情况,有无烫伤	6	3	0	0	未询问患者感受扣3分;未观察皮肤扣3分
		告知相关注意事项,如有不适及时通知护士	4	2	0	0	未告知扣2分/项
		协助患者取舒适体位,整理床单位	4	2	0	0	未安置体位扣2分;未整理床单位扣2分
		洗手,再次核对	2	1	0	0	未洗手扣1分;未核对扣1分
		治疗完毕,清洁局部皮肤,协助患者着衣,安排舒适体位	3	2	1	0	未清洁皮肤扣1分;未协助着衣扣1分;未安排舒适体位扣1分
		洗手,再次核对	2	1	0	0	未洗手扣1分;未核对扣1分
操作后处置	6	用物按《医疗机构消毒技术规范》处理	2	1	0	0	处置方法不正确扣1分/项,最高扣2分
		洗手	2	0	0	0	未洗手扣2分
		记录	2	1	0	0	未记录扣2分;记录不完全扣1分
评价	6	流程合理、技术熟练、局部皮肤无损伤、询问患者感受	6	4	2	0	一项不合格扣2分,最高扣6分;出现烫伤扣6分
理论提问	10	蜡疗的禁忌证	5	3	0	0	回答不全面扣2分/题;未答出扣5分/题
		蜡疗的注意事项	5	3	0	0	
得分							
主考老师签名:				考核日期: 年 月 日			

穴位敷贴技术

穴位敷贴是将药物制成一定剂型,敷贴到人体穴位,通过刺激穴位,激发经气,达到通经活络、清热解毒、活血化瘀、消肿止痛、行气消痞、扶正强身作用的一种操作方法。

一、适用范围

适用于恶性肿瘤、各种疮疡及跌打损伤等疾病引起的疼痛;消化系统疾病引起的腹胀、腹泻、便秘;呼吸系统疾病引起的咳喘等症状。

二、评估

1. 病室环境,温度适宜。
2. 主要症状、既往史、药物及敷料过敏史,是否妊娠。
3. 敷药部位的皮肤情况。

三、告知

1. 出现皮肤微红为正常现象,若出现皮肤瘙痒、丘疹、水疱等,应立即告知护士。
2. 穴位敷贴时间一般为6~8小时。可根据病情、年龄、药物、季节调整时间,小儿酌减。
3. 若出现敷料松动或脱落,及时告知护士。
4. 局部贴药后可出现药物颜色、油渍等污染衣物。

四、物品准备

治疗盘、棉纸或薄胶纸、遵医嘱配制的药物、压舌板、无菌棉垫或纱布、胶布或绷带、生理盐水棉球,必要时备屏风、毛毯。

五、基本操作方法

1. 核对医嘱,评估患者,做好解释,注意保暖。
2. 备齐用物,携至床旁。根据敷药部位,协助患者取适宜的体位,充分暴露患处,必要时屏风遮挡患者。
3. 更换敷料,以生理盐水或温水擦洗皮肤上的药渍,观察创面情况及敷药效果。
4. 根据敷药面积,取大小合适的棉纸或薄胶纸,用压舌板将所需药物均匀地涂抹于棉纸上或薄胶纸上,厚薄适中。
5. 将药物敷贴于穴位上,做好固定。为避免药物受热溢出污染衣物,可加敷料或棉垫覆盖。以胶布或绷带固定,松紧适宜。
6. 温度以患者耐受为宜。
7. 观察患者局部皮肤,询问有无不适感。

8. 操作完毕后,擦净局部皮肤,协助患者着衣,安排舒适体位。

六、注意事项

1. 孕妇的脐部、腹部、腰骶部,以及某些敏感穴位,如合谷、三阴交等处都不宜敷贴,以免局部刺激引起流产。

2. 药物应均匀涂抹于棉纸中央,厚薄一般以 0.2~0.5cm 为宜,覆盖敷料大小适宜。

3. 敷贴部位应交替使用,不宜单个部位连续敷贴。

4. 除拔毒膏外,患处有红肿及溃烂时不宜敷贴药物,以免发生化脓性感染。

5. 对于残留在皮肤上的药物不宜采用肥皂或刺激性物品擦洗。

6. 使用敷药后,如出现红疹、瘙痒、水疱等过敏现象,应暂停使用,报告医师,配合处理。

穴位敷贴操作流程图

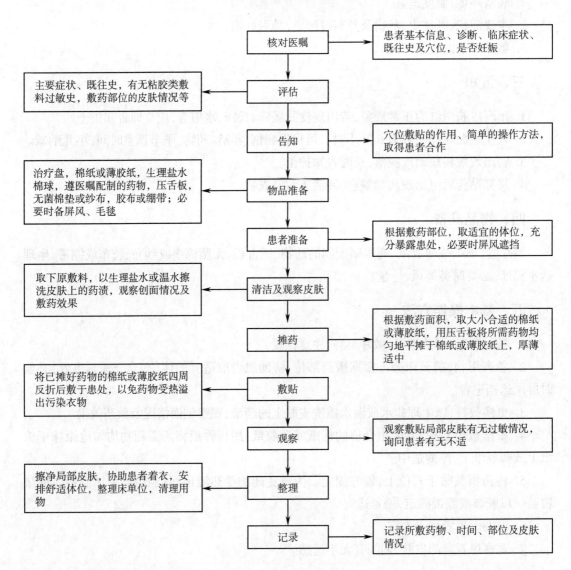

穴位敷贴操作考核评分标准

项目	分值	技术操作要求	评分等级 A	B	C	D	评分说明
仪表	2	仪表端庄、戴表	2	1	0	0	一项未完成扣1分
核对	2	核对医嘱	2	1	0	0	未核对扣2分;内容不全面扣1分
评估	5	临床症状、既往史、药物及敷料过敏史、是否妊娠	4	3	2	1	一项未完成扣1分
		敷药部位皮肤情况	1	0	0	0	一项未完成扣1分
告知	4	解释作用、简单的操作方法、敷贴时间,取得患者配合	4	3	2	1	一项未完成扣1分
用物准备	6	洗手,戴口罩	2	1	0	0	未洗手扣1分;未戴口罩扣1分
		备齐并检查用物	4	3	2	1	少备一项扣1分;未检查一项扣1分,最高扣4分
环境与患者准备	10	病室整洁、光线明亮	2	1	0	0	未进行环境准备扣2分;环境准备不全扣1分
		协助患者取舒适体位	2	1	0	0	未进行体位摆放扣2分;体位不舒适扣1分
		充分暴露治疗部位,保暖,保护隐私	6	4	2	0	未充分暴露治疗部位扣2分;未保暖扣2分;未保护隐私扣2分
操作过程 敷药	41	核对医嘱	2	1	0	0	未核对扣2分;内容不全面扣1分
		清洁局部皮肤,观察局部皮肤情况	4	3	2	0	未清洁扣2分;清洁不彻底扣1分;未观察扣2分
		根据敷药面积,取大小合适的棉纸或薄胶纸,将所需药物均匀地平摊于棉纸或薄胶纸上,厚薄适中	12	8	4	0	棉质敷料大小不合适扣4分;摊药面积过大或过小或溢出棉质敷料外扣4分;药物过厚或过薄扣4分
		将药物敷贴于穴位或患处,避免药物溢出污染衣物	10	6	4	0	部位不准确扣6分;药液外溢扣4分
		使用敷料或棉垫覆盖,固定牢固	4	2	0	0	未使用敷料或棉垫覆盖扣2分;固定不牢固扣2分
		询问患者有无不适	1	0	0	0	未询问扣1分
		告知注意事项	2	1	0	0	未告知扣2分;告知不全面扣1分
		协助患者取舒适体位,整理床单位	4	2	0	0	未安置体位扣2分;未整理床单位扣2分
		洗手,再次核对	2	1	0	0	未洗手扣1分;未核对扣1分
取药	8	取下敷药,清洁皮肤	2	1	0	0	未清洁扣2分;清洁不彻底扣1分
		观察局部皮肤,询问患者有无不适	4	2	0	0	未观察皮肤扣2分;未询问扣2分
		洗手,再次核对	2	1	0	0	未洗手扣1分;未核对扣1分
操作后处置	6	用物按《医疗机构消毒技术规范》处理	2	1	0	0	处置方法不正确扣1分/项,最高扣2分
		洗手	2	0	0	0	未洗手扣2分
		记录	2	1	0	0	未记录扣2分;记录不完全扣1分
评价	6	流程合理、技术熟练、局部皮肤无损伤、询问患者感受	6	4	2	0	一项不合格扣2分,最高扣6分
理论提问	10	穴位敷贴的使用范围	5	3	0	0	回答不全面扣2分/题;未答出扣5分/题
		穴位敷贴的注意事项	5	3	0	0	
得分							

主考老师签名:　　　　　　　　考核日期:　　　年　　月　　日

中药泡洗技术

中药泡洗是借助泡洗时洗液的温热之力及药物本身的功效,浸洗全身或局部皮肤,达到活血、消肿、止痛、祛瘀生新等作用的一种操作方法。

一、适用范围

适用于外感发热、失眠、便秘、皮肤感染及中风恢复期的手足肿胀等症状。

二、评估

1. 病室环境,温度适宜。
2. 主要症状、既往史、过敏史、是否妊娠或处于月经期。
3. 体质、对温度的耐受程度。
4. 泡洗部位皮肤情况。

三、告知

1. 餐前餐后 30 分钟内不宜进行全身泡浴。
2. 全身泡洗时水位应在膈肌以下,以微微汗出为宜,如出现心慌等不适症状,及时告知护士。
3. 中药泡洗时间以 30 分钟为宜。
4. 泡洗过程中,应饮用温开水 300~500ml,小儿及老年人酌减,以补充体液及增加血容量,有利于代谢废物的排出。有严重心肺及肝肾疾病患者,饮水不宜超过 150ml。

四、物品准备

治疗盘、药液及泡洗装置、一次性药浴袋、水温计、毛巾、病号服。

五、基本操作方法

1. 核对医嘱,评估患者,做好解释,调节室内温度。嘱患者排空二便。
2. 备齐用物,携至床旁。根据泡洗的部位,协助患者取合理、舒适体位,注意保暖。
3. 将一次性药浴袋套入泡洗装置内。
4. 常用泡洗法
(1)全身泡洗技术:将药液注入泡洗装置内,药液温度保持40℃左右,水位在患者膈肌以下,全身浸泡 30 分钟。
(2)局部泡洗技术:将40℃左右的药液注入盛药容器内,将浸洗部位浸泡于药液中,浸泡 30 分钟。
5. 观察患者的反应,若感到不适,应立即停止,协助患者卧床休息。

6. 操作完毕,清洁局部皮肤,协助着衣,安置舒适体位。

六、注意事项

1. 心肺功能障碍、出血性疾病患者,禁用。糖尿病、心脑血管病患者及妇女月经期间,慎用。

2. 防烫伤,糖尿病、足部皲裂患者的泡洗温度适当降低。

3. 泡洗过程中,应关闭门窗,避免患者感受风寒。

4. 泡洗过程中,护士应加强巡视,注意观察患者的面色、呼吸、汗出等情况,出现头晕、心慌等异常症状,停止泡洗,报告医师。

中药泡洗操作流程图

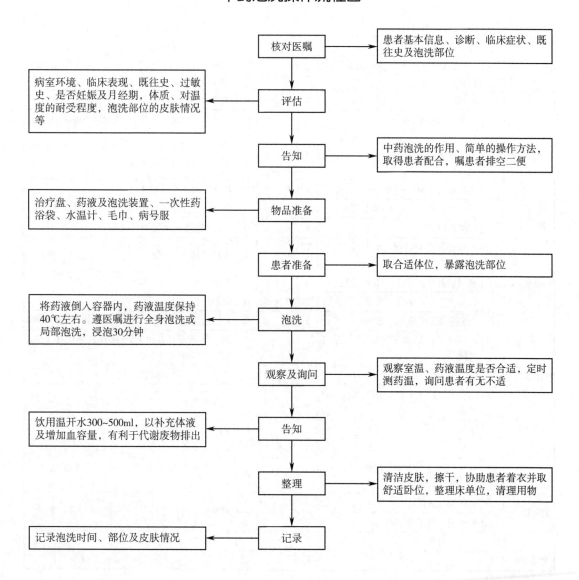

| 核对医嘱 | → | 患者基本信息、诊断、临床症状、既往史及泡洗部位 |

| 病室环境、临床表现、既往史、过敏史、是否妊娠及月经期,体质、对温度的耐受程度,泡洗部位的皮肤情况等 | ← | 评估 |

| 告知 | → | 中药泡洗的作用、简单的操作方法,取得患者配合,嘱患者排空二便 |

| 治疗盘、药液及泡洗装置、一次性药浴袋、水温计、毛巾、病号服 | ← | 物品准备 |

| 患者准备 | → | 取合适体位,暴露泡洗部位 |

| 将药液倒入容器内,药液温度保持40℃左右。遵医嘱进行全身泡洗或局部泡洗,浸泡30分钟 | ← | 泡洗 |

| 观察及询问 | → | 观察室温、药液温度是否合适,定时测药温,询问患者有无不适 |

| 饮用温开水300~500ml,以补充体液及增加血容量,有利于代谢废物排出 | ← | 告知 |

| 整理 | → | 清洁皮肤,擦干,协助患者着衣并取舒适卧位,整理床单位,清理用物 |

| 记录泡洗时间、部位及皮肤情况 | ← | 记录 |

中药泡洗操作考核评分标准

项目	分值	技术操作要求	评分等级 A	B	C	D	评分说明
仪表	2	仪表端庄、戴表	2	1	0	0	一项未完成扣1分
核对	2	核对医嘱	2	1	0	0	未核对扣2分;内容不全面扣1分
评估	6	临床症状、既往史、过敏史、是否妊娠及月经期	4	3	2	1	一项未完成扣1分,最高扣4分
		泡洗部位皮肤情况、对温度的耐受程度	2	1	0	0	一项未完成扣1分
告知	4	解释作用、操作方法、局部感受,取得患者配合	4	3	2	1	一项未完成扣1分
用物准备	6	洗手,戴口罩	2	1	0	0	未洗手扣1分;未戴口罩扣1分
		备齐检查用物	4	3	2	1	少备一项扣2分;未检查扣2分,最高扣4分
环境与患者准备	7	病室整洁、调节室内温度,关闭门窗	2	1	0	0	未进行环境准备扣2分;准备不全扣1分
		协助患者取舒适体位	2	1	0	0	未进行体位摆放扣2分;体位不舒适扣1分
		暴露泡洗部位皮肤,保暖,注意保护隐私	3	2	1	0	未充分暴露部位扣1分;未保暖扣1分;未保护隐私扣1分
操作过程 泡洗 22		核对医嘱	2	1	0	0	未核对扣2分;内容不全面扣1分
		测量药液温度,在40℃左右	6	3	0	0	未测药液温度扣6分;药液温度不准确扣3分
		根据泡洗部位选择合适药液量:全身泡洗水位在膈肌以下,局部泡洗浸过患部	10	8	4	2	动作生硬扣2分;选择药液量不正确扣4分;泡洗部位不准确扣4分
		遵医嘱确定泡洗时间,一般30分钟	4	0	0	0	泡洗时间不准确扣4分
观察 22		定时测量药液温度、询问患者感受	4	2	0	0	未测量药温扣2分;未询问患者感受扣2分
		室温适宜	4	0	0	0	未观察室温是否适宜扣4分
		观察患者全身情况:面色、呼吸、汗出及局部皮肤情况	8	6	4	2	未观察扣2分/项
		询问患者有无不适,体位舒适度	4	2	0	0	未询问扣2分/项;体位不舒适扣2分
		告知相关注意事项	2	1	0	0	未告知扣2分;内容不全扣1分
操作后处置	13	清洁并擦干皮肤	2	1	0	0	未清洁皮肤扣1分;未擦干扣1分
		协助患者着衣,取舒适体位,整理床单位	3	2	1	0	未协助患者着衣扣1分;未安置体位扣1分;未整理床单位扣1分
		洗手,再次核对	2	1	0	0	未洗手扣1分;未核对扣1分
		用物按《医疗机构消毒技术规范》处理	2	1	0	0	处置方法不正确扣1分/项,最高扣2分
		洗手	2	0	0	0	未洗手扣2分
		记录	2	1	0	0	未记录扣2分;记录不完全扣1分
评价	6	流程合理、技术熟练、局部皮肤无损伤、询问患者感受	6	4	2	0	一项不合格扣2分,最高扣6分;出现烫伤扣6分
理论提问	10	中药泡洗的作用	5	3	0	0	回答不全面扣2分/题;未答出扣5分/题
		中药泡洗的注意事项	5	3	0	0	
得分							
主考老师签名:			考核日期: 年 月 日				

中药冷敷技术

中药冷敷是将中药洗剂、散剂、酊剂冷敷于患处,通过中药透皮吸收,同时应用低于皮温的物理因子刺激机体,达到降温、止痛、止血、消肿、减轻炎性渗出作用的一种操作方法。

一、适用范围

适用于外伤、骨折、脱位、软组织损伤的初期。

二、评估

1. 病室环境,温度适宜。
2. 当前主要症状、既往史及药物过敏史。
3. 患者体质是否适宜中药冷敷。
4. 冷敷部位的皮肤情况。

三、告知

1. 冷敷时间为 20~30 分钟。
2. 局部皮肤出现不适时,及时告知护士。
3. 中药可致皮肤着色,数日后可自行消退。

四、物品准备

治疗盘、中药汤剂(8~15℃)、敷料(或其他合适材料)、水温计、纱布、治疗巾,必要时备冰敷袋、凉性介质贴膏、屏风等。

五、基本操作方法

1. 核对医嘱,评估患者,做好解释。
2. 备齐用物,携至床旁。协助患者取合理、舒适体位,暴露冷敷部位。
3. 测试药液温度,用敷料(或其他合适材料)浸取药液,外敷患处,并及时更换(每隔 5 分钟重新操作 1 次,持续 20~30 分钟),保持患处低温。
4. 观察患者皮肤情况,询问有无不适感。
5. 其他湿冷敷方法

(1)中药冰敷:将中药散剂敷于患处,面积大于病变部位 1~2cm。敷料覆盖,将冰敷袋放置于敷料上保持低温。

(2)中药酊剂凉涂法:将中药喷剂喷涂于患处,喷 2~3 遍,面积大于病变部位 1~2cm。敷料覆盖,将冰敷袋放置于敷料上保持低温。

(3)中药散剂冷敷法:将中药散剂揉于患处或均匀撒在有凉性物理介质的膏贴上,敷于患处,面积大于病变部位 1~2cm,保留膏贴 1 小时。

6. 操作完毕,清洁皮肤,协助患者取舒适卧位。

六、注意事项

1. 阴寒证及皮肤感觉减退的患者不宜冷敷。

2. 操作过程中观察皮肤变化,特别是创伤靠近关节、皮下脂肪少的患者,注意观察患肢末梢血运,定时询问患者局部感受。如发现皮肤苍白、青紫,应停止冷敷。

3. 冰袋不能与皮肤直接接触。

4. 注意保暖,必要时遮挡保护患者隐私。

中药冷敷操作流程图

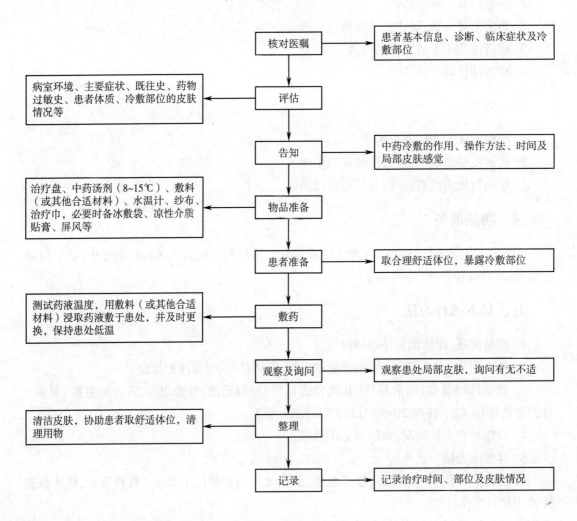

中药冷敷操作考核评分标准

项目	分值	技术操作要求	评分等级				评分说明
			A	B	C	D	
仪表	2	仪表端庄、戴表	2	1	0	0	一项未完成扣1分
核对	2	核对医嘱	2	1	0	0	未核对扣2分；内容不全面扣1分
评估	6	主要症状、既往史、过敏史、是否妊娠	4	3	2	1	一项未完成扣1分
		患者体质、冷敷部位皮肤情况	2	1	0	0	一项未完成扣1分
告知	4	解释目的、操作方法、时间、局部感受，取得患者配合	4	3	2	1	一项未完成扣1分
用物准备	6	洗手、戴口罩	2	1	0	0	未洗手扣1分；未戴口罩扣1分
		备齐并检查用物	4	3	2	1	少备一项扣1分；未检查一项扣1分，最高扣4分
环境与患者准备	6	病室整洁，光线明亮	2	1	0	0	未进行环境准备扣2分；环境准备不全扣1分
		协助患者取舒适体位	2	1	0	0	未进行体位摆放扣2分；体位不舒适扣1分
		暴露部位，保护隐私	2	1	0	0	未充分暴露部位扣1分；未保护隐私扣1分
操作过程	冷敷 42	核对医嘱	2	1	0		未核对扣2分；内容不全面扣1分
		测试药液温度8~15℃，用敷料浸取药液敷于患处，药量适宜	12	8	4	0	温度过高或过低扣4分；药液量过多或过少扣4分；位置不准确扣4分
		每5分钟重复操作1次，持续20~30分钟，保持患处低温	6	3	0	0	未及时更换扣6分；未保持药液温度扣3分
		询问患者有无不适，注意保暖，保护患者隐私	8	6	4	2	未询问患者感受扣4分；未保暖扣2分；未保护隐私扣2分
		观察：局部皮肤有无红肿、过敏；贴敷是否妥帖	4	2	0	0	未观察皮肤扣4分；观察不全面扣2分
		告知相关注意事项：局部皮肤出现不适或敷料脱落时，及时通知护士；中药可致皮肤着色，数日后可自行消退	6	4	2	0	未告知扣2分/项
		洗手，再次核对	4	2	0	0	未洗手扣2分；未核对扣2分
	去除敷料 10	将敷料取下	2	0	0	0	未撤除敷料扣2分
		观察、清洁皮肤	4	2	0	0	未观察皮肤扣2分；未清洁皮肤扣2分
		协助患者取舒适体位，整理床单位	2	1	0	0	未安置体位扣1分；未整理床单位扣1分
		洗手，再次核对	2	1	0	0	未洗手扣1分；未核对扣1分
操作后处置	6	用物按《医疗机构消毒技术规范》处理	2	1	0	0	处置方法不正确扣1分/项，最高扣2分
		洗手	2	0	0	0	未洗手扣2分
		记录	2	1	0	0	未记录扣2分；记录不完全扣1分
评价	6	流程合理、技术熟练、询问患者感受	6	4	2	0	一项不合格扣2分
理论提问	10	中药冷敷的适应证	5	3	0	0	回答不全面扣2分/题；未答出扣5分/题
		中药冷敷的注意事项	5	3	0	0	
得分							

主考老师签名： 考核日期： 年 月 日

中药湿热敷技术

中药湿热敷是将中药煎汤或其他溶媒浸泡,根据治疗需要选择常温或加热,将中药浸泡的敷料敷于患处,通过疏通气机、调节气血、平衡阴阳,达到疏通腠理、清热解毒、消肿止痛作用的一种操作方法。

一、适用范围

适用于软组织损伤、骨折愈合后肢体功能障碍,肩、颈、腰腿痛,膝关节痛、类风湿关节炎、强直性脊柱炎等。

二、评估

1. 病室环境,温度适宜。
2. 主要症状、既往史及药物过敏史。
3. 对热的耐受程度。
4. 局部皮肤情况。

三、告知

1. 湿热敷时间 20~30 分钟。
2. 如皮肤感觉不适,过热、瘙痒等,及时告知护士。
3. 中药可致皮肤着色,数日后可自行消退。

四、物品准备

治疗盘、药液、敷料、水温计、镊子 2 把、纱布,必要时备中单、屏风等。

五、基本操作方法

1. 核对医嘱,评估患者,做好解释。
2. 备齐用物,携至床旁。取合理体位,暴露湿热敷部位。
3. 测试温度,将敷料浸于 38~43℃药液中,再将敷料拧至不滴水即可,敷于患处。
4. 及时更换敷料或频淋药液于敷料上,以保持湿度及温度,观察患者皮肤反应,询问患者的感受。
5. 操作完毕,清洁皮肤,协助患者取舒适体位。

六、注意事项

1. 外伤后患处有伤口、皮肤急性传染病等,忌用中药湿热敷技术。
2. 湿敷液应现配现用,注意药液温度,防止烫伤。

3. 治疗过程中观察局部皮肤反应,如出现水疱、痒痛或破溃等症状时,立即停止治疗,报告医师。

4. 注意保护患者隐私并保暖。

中药湿热敷操作流程图

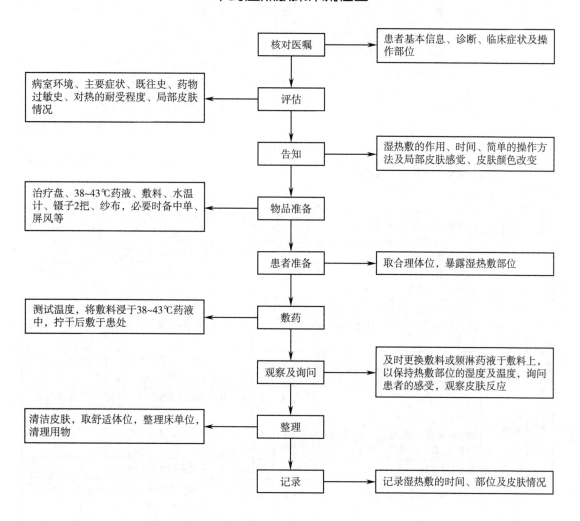

核对医嘱 → 患者基本信息、诊断、临床症状及操作部位

病室环境、主要症状、既往史、药物过敏史、对热的耐受程度、局部皮肤情况 ← 评估

告知 → 湿热敷的作用、时间、简单的操作方法及局部皮肤感觉、皮肤颜色改变

治疗盘、38~43℃药液、敷料、水温计、镊子2把、纱布,必要时备中单、屏风等 ← 物品准备

患者准备 → 取合理体位,暴露湿热敷部位

测试温度,将敷料浸于38~43℃药液中,拧干后敷于患处 ← 敷药

观察及询问 → 及时更换敷料或频淋药液于敷料上,以保持热敷部位的湿度及温度,询问患者的感受,观察皮肤反应

清洁皮肤,取舒适体位,整理床单位,清理用物 ← 整理

记录 → 记录湿热敷的时间、部位及皮肤情况

中药湿热敷操作考核评分标准

项目	分值	技术操作要求	评分等级 A	B	C	D	评分说明
仪表	2	仪表端庄、戴表	2	1	0	0	一项未完成扣1分
核对	2	核对医嘱	2	1	0	0	未核对扣2分;内容不全面扣1分
评估	6	主要症状、既往史、过敏史、是否妊娠	4	3	2	1	一项未完成扣1分
		患者对热的耐受程度、局部皮肤情况	2	1	0	0	一项未完成扣1分
告知	4	解释目的、操作方法、局部感受,取得患者配合	4	3	2	1	一项未完成扣1分
用物准备	6	洗手、戴口罩	2	1	0	0	未洗手扣1分;未戴口罩扣1分
		备齐并检查用物	4	3	2	1	少备一项扣1分;未检查一项扣1分,最高扣4分
环境与患者准备	5	病室整洁、光线明亮,温度适宜	2	1	0	0	未进行环境准备扣2分;环境准备不全扣1分
		协助患者取舒适体位,暴露湿热敷部位,注意保暖和保护患者隐私	3	2	1	0	未进行体位摆放扣2分;体位不舒适扣1分;未充分暴露部位扣2分;未保暖扣1分;未保护隐私扣1分,最高扣3分
操作过程	湿热敷 42	核对医嘱	2	1	0	0	未核对扣2分;内容不全面扣1分
		测试温度,将敷料浸于38~43℃药液中,拧干后敷于患处	12	8	4	0	温度过高或过低扣4分;药液量过多或过少扣4分;位置不准确扣4分
		及时更换敷料或频淋药液于敷料上,保持热敷部位的湿度及温度,持续20~30分钟	6	3	0	0	未及时更换扣3分;未保持温湿度扣3分
		询问患者感受,注意保暖,保护患者隐私	8	6	4	2	未询问患者感受扣4分;未注意保暖扣2分;未保护患者隐私扣2分
		观察局部皮肤	4	2	0	0	未观察皮肤扣4分;观察不全面扣2分
		告知相关注意事项:局部皮肤出现水疱、痒痛或破溃,及时通知护士;中药可致皮肤着色,数日后可自行消退	6	4	2	0	未告知扣2分/项,最高扣6分
		洗手,再次核对	4	2	0	0	未洗手扣2分;未核对扣2分
	去除敷料 12	撤除敷料,观察、清洁皮肤	6	4	2	0	未撤除敷料扣2分;未观察扣2分;未清洁皮肤扣2分
		协助患者取舒适体位,整理床单位	4	2	0	0	未安置体位扣2分;未整理床单位扣2分
		洗手,再次核对	2	1	0	0	未洗手扣1分;未核对扣1分
操作后处理	5	用物按《医疗机构消毒技术规范》处理	2	1	0	0	处置方法不正确扣1分/项,最高扣2分
		洗手	1	0	0	0	未洗手扣1分
		记录	2	1	0	0	未记录扣2分;记录不完全扣1分
评价	6	流程合理、技术熟练、询问患者感受	6	4	2	0	一项不合格扣2分
理论提问	10	中药湿热敷的适应证	5	3	0	0	回答不全面扣2分;未答出扣5分/题
		中药湿热敷的注意事项	5	3	0	0	
得分							

主考老师签名: 　　　　　　　　考核日期: 　　年　　月　　日

中药涂药技术

中药涂药是将中药制成水剂、酊剂、油剂、膏剂等剂型,涂抹于患处或涂抹于纱布外敷于患处,达到祛风除湿、解毒消肿、止痒镇痛作用的一种操作方法。

一、适用范围

适用于跌打损伤、烫伤、烧伤、疖痈、静脉炎等。

二、评估

1. 病室环境,温度适宜。
2. 主要症状、既往史、药物过敏史、是否妊娠。
3. 对疼痛的耐受程度。
4. 涂药部位的皮肤情况。

三、告知

1. 涂药后如出现痛、痒、胀等不适,应及时告知护士,勿擅自触碰或抓挠局部皮肤。
2. 涂药后若敷料脱落或包扎松紧不适宜,应及时告知护士。
3. 涂药后可能出现药物颜色、油渍等污染衣物的情况。
4. 中药可致皮肤着色,数日后可自行消退。

四、物品准备

治疗盘、中药制剂、治疗碗、弯盘、涂药板(棉签)、镊子、生理盐水棉球、纱布或棉纸、胶布或弹力绷带、治疗巾等,必要时备中单、屏风、大毛巾。

五、基本操作方法

1. 核对医嘱,评估患者,做好解释,调节病室温度。
2. 备齐用物,携至床旁。根据涂药部位,取合理体位,暴露涂药部位,必要时屏风遮挡。
3. 患处铺治疗巾,用生理盐水棉球清洁皮肤,并观察局部皮肤情况。
4. 将中药制剂均匀涂抹于患处或涂抹于纱布外敷于患处,范围超出患处 1~2cm 为宜。
5. 各类剂型用法
(1) 混悬液先摇匀后再用棉签涂抹。
(2) 水、酊剂类药物用镊子夹棉球蘸取药物涂擦,干湿度适宜,以不滴水为度,涂药均匀。
(3) 膏状类药物用棉签或涂药板取药涂擦,涂药厚薄均匀,以 2~3mm 为宜。
(4) 霜剂应用手掌或手指反复擦抹,使之渗入肌肤。
(5) 对初起有脓头或成脓阶段的肿疡,脓头部位不宜涂药。

（6）乳痈涂药时，在敷料上剪一缺口，使乳头露出，有利于乳汁的排空。

6. 根据涂药的位置、药物的性质，必要时选择适当的敷料覆盖并固定。

7. 涂药过程中随时询问患者有无不适。

8. 操作完毕，协助患者着衣，安排舒适体位。

六、注意事项

1. 婴幼儿颜面部、过敏体质者及妊娠患者慎用。

2. 涂药前需清洁局部皮肤。

3. 涂药不宜过厚以防毛孔闭塞。

4. 涂药后，观察局部及全身的情况，如出现丘疹、瘙痒、水疱或局部肿胀等过敏现象，停止用药，将药物擦洗干净并报告医师，配合处理。

5. 患处若有敷料，不可强行撕脱，可用生理盐水棉球沾湿敷料后再揭，并擦去药迹。

中药涂药操作流程图

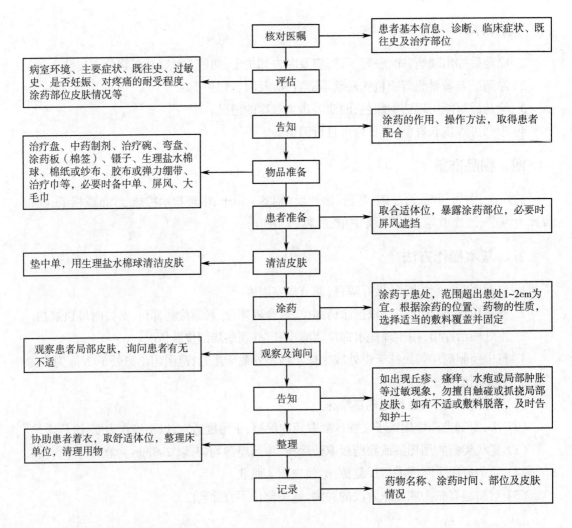

中药涂药操作考核评分标准

项目		分值	技术操作要求	评分等级				评分说明
				A	B	C	D	
仪表		2	仪表端庄、戴表	2	1	0	0	一项未完成扣1分
核对		2	核对医嘱	2	1	0	0	未核对扣2分;内容不全面扣1分
评估		6	临床症状、既往史、药物过敏史、是否妊娠	4	3	2	1	一项未完成扣1分
			涂药部位皮肤情况,对疼痛的耐受程度	2	1	0	0	一项未完成扣1分
告知		4	解释作用、简单的操作方法、局部感受及配合要点,取得患者配合	4	3	2	1	一项未完成扣1分
用物准备		5	洗手,戴口罩	2	1	0	0	未洗手扣1分;未戴口罩扣1分
			备齐并检查用物	3	2	1	0	少备一项扣1分;未检查一项扣1分,最高扣3分
环境与患者准备		7	病室整洁、光线明亮、温度适宜	2	1	0	0	未进行环境准备扣2分;环境准备不全扣1分
			协助患者取舒适体位	2	1	0	0	未进行体位摆放扣2分;体位不舒适扣1分
			暴露患处,注意保暖、保护隐私	3	2	1	0	未充分暴露患处扣1分;未保暖扣1分;未保护隐私扣1分
操作过程	敷药	45	核对医嘱	2	1	0	0	未核对扣2分;内容不全面扣1分
			在涂药部位下方铺橡胶单、中单,将弯盘置于患处旁边	6	4	2	0	未正确铺单扣2分/项;未正确放置弯盘扣2分
			根据患处大小,沿单方向清洁局部皮肤,避免反复涂擦	4	2	0	0	未清洁局部皮肤扣4分;清洁方法不规范扣2分
			再次核对药物,将药物均匀涂于患处。范围:超出患处1~2cm;厚度:以2~3mm为宜	12	10	8	6	未再次核对扣2分;涂擦方法不准确扣4分;未超出患处1~2cm扣4分;厚薄不均匀扣4分,最高扣12分
			覆盖敷料,妥善固定	5	3	2	0	敷料选择不适当扣3分;未妥善固定扣2分
			告知相关注意事项:如有不适或敷料脱落,及时告知护士	4	2	0	0	未告知扣4分;少告知一项扣2分
			观察局部皮肤情况,询问患者感受	6	4	2	0	未观察皮肤情况扣4分;未询问患者感受扣2分
			协助患者取舒适体位,整理床单位	4	2	0	0	未安置体位扣2分;未整理床单位扣2分
			洗手,再次核对	2	1	0	0	未洗手扣1分;未核对扣1分
	去除敷药	7	去除敷料及药物,清洁局部皮肤	1	0	0	0	未清洁扣1分
			观察皮肤情况,整理床单位	4	2	0	0	未观察扣2分;未整理床单位扣2分
			洗手,再次核对	2	1	0	0	未洗手扣1分;未核对扣1分
操作后处置		6	用物按《医疗机构消毒技术规范》处理	2	1	0	0	处置方法不正确扣1分/项,最高扣2分
			洗手	2	0	0	0	未洗手扣2分
			记录	2	1	0	0	未记录扣2分;记录不完全扣1分
评价		6	流程合理、技术熟练、局部皮肤无损伤、询问患者感受	6	4	2	0	一项不合格扣2分,最高扣6分
理论提问		10	中药涂药的禁忌证	5	3	0	0	回答不全面扣2分/题;未答出扣5分/题
			中药涂药的注意事项	5	3	0	0	
		得分						

主考老师签名: 考核日期: 年 月 日

中药熏蒸技术

中药熏蒸是借用中药热力及药理作用熏蒸患处,达到疏通腠理、祛风除湿、温经通络、活血化瘀作用的一种操作方法。

一、适用范围

适用于风湿免疫疾病,以及骨伤科、妇科、普外科、肛肠科及皮肤科等各科疾病引起的疼痛、炎症、水肿、瘙痒等症状。

二、评估

1. 病室环境,温度适宜。
2. 主要症状、既往史及过敏史、是否妊娠或经期。
3. 体质及局部皮肤情况。
4. 进餐时间。

三、告知

1. 熏蒸时间约 20~30 分钟。
2. 熏蒸过程中如出现不适,及时告知护士。
3. 熏蒸前要饮淡盐水或温开水 200ml,避免出汗过多引起脱水。餐前餐后 30 分钟内,不宜熏蒸。
4. 熏蒸完毕,注意保暖,避免直接吹风。

四、用物准备

治疗盘、药液、中单、容器(根据熏蒸部位的不同选用)、水温计、治疗巾或浴巾,必要时备屏风及坐浴架(支架)。

五、基本操作方法

1. 核对医嘱,评估患者,做好解释,调节室内温度。
2. 备齐用物,携至床旁。协助患者取合理、舒适体位,暴露熏蒸部位。
3. 将 43~46℃药液倒入容器内,对准熏蒸部位。
4. 随时观察患者病情及局部皮肤变化情况,询问患者感受并及时调整药液温度。
5. 治疗结束观察并清洁患者皮肤,协助患者整理着衣,取舒适体位。

六、注意事项

1. 心脏病、严重高血压、妇女妊娠和月经期间慎用。肢体动脉闭塞性疾病、糖尿病足、肢体干性坏疽者,熏蒸时药液温度不可超过38℃。

2. 熏蒸过程中密切观察患者有无胸闷、心慌等症状,注意避风,冬季注意保暖,洗毕应及时擦干药液和汗液,暴露部位尽量加盖衣被。

3. 包扎部位熏蒸时,应去除敷料。

4. 所用物品需清洁消毒,用具一人一份一消毒,避免交叉感染。

5. 施行熏蒸时,应注意防止烫伤。

中药熏蒸操作流程图

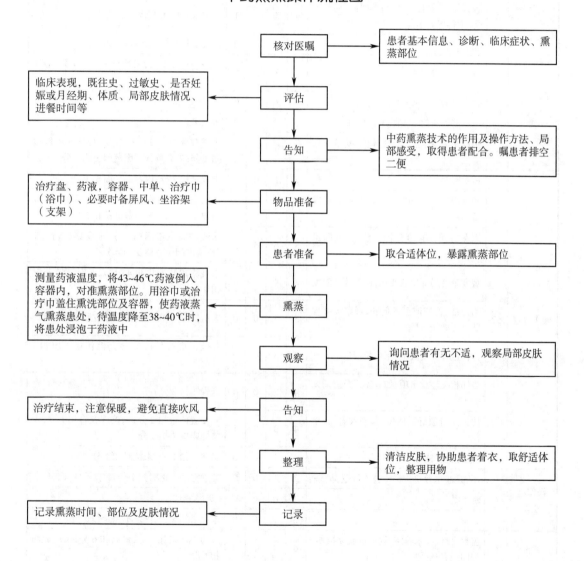

核对医嘱 → 患者基本信息、诊断、临床症状、熏蒸部位

临床表现、既往史、过敏史、是否妊娠或月经期、体质、局部皮肤情况、进餐时间等 ← 评估

告知 → 中药熏蒸技术的作用及操作方法、局部感受,取得患者配合。嘱患者排空二便

治疗盘、药液,容器、中单、治疗巾（浴巾）、必要时备屏风、坐浴架（支架） ← 物品准备

患者准备 → 取合适体位,暴露熏蒸部位

测量药液温度,将43~46℃药液倒入容器内,对准熏蒸部位。用浴巾或治疗巾盖住熏洗部位及容器,使药液蒸气熏蒸患处,待温度降至38~40℃时,将患处浸泡于药液中 ← 熏蒸

观察 → 询问患者有无不适,观察局部皮肤情况

治疗结束,注意保暖,避免直接吹风 ← 告知

整理 → 清洁皮肤,协助患者着衣,取舒适体位,整理用物

记录熏蒸时间、部位及皮肤情况 ← 记录

中药熏蒸操作考核评分标准

项目	分值	技术操作要求	评分等级				评分说明
			A	B	C	D	
仪表	2	仪表端庄、戴表	2	1	0	0	一项未完成扣1分
核对	2	核对医嘱	2	1	0	0	未核对扣2分;内容不全面扣1分
评估	6	主要症状、既往史、过敏史、是否妊娠	4	3	2	1	一项未完成扣1分
		体质及局部皮肤情况、进餐时间	2	1	0	0	一项未完成扣1分
告知	4	解释作用、操作方法、熏蒸时间、局部感受,取得患者配合	4	3	2	1	一项未完成扣1分
用物准备	6	洗手,戴口罩	2	1	0	0	未洗手扣1分;未戴口罩扣1分
		备齐并检查用物	4	3	2	1	少备一项扣1分;未检查一项扣1分,最高扣4分
环境与患者准备	6	病室整洁、温度适宜	2	1	0	0	一项未完成扣1分
		熏蒸前饮淡盐水或温开水200ml	1	0	0	0	未饮水扣1分
		协助患者取合理、舒适体位,暴露熏蒸部位	3	2	1	0	未摆放体位扣2分;体位不合理或不舒适扣1分;未充分暴露熏蒸部位扣1分
操作过程	52	核对医嘱	2	1	0	0	未核对扣2分;内容不全面扣1分
		药液温度:43~46℃,倒入容器内,对准熏蒸部位	10	8	6	4	药液温度过高或过低扣4分;药液漏出容器扣4分;未对准熏蒸部位扣2分
		熏蒸时间:20~30分钟,观察并询问患者感受	8	6	4	2	熏蒸时间不正确扣2分;未观察病情扣2分;未询问患者感受扣4分
		观察患者局部皮肤变化,调整药液温度	8	4	0	0	未观察皮肤变化扣4分;未及时调节药温扣4分
		治疗结束,清洁患者皮肤,观察局部皮肤有无烫伤、过敏	8	4	0	0	未清洁皮肤扣4分;未观察皮肤扣4分
		操作过程保持衣服、床单位清洁	6	3	0	0	药液污染衣服扣3分;药液污染被服扣3分
		告知相关注意事项,如有不适及时通知护士	4	2	0	0	未告知扣2分/项
		协助患者取舒适体位,整理衣着、床单位	4	3	2	1	未安置体位扣2分;未整理衣着扣1分;未整理床单位扣1分
		洗手,再次核对	2	1	0	0	未洗手扣1分;未核对扣1分
操作后处置	6	用物按《医疗机构消毒技术规范》处理	2	1	0	0	处置方法不正确扣1分/项,最高扣2分
		洗手	2	0	0	0	未洗手扣2分
		记录	2	1	0	0	未记录扣2分;记录不完扣1分
评价	6	流程合理、技术熟练、局部皮肤无损伤、询问患者感受	6	4	2	0	一项不合格扣2分,最高扣6分;出现烫伤扣6分
理论提问	10	中药熏蒸的禁忌证	5	3	0	0	回答不全面扣2分/项;未答出扣5分/题
		中药熏蒸的注意事项	5	3	0	0	
得分							

主考老师签名: 考核日期: 年   月   日

中药热熨敷技术

中药热熨敷是将中药加热后装入布袋,在人体局部或一定穴位上移动,利用温热之力使药性通过体表透入经络、血脉,从而达到温经通络、行气活血、散寒止痛、祛瘀消肿等作用的一种操作方法。

一、适用范围

适用于风湿痹证引起的关节冷痛、酸胀、沉重、麻木;跌打损伤等引起的局部瘀血、肿痛;扭伤引起的腰背不适、行动不便;脾胃虚寒所致的胃脘疼痛、腹冷泄泻、呕吐等症状。

二、评估

1. 病室环境,温度适宜。
2. 主要症状、既往史、药物过敏史、月经期及是否妊娠。
3. 对热和疼痛的耐受程度。
4. 热熨部位的皮肤情况。

三、告知

1. 药熨前,排空二便。
2. 感觉局部温度过高或出现红肿、丘疹、瘙痒、水疱等情况,应及时告知护士。
3. 操作时间为每次 15~30 分钟,每日 1~2 次。

四、物品准备

治疗盘、遵医嘱准备的药物及器具、凡士林、棉签、纱布袋 2 个、大毛巾、纱布或纸巾,必要时备屏风、毛毯、温度计等。

五、基本操作方法

1. 核对医嘱,评估患者,做好解释。嘱患者排空二便。调节病室温度。
2. 备齐用物,携至床旁。取适宜体位,暴露药熨部位,必要时屏风遮挡患者。
3. 根据医嘱,将药物加热至 60~70℃,备用。
4. 先用棉签在药熨部位涂一层凡士林,将药袋放到患处或相应穴位处用力来回推熨,以患者能耐受为宜。力量要均匀,开始时用力要轻,速度可稍快,随着药袋温度的降低,力量可增大,同时速度减慢。药袋温度过低时,及时更换药袋或加温。
5. 药熨操作过程中注意观察局部皮肤的颜色情况,及时询问患者对温度的感受。
6. 操作完毕,擦净局部皮肤,协助患者着衣,安排舒适体位。嘱患者避风保暖,多饮温开水。

六、注意事项

1. 孕妇腹部及腰骶部、大血管处，以及皮肤破损及炎症、局部感觉障碍处忌用。

2. 操作过程中应保持药袋温度，温度过低则需及时更换或加热。

3. 药熨温度适宜，一般保持 50~60℃，不宜超过 70℃，年老、婴幼儿及感觉障碍者，药熨温度不宜超过 50℃。操作中注意保暖。

4. 药熨过程中应随时听取患者对温度的感受，观察皮肤颜色变化，一旦出现水疱或烫伤时应立即停止，并给予适当处理。

中药热熨敷操作流程图

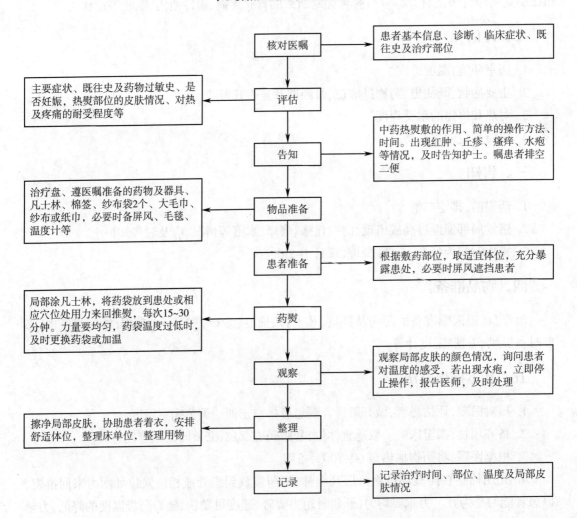

核对医嘱 → 患者基本信息、诊断、临床症状、既往史及治疗部位

主要症状、既往史及药物过敏史、是否妊娠，热熨部位的皮肤情况、对热及疼痛的耐受程度等 ← 评估

告知 → 中药热熨敷的作用、简单的操作方法、时间。出现红肿、丘疹、瘙痒、水疱等情况，及时告知护士。嘱患者排空二便

治疗盘、遵医嘱准备的药物及器具、凡士林、棉签、纱布袋2个、大毛巾、纱布或纸巾，必要时备屏风、毛毯、温度计等 ← 物品准备

患者准备 → 根据敷药部位，取适宜体位，充分暴露患处，必要时屏风遮挡患者

局部涂凡士林，将药袋放到患处或相应穴位处用力来回推熨，每次15~30分钟。力量要均匀，药袋温度过低时，及时更换药袋或加温 ← 药熨

观察 → 观察局部皮肤的颜色情况，询问患者对温度的感受，若出现水疱，立即停止操作，报告医师，及时处理

擦净局部皮肤，协助患者着衣，安排舒适体位，整理床单位，整理用物 ← 整理

记录 → 记录治疗时间、部位、温度及局部皮肤情况

中药热熨敷操作考核评分标准

项目	分值	技术操作要求	评分等级 A	B	C	D	评分说明
仪表	2	仪表端庄、戴表	2	1	0	0	一项未完成扣1分
核对	2	核对医嘱	2	1	0	0	未核对扣2分;内容不全面扣1分
评估	6	临床症状、既往史、药物过敏史、是否妊娠	4	3	2	1	一项未完成扣1分
		热熨部位皮肤情况、对热的耐受程度	2	1	0	0	一项未完成扣1分
告知	4	解释作用、简单的操作方法、局部感受、热熨前排空二便,取得患者配合	4	3	2	1	一项未完成扣1分
用物准备	6	洗手,戴口罩	2	1	0	0	未洗手扣1分;未戴口罩扣1分
		备齐并检查用物	4	3	2	1	少备一项扣1分;未检查一项扣1分,最高扣4分
环境与患者准备	10	病室整洁、光线明亮	2	1	0	0	未进行环境准备扣2分;环境准备不全扣1分
		协助患者取舒适体位	2	1	0	0	未进行体位摆放扣2分;体位不舒适扣1分
		暴露热熨部位,用垫巾保护衣物,注意保暖,保护隐私	6	4	2	0	未保护患者衣物扣2分;未注意保暖扣2分;未保护隐私扣2分
操作过程	48	核对医嘱	2	1	0	0	未核对扣2分;内容不全面扣1分
		将药物加热至60~70℃备用	4	0	0	0	温度不符合要求扣4分
		药熨部位涂少量凡士林	2	1	0	0	未涂抹扣2分;涂抹不均匀扣1分
		药熨温度应保持在50~60℃,老年人、婴幼儿及感觉障碍者不宜超过50℃	2	0	0	0	温度不正确扣2分
		推熨:力量均匀,开始时用力要轻,速度可稍快,随着药袋温度的降低,力量可增大,同时速度减慢。药袋温度过低时,及时更换药袋或加温。熨烫时间约15~30分钟。操作中询问患者的感受	16	12	8	4	力度过轻或过重扣4分;未及时加温扣4分;时间过短或过长扣4分;未询问患者感受扣4分
		观察局部皮肤,询问患者对温度的感受,及时调整速度、温度或停止操作,防止烫伤	12	8	4	0	未观察皮肤扣4分;未询问患者扣4分;发现异常未及时处理扣4分
		操作完毕后擦净局部皮肤,协助患者着衣,安排舒适体位,整理床单位	4	3	2	1	未清洁皮肤扣1分;未协助着衣扣1分;体位不舒适扣1分;未整理床单位扣1分
		询问患者对操作的感受,告知注意事项	4	2	0	0	未询问患者感受扣2分;未告知注意事项扣2分
		洗手,再次核对	2	1	0	0	未洗手扣1分;未核对扣1分
操作后处置	6	用物按《医疗机构消毒技术规范》处理	2	1	0	0	处置方法不正确扣1分/项,最高扣2分
		洗手	2	0	0	0	未洗手扣2分
		记录	2	1	0	0	未记录扣2分;记录不完全扣1分
评价	6	流程合理、技术熟练、局部皮肤无烫伤、询问患者感受	6	4	2	0	一项不合格扣2分,最高扣6分;出现烫伤扣6分
理论提问	10	中药热熨敷的适应证	5	3	0	0	回答不全面扣2分/题;未答出扣5分/题
		中药热熨敷的注意事项	5	3	0	0	
		得分					

主考老师签名: 　　　　　　　　考核日期: 　　年　月　日

中药离子导入技术

中药离子导入是利用直流电将药物离子通过皮肤或穴位导入人体，作用于病灶，达到活血化瘀、软坚散结、抗炎镇痛等作用的一种操作方法。

一、适用范围

适用于各种急、慢性疾病引起的关节疼痛、腰背痛、颈肩痛及盆腔炎所致的腹痛等症状。

二、评估

1. 主要症状、既往史及过敏史、是否妊娠。
2. 感知觉及局部皮肤情况。

三、告知

1. 治疗时间一般为 20~30 分钟。
2. 治疗期间会产生正常的针刺感和蚁走感，护士可根据患者感受调节电流强度。
3. 若局部有烧灼或针刺感不能耐受时，立即通知护士。
4. 中药可致着色，数日后可自行消退。

四、物品准备

中药制剂、离子导入治疗仪、治疗盘、镊子、棉衬套（垫片）2 个、绷带或松紧搭扣、沙袋、隔水布、小毛巾、水温计，必要时备听诊器。

五、基本操作方法

1. 核对医嘱，评估患者，做好解释，调节室温。
2. 备齐用物，携至床旁。
3. 协助患者取舒适体位，暴露治疗部位。
4. 打开电源开关，将 2 块棉衬套（垫片）浸入 38~42℃ 的中药液后取出，拧至不滴水为宜，将电极板放入衬套内，平置于治疗部位，2 个电极板相距 2~4cm，外用隔水布覆盖，绷带或松紧搭扣固定，必要时使用沙袋，启动输出键，调节电流强度，至患者耐受为宜。具体操作参照仪器说明书进行。
5. 治疗中询问患者感受，调节电流强度。如患者主诉疼痛，立即停止治疗。
6. 治疗结束，取下电极板，擦干局部皮肤，观察皮肤情况。
7. 操作完毕，协助患者着衣，安排舒适体位，整理床单位。

六、注意事项

1. 治疗部位有金属异物者、带有心脏起搏器者,慎用此治疗方法。
2. 同一输出线的两个电极不可分别放置于两侧肢体。
3. 注意操作顺序,防止电击患者。
4. 治疗时注意遮挡保护隐私,注意保暖。
5. 治疗过程中要注意观察患者的反应和机器运行情况。
6. 治疗部位皮肤出现红疹、疼痛、水疱等,应立即停止治疗并通知医师,配合处置。

中药离子导入操作流程图

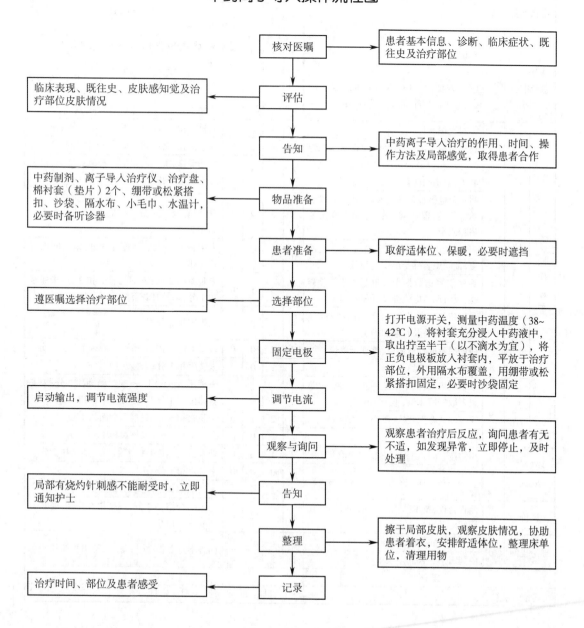

中药离子导入操作考核评分标准

项目	分值	技术操作要求	评分等级 A	B	C	D	评分说明
仪表	2	仪表端庄、戴表	2	1	0	0	一项未完成扣1分
核对	2	核对医嘱	2	1	0	0	未核对扣2分;内容不全面扣1分
评估	6	临床症状、既往史、过敏史、是否妊娠	4	3	2	1	一项未完成扣1分
		皮肤感知觉、局部皮肤有无破溃及炎性渗出	2	1	0	0	一项未完成扣1分
告知	4	解释作用、简单的操作方法、局部感受,取得患者配合	4	3	2	1	一项未完成扣1分
用物准备	5	洗手,戴口罩	2	1	0	0	未洗手扣1分;未戴口罩扣1分
		备齐并检查用物	3	2	1	0	少备一项扣1分;未检查一项扣1分,最高扣3分
环境与患者准备	5	环境清洁、温度适宜,光线明亮	2	1	0	0	未进行环境准备扣2分;环境准备不全扣1分
		嘱患者排空二便,协助患者取舒适体位,暴露治疗部位,注意保护隐私	3	2	1	0	未嘱排二便扣1分;未进行体位摆放扣2分;体位不舒适扣1分;未充分暴露治疗部位扣1分;未保护隐私扣1分;最高扣3分
操作过程	45	核对医嘱	2	1	0	0	未核对扣2分;内容不全面扣1分
中药离子导入		连接电源及电极输出线,检查仪器性能	4	3	2	0	未连接扣1分/项;未检查性能扣2分
		将2块棉衬套浸入中药液加热至38~42℃,取出棉衬套拧至不滴水	6	4	2	0	未测温度扣2分;温度不准确扣2分;衬套过干或过湿扣2分
		将正负电极板正确放入衬套内,平置于治疗部位,覆盖隔水布,用绷带或松紧搭扣固定	8	6	4	2	电极板放置错误扣8分;电极板裸露扣4分;衬套及隔水布不平整扣2分;固定不牢固扣2分
		启动输出,从低到高缓慢调节电流强度,询问患者感受至耐受为宜	10	5	0	0	未缓慢调节电流强度扣5分;未询问患者感受扣5分
		观察仪器运行情况,随时询问患者感受,及时调节电流强度,保暖	5	3	1	0	未观察扣2分;未询问感受扣2分;未保暖扣1分;未及时调节电流强度扣5分
		告知相关注意事项:治疗时间20~30分钟,如有不适及时通知护士	4	2	0	0	未告知扣2分/项
		协助患者取舒适体位,整理床单位	4	2	0	0	未安置体位扣2分;未整理床单位扣2分
		洗手,再次核对	2	1	0	0	未洗手扣1分;未核对扣1分
治疗结束	10	取下电极板、擦干皮肤、关闭电源,协助患者取舒适体位,整理床单位	5	4	3	2	未擦干皮肤扣1分;顺序颠倒扣2分;未安置体位扣1分;未整理床单位扣1分
		观察皮肤有无红疹、烫伤、过敏	3	2	1	0	未观察扣3分;观察不全面扣1分/项
		洗手,核对	2	1	0	0	未洗手扣1分;未核对扣1分
操作后处置	5	用物按《医疗机构消毒技术规范》处理	2	1	0	0	处置方法不正确扣1分/项,最高扣2分
		洗手	1	0	0	0	未洗手扣1分
		记录	2	1	0	0	未记录扣2分;记录不完全扣1分
评价	6	流程合理、技术熟练、局部皮肤无损伤、询问患者感受	6	4	2	0	一项不合格扣2分,最高扣6分;出现电击伤或烫伤扣6分
理论提问	10	中药离子导入的禁忌证	5	3	0	0	回答不全面扣2分/题;未答出扣5分/题
		中药离子导入的注意事项	5	3	0	0	
得分							

主考老师签名:	考核日期:　　　年　　月　　日

穴位注射技术

穴位注射又称水针,是将小剂量药物注入腧穴内,通过药物和穴位的双重作用,达到治疗疾病目的的一种操作方法。

一、适用范围

适用于多种慢性疾病引起的眩晕、呃逆、腹胀、尿潴留、疼痛等症状。

二、评估

1. 主要症状、既往史、药物过敏史、是否妊娠。
2. 注射部位局部皮肤情况。
3. 对疼痛的耐受程度及合作程度。

三、告知

注射部位会出现疼痛、酸胀的感觉属于正常现象,如有不适及时告知护士。

四、物品准备

治疗盘、药物、一次性注射器、无菌棉签、皮肤消毒剂、污物碗、利器盒。

五、基本操作方法

1. 核对医嘱,评估患者,做好解释,嘱患者排空二便。
2. 配制药液。
3. 备齐用物,携至床旁。
4. 协助患者取舒适体位,暴露局部皮肤,注意保暖。
5. 遵医嘱取穴,通过询问患者感受确定穴位的准确位置。
6. 常规消毒皮肤。
7. 再次核对医嘱,排气。
8. 一手绷紧皮肤,另一手持注射器,对准穴位快速刺入皮下,然后用针刺手法将针身推至一定深度,上下提插至患者有酸胀等"得气"感应后,回抽无回血,即可将药物缓慢推入。
9. 注射完毕拔针,用无菌棉签按压针孔片刻。
10. 观察患者用药后症状改善情况,安置舒适体位。

六、注意事项

1. 局部皮肤有感染、瘢痕、有出血倾向及高度水肿者,不宜进行注射。
2. 孕妇下腹部及腰骶部不宜进行注射。

3. 严格执行三查七对及无菌操作规程。

4. 遵医嘱配制药液,注意配伍禁忌。

5. 注意针刺角度,观察有无回血。避开血管丰富部位,避免药液注入血管内,患者有触电感时针体往外退出少许后再进行注射。

6. 注射药物的患者如出现不适症状时,应立即停止注射并观察病情变化。

穴位注射操作流程图

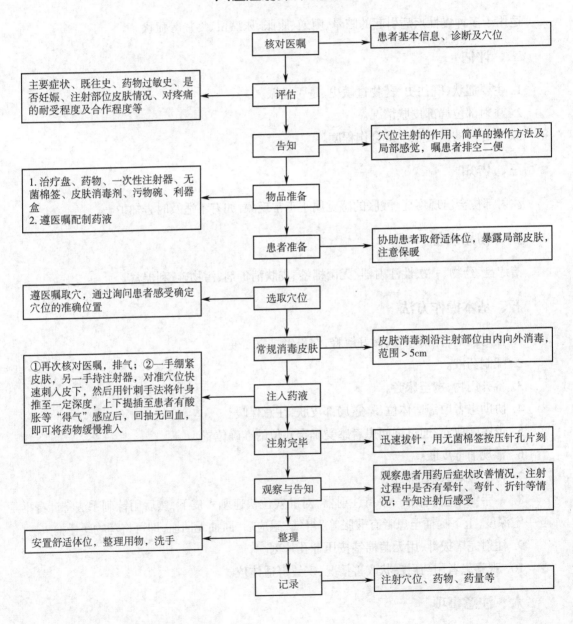

| 核对医嘱 | → | 患者基本信息、诊断及穴位 |

主要症状、既往史、药物过敏史、是否妊娠、注射部位皮肤情况、对疼痛的耐受程度及合作程度等 ← 评估

告知 → 穴位注射的作用、简单的操作方法及局部感觉,嘱患者排空二便

1. 治疗盘、药物、一次性注射器、无菌棉签、皮肤消毒剂、污物碗、利器盒
2. 遵医嘱配制药液 ← 物品准备

患者准备 → 协助患者取舒适体位,暴露局部皮肤,注意保暖

遵医嘱取穴,通过询问患者感受确定穴位的准确位置 ← 选取穴位

常规消毒皮肤 → 皮肤消毒剂沿注射部位由内向外消毒,范围 > 5cm

①再次核对医嘱,排气;②一手绷紧皮肤,另一手持注射器,对准穴位快速刺入皮下,然后用针刺手法将针身推至一定深度,上下提插至患者有酸胀等"得气"感应后,回抽无回血,即可将药物缓慢推入 ← 注入药液

注射完毕 → 迅速拔针,用无菌棉签按压针孔片刻

观察与告知 → 观察患者用药后症状改善情况,注射过程中是否有晕针、弯针、折针等情况;告知注射后感受

安置舒适体位,整理用物,洗手 ← 整理

记录 → 注射穴位、药物、药量等

穴位注射操作考核评分标准

项目	分值	技术操作要求	A	B	C	D	评分说明
仪表	2	仪表端庄、戴表	2	1	0	0	一项未完成扣1分
核对	2	核对医嘱	2	1	0	0	未核对扣2分;内容不全面扣1分
评估	7	临床症状、既往史、药物过敏史、是否妊娠	4	3	2	1	一项未完成扣1分
		注射部位皮肤情况、对疼痛的耐受程度及患者合作程度	3	2	1	0	一项未完成扣1分
告知	4	解释作用、简单的操作方法、局部感受,取得患者配合	4	3	2	1	一项未完成扣1分
用物准备	9	洗手,戴口罩	2	1	0	0	未洗手扣1分;未戴口罩扣1分
		核对医嘱,配制药液	3	2	1	0	未核对扣2分;内容不全扣1分;配药不规范扣1分
		备齐并检查用物	4	3	2	1	少备一项扣1分;未检查一项扣1分,最高扣4分
环境与患者准备	5	病室整洁、光线明亮	2	1	0	0	未进行环境准备扣2分;环境准备不全扣1分
		协助患者取舒适体位,暴露操作部位,注意保暖	3	2	1	0	未进行体位摆放扣2分;体位不舒适扣1分;暴露不充分扣1分;未保暖扣1分,最高扣3分
操作过程	49	核对医嘱	2	1	0	0	未核对扣2分;内容不全面扣1分
		确定穴位,询问患者感受	4	3	2	1	动作不规范扣1分;穴位不准确扣2分;未询问患者感受扣1分
		消毒方法正确:以所取穴中心由内向外消毒,范围>5cm	4	2	0	0	消毒方法不正确扣2分;消毒范围不规范扣2分
		再次核对医嘱,排气	4	3		1	未核对扣2分;内容不全面扣1分;未排气扣2分;排气不规范扣1分
		注射手法正确	8	6	4	2	未绷紧皮肤扣2分;未对准穴位扣4分;注射方法不正确扣2分
		将针身推至一定深度,询问患者感受	6	4	2	0	手法不规范扣4分;未询问患者感受扣2分
		确认无回血后,缓慢注入药液	6	4	2	0	未抽回血扣4分;注入药液速度不规范扣2分
		注射过程应观察是否有晕针、弯针、折针等异常情况	4	2	0	0	未观察扣4分;观察不全面扣2分
		拔针后用无菌棉签按压针孔片刻	2	0	0	0	未按要求按压扣2分
		观察注射部位皮肤,询问患者是否有不适	2	1	0	0	未观察皮肤扣1分;未询问患者扣1分
		告知患者注射部位24小时内避免着水	2	0	0	0	未告知扣2分
		协助患者着衣、取舒适体位、整理床单位	3	2	1	0	未协助着衣扣1分;体位不舒适扣1分;未整理床单位扣1分
		洗手,再次核对	2	1	0	0	未洗手扣1分;未核对扣1分
操作后处置	6	用物按《医疗机构消毒技术规范》处理	2	1	0	0	处置方法不正确扣1分/项,最高扣2分
		洗手	2	0	0	0	未洗手扣2分
		记录	2	1	0	0	未记录扣2分;记录不完全扣1分
评价	6	无菌观念、流程合理、技术熟练、询问患者感受	6	4	2	0	一项不合格扣2分,最高扣6分
理论提问	10	穴位注射的适应证、禁忌证	5	3	0	0	回答不全面扣2分/题;未答出5分/题
		穴位注射的注意事项	5	3	0	0	
得分							

主考老师签名:　　　　　　　　　考核日期:　　　年　　月　　日

耳穴贴压技术

耳穴贴压是采用王不留行、莱菔子等丸状物贴压于耳郭上的穴位或反应点,通过其疏通经络,调整脏腑气血功能,促进机体的阴阳平衡,达到防治疾病、改善症状目的的一种操作方法,属于耳针技术范畴。

一、适用范围

适用于减轻各种疾病及术后所致的疼痛、失眠、焦虑、眩晕、便秘、腹泻等症状。

二、评估

1. 主要症状、既往史,是否妊娠。
2. 对疼痛的耐受程度。
3. 有无对胶布、药物等过敏情况。
4. 耳部皮肤情况。

三、告知

1. 耳穴贴压的局部感觉为热、麻、胀、痛,如有不适及时通知护士。
2. 每日自行按压 3~5 次,每次每穴 1~2 分钟。
3. 耳穴贴压脱落后,应通知护士。

四、物品准备

治疗盘、王不留行或莱菔子等丸状物、胶布、75% 乙醇溶液、棉签、探棒、止血钳或镊子、弯盘、污物碗,必要时可备耳穴模型。

五、基本操作方法

1. 核对医嘱,评估患者,做好解释。
2. 备齐用物,携至床旁。
3. 协助患者取合理、舒适体位。
4. 遵照医嘱,探查耳穴敏感点,确定贴压部位。
5. 用 75% 乙醇溶液自上而下、由内到外、从前到后消毒耳部皮肤。
6. 选用质硬而光滑的王不留行或莱菔子等丸状物黏附在 0.7cm × 0.7cm 大小的胶布中央,用止血钳或镊子夹住贴敷于选好耳穴的部位上,并给予适当按压(揉),使患者有热、麻、胀、痛感觉,即"得气"。
7. 观察患者局部皮肤,询问有无不适感。
8. 常用按压手法

（1）对压法:用食指和拇指的指腹置于患者耳郭的正面和背面,相对按压,至出现热、麻、胀、痛等感觉,食指和拇指可边压边左右移动,或做圆形移动,一旦找到敏感点,则持续对压 20~30 秒。对内脏痉挛性疼痛、躯体疼痛有较好的镇痛作用。

（2）直压法:用指尖垂直按压耳穴,至患者产生胀痛感,持续按压 20~30 秒,间隔少许,重复按压,每次按压 3~5 分钟。

（3）点压法:用指尖一压一松地按压耳穴,每次间隔 0.5 秒。本法以患者感到胀而略沉重刺痛为宜,用力不宜过重。一般每次每穴可按压 27 下,具体可视病情而定。

9. 操作完毕,安排舒适体位,整理床单位。

六、注意事项

1. 耳郭局部有炎症、冻疮或表面皮肤有溃破者,以及有习惯性流产史的孕妇不宜施行。

2. 耳穴贴压每次选择一侧耳穴,双侧耳穴轮流使用。夏季易出汗,留置时间 1~3 天,冬季留置 3~7 天。

3. 观察患者耳部皮肤情况,留置期间应防止胶布脱落或污染;对普通胶布过敏者,改用脱敏胶布。

4. 患者侧卧位耳部感觉不适时,可适当调整。

耳穴贴压操作流程图

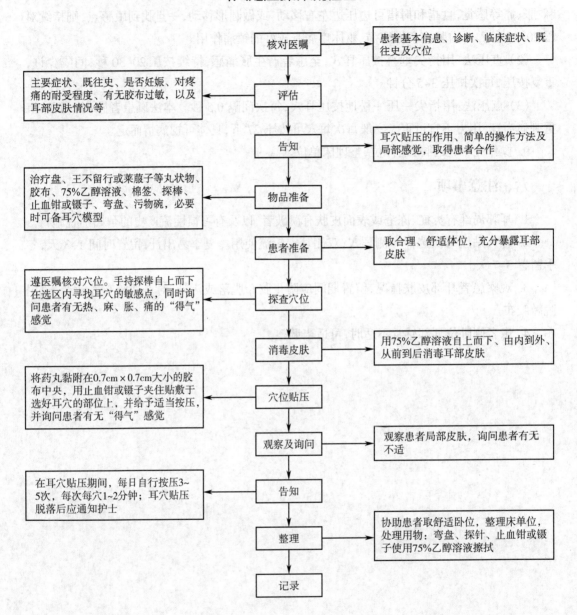

核对医嘱 → 患者基本信息、诊断、临床症状、既往史及穴位

主要症状、既往史、是否妊娠、对疼痛的耐受程度、有无胶布过敏，以及耳部皮肤情况等 → 评估

告知 → 耳穴贴压的作用、简单的操作方法及局部感觉，取得患者合作

治疗盘、王不留行或莱菔子等丸状物、胶布、75%乙醇溶液、棉签、探棒、止血钳或镊子、弯盘、污物碗，必要时可备耳穴模型 → 物品准备

患者准备 → 取合理、舒适体位，充分暴露耳部皮肤

遵医嘱核对穴位。手持探棒自上而下在选区内寻找耳穴的敏感点，同时询问患者有无热、麻、胀、痛的"得气"感觉 → 探查穴位

消毒皮肤 → 用75%乙醇溶液自上而下、由内到外、从前到后消毒耳部皮肤

将药丸黏附在0.7cm×0.7cm大小的胶布中央，用止血钳或镊子夹住贴敷于选好耳穴的部位上，并给予适当按压，并询问患者有无"得气"感觉 → 穴位贴压

观察及询问 → 观察患者局部皮肤，询问患者有无不适

在耳穴贴压期间，每日自行按压3~5次，每次每穴1~2分钟；耳穴贴压脱落后应通知护士 → 告知

整理 → 协助患者取舒适卧位，整理床单位，处理用物：弯盘、探针、止血钳或镊子使用75%乙醇溶液擦拭

记录

耳穴贴压操作考核评分标准

项目		分值	技术操作要求	评分等级				评分说明
				A	B	C	D	
仪表		2	仪表端庄、戴表	2	1	0	0	一项未完成扣1分
核对		2	核对医嘱	2	1	0	0	未核对扣2分;内容不全面扣1分
评估		5	临床症状、既往史、是否妊娠	3	2	1	0	一项未完成扣1分
			耳部皮肤情况、对疼痛的耐受程度	2	1	0	0	一项未完成扣1分
告知		3	解释作用、操作方法、局部感受,取得患者配合	3	2	1	0	一项未完成扣1分
用物准备		6	洗手,戴口罩	2	1	0	0	未洗手扣1分;未戴口罩扣1分
			备齐并检查用物	4	3	2	1	少备一项扣1分;未检查一项扣1分,最高扣4分
环境与患者准备		6	病室整洁、光线明亮	2	1	0	0	未进行环境准备扣2分;环境准备不全扣1分
			协助患者取舒适体位	2	1	0	0	未进行体位摆放扣2分;体位不舒适扣1分
			暴露耳部皮肤	2	0	0	0	未充分暴露耳部皮肤扣2分
操作过程	贴豆	48	核对医嘱	2	1	0	0	未核对扣2分;内容不全面扣1分
			持探棒由上而下寻找敏感点	6	4	2	0	动作生硬扣2分;穴位不准确扣2分/穴,最高扣6分
			消毒方法:使用75%乙醇溶液自上而下、由内到外、从前到后消毒皮肤,待干	6	4	2	0	消毒液使用不规范扣2分;消毒顺序不正确扣2分;未待干扣2分
			用止血钳或镊子夹住药贴,贴敷于选好的穴位上	10	8	6	4	贴敷穴位不准确扣2分/穴,最高扣6分;贴敷不牢固扣2分/穴,最高扣4分
			按压力度适宜,询问患者感受	8	6	4	2	按压力度过轻或过重扣2分/穴,最高扣4分;未询问患者感受扣4分
			观察局部皮肤有无红肿、过敏或贴敷不牢固	6	3	0	0	未观察皮肤扣3分;贴敷不牢固扣3分
			告知相关注意事项:按压方法、疼痛难忍或药贴脱落,及时通知护士	4	2	0	0	未告知扣2分/项
			协助患者取舒适体位,整理床单位	4	2	0	0	未安置体位扣2分;未整理床单位扣2分
			洗手,再次核对	2	1	0	0	未洗手扣1分;未核对扣1分
	取豆	6	用止血钳或镊子夹住胶布一角取下	2	1	0	0	未使用止血钳(镊子)扣1分;使用不当扣1分
			观察、清洁皮肤	2	1	0	0	未观察扣1分;未清理扣1分
			洗手,再次核对	2	1	0	0	未洗手扣1分;未核对扣1分
操作后处置		6	整理用物:探针、止血钳(镊子)用75%乙醇溶液擦拭	2	1	0	0	消毒方法不正确扣1~2分
			洗手	2	0	0	0	未洗手扣2分
			记录	2	1	0	0	未记录扣2分;记录不完全扣1分
评价		6	流程合理、技术熟练、询问患者感受	6	4	2	0	一项不合格扣2分
理论提问		10	耳穴贴压的禁忌证	5	3	0	0	回答不全面扣2分/题;未答出扣5分/题
			耳穴贴压的注意事项	5	3	0	0	
得分								

主考老师签名: 考核日期: 年 月 日

经穴推拿技术

经穴推拿是以按法、点法、推法、叩击法等手法作用于经络腧穴,具有减轻疼痛、调节胃肠功能、温经通络等作用的一种操作方法。

一、适用范围

适用于各种急慢性疾病所致的痛症,如头痛、肩颈痛、腰腿痛、痛经,以及失眠、便秘等症状。

二、评估

1. 病室环境,保护患者隐私安全。
2. 主要症状、既往史、是否妊娠或月经期。
3. 推拿部位皮肤情况。
4. 对疼痛的耐受程度。

三、告知

1. 推拿时及推拿后局部可能出现酸痛的感觉,如有不适,及时告知护士。
2. 推拿前后局部注意保暖,可喝温开水。

四、物品准备

治疗巾,必要时备纱块、介质、屏风。

五、基本操作方法

1. 核对医嘱,评估患者,做好解释,调节室温。腰腹部推拿时嘱患者排空二便。
2. 备齐用物,携至床旁。
3. 协助患者取合理、舒适体位。
4. 遵医嘱确定腧穴部位、选用适宜的推拿手法及强度。
5. 推拿时间一般宜在饭后 1~2 小时进行。每个穴位施术 1~2 分钟,以局部穴位透热为度。
6. 操作过程中询问患者的感受。若有不适,应及时调整手法或停止操作,以防发生意外。
7. 常见疾病推拿部位和穴位
(1) 头面部:取穴上印堂、太阳、头维、攒竹、上睛明、鱼腰、丝竹空、四白等。
(2) 颈项部:取穴风池、风府、肩井、天柱、大椎等。
(3) 胸腹部:取穴天突、膻中、中脘、下脘、气海、关元、天枢等。

（4）腰背部：取穴肺俞、肾俞、心俞、膈俞、华佗夹脊、大肠俞、命门、腰阳关等。

（5）肩部及上肢部：取穴肩髃、肩贞、手三里、天宗、曲池、极泉、小海、内关、合谷等。

（6）臀及下肢部：取穴环跳、居髎、风市、委中、昆仑、足三里、阳陵泉、梁丘、血海、膝眼等。

8. 常用的推拿手法

（1）点法：用指端或屈曲的指间关节部着力于施术部位，持续地进行点压，称为点法。此法包括拇指端点法、屈拇指点法和屈食指点法等，临床以拇指端点法常用。

1）拇指端点法：手握空拳，拇指伸直并紧靠于食指中节，以拇指端着力于施术部位或穴位上。前臂与拇指主动发力、进行持续点压。亦可采用拇指按法的手法形态、用拇指端进行持续点压。

2）屈拇指点法：屈拇指，以拇指指间关节桡侧着力于施术部位或穴位，拇指端抵于食指中节桡侧缘以助力。前臂与拇指主动施力，进行持续点压。

3）屈食指点法：屈食指，其他手指相握，以食指第一指间关节突起部着力于施术部位或穴位上，拇指末节尺侧缘紧压食指指甲部以助力。前臂与食指主动施力，进行持续点压。

（2）揉法：以一定力按压在施术部位，带动皮下组织做环形运动的手法。

1）拇指揉法：以拇指螺纹面着力按压在施术部位，带动皮下组织做环形运动的手法。以拇指螺纹面置于施术部位上，余四指置于其相对或合适的位置以助力，腕关节微屈或伸直，拇指主动做环形运动，带动皮肤和皮下组织，每分钟操作 120~160 次。

2）中指揉法：以中指螺纹面着力按压在施术部位，带动皮下组织做环形运动的手法。中指指间关节伸直，掌指关节微屈，以中指螺纹面着力于施术部位上，前臂做主动运动，通过腕关节使中指螺纹面在施术部位上做轻柔灵活的小幅度的环形运动，带动皮肤和皮下组织，每分钟操作 120~160 次。为加强揉动的力量，可以食指螺纹面搭于中指远侧指间关节背侧进行操作，也可用无名指螺纹面搭于中指远侧指尖关节背侧进行操作。

3）掌根揉法：以手掌掌面掌根部位着力按压在施术部位，带动皮下组织做环形运动的手法。肘关节微屈，腕关节放松并略背伸，手指自然弯曲，以掌根部附着于施术部位上，前臂做主动运动，带动腕掌做小幅度的环形运动，使掌根部在施术部位上做环形运动，带动皮肤和皮下组织，每分钟操作 120~160 次。

在临床治疗的实际运用中，上述这些基本操作方法可以单独或复合运用，也可以选用属于经穴推拿技术的其他手法，比如按法、点法、弹拨法、叩击法、拿法、掐法等，视具体情况而定。

（3）叩击法：用手的特定部位，或用特制的器械，在治疗部位反复拍打叩击的一类手法，称为叩击类手法。各种叩击法操作时，用力应果断、快速，击打后将术手立即抬起，叩击的时间要短暂。击打时，手腕既要保持一定的姿势，又要放松，以一种有控制的弹性力进行叩击，使手法既有一定的力度，又感觉缓和舒适，切忌用暴力打击，以免造成不必要的损伤。

9. 操作结束，协助患者着衣，安置舒适卧位，整理床单位。

六、注意事项

1. 肿瘤或感染患者、女性经期腰腹部慎用,妊娠期腰腹部禁用经穴推拿技术。
2. 操作前应修剪指甲,以防损伤患者皮肤。
3. 操作时用力要适度。
4. 操作过程中,注意保暖,保护患者隐私。
5. 使用叩击法时,严重心血管疾病者禁用,心脏搭桥患者慎用。

经穴推拿操作流程图

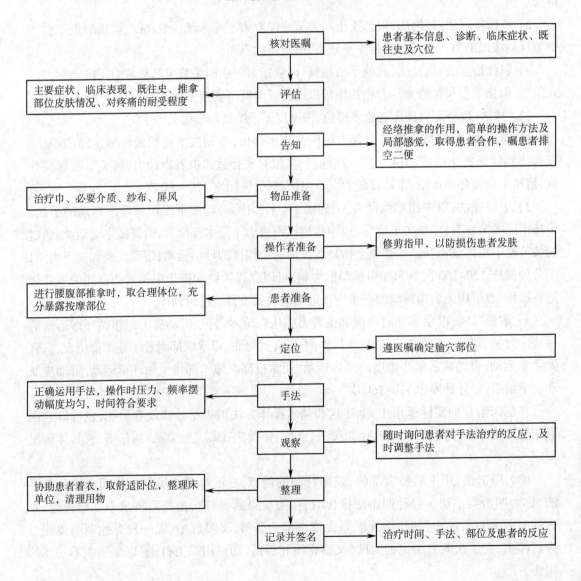

经穴推拿操作考核评分标准

项目	分值	技术操作要求	评分等级 A	B	C	D	评分说明
仪表	2	仪表端庄、戴表	2	1	0	0	一项未完成扣1分
核对	2	核对医嘱	2	1	0	0	未核对扣2分;内容不全面扣1分
评估	6	临床症状、既往史、是否妊娠、是否月经期	4	3	2	1	一项未完成扣1分
		推拿部位皮肤情况、对疼痛的耐受程度	2	1	0	0	一项未完成扣1分
告知	8	解释作用、简单的操作方法、局部感受,取得患者配合	4	3	2	1	一项未完成扣1分
		推拿时及推拿后局部可能出现酸痛的感觉,如有不适,及时告知护士	2	1	0	0	一项未完成扣1分
		推拿前后局部注意保暖,可喝温开水	2	1	0	0	一项未完成扣1分
用物准备	4	洗手,戴口罩	2	1	0	0	未洗手扣1分;未戴口罩扣1分
		备齐并检查用物,必要时备屏风	2	1	0	0	少备一项扣1分;未检查一项扣1分,最高扣2分
环境与患者准备	6	病室整洁、光线明亮	2	1	0	0	未进行环境准备扣2分;环境准备不全扣1分
		操作者:修剪指甲,避免损伤患者皮肤	2	0	0	0	未剪指甲扣2分
		患者:取舒适体位,充分暴露按摩部位,注意保护隐私	2	1	0	0	体位不舒适扣1分;暴露不充分扣1分;未保护隐私扣1分;最高扣2分
操作过程	50	核对医嘱	2	1	0	0	未核对扣2分;内容不全面扣1分
		遵医嘱确定经络走向与腧穴部位	10	8	6	4	动作生硬扣4分;经络与穴位不准确扣2分/穴,最高扣10分
		正确选择点、揉、按等手法	10	5	0	0	手法/每种不正确扣5分,最高扣10分
		力量及摆动幅度均匀	10	5	0	0	力量不均匀扣5分;摆动幅度不均匀扣5分
		摆动频率均匀,时间符合要求	10	5	0	0	频率不符合要求扣5分;时间不符合要求扣5分
		操作中询问患者对手法治疗的感受,及时调整手法及力度	6	4	2	0	未询问患者感受扣2分;未根据患者反应调整手法及力度扣2分/穴,最高扣6分
		洗手,再次核对	2	1	0	0	未洗手扣1分;未核对扣1分
操作后处置	6	用物按《医疗机构消毒技术规范》处理	2	1	0	0	处置方法不正确扣1分/项,最高扣2分
		洗手	2	0	0	0	未洗手扣2分
		记录	2	1	0	0	未记录扣2分;记录不完全扣1分
评价	6	流程合理、技术熟练、局部皮肤无损伤、询问患者感受	6	4	2	0	一项不合格扣2分,最高扣6分
理论提问	10	经穴推拿的常用推拿手法	5	3	0	0	回答不全面扣2分/题;未答出扣5分/题
		经穴推拿的注意事项	5	3	0	0	
得分							
主考老师签名:			考核日期:　　年　　月　　日				

中药灌肠技术

中药灌肠是将中药药液从肛门灌入直肠或结肠,使药液保留在肠道内,通过肠黏膜的吸收达到清热解毒、软坚散结、泄浊排毒、活血化瘀等作用的一种操作方法。中药结肠滴注参照此项操作技术。

一、适用范围

适用于慢性肾衰竭,以及慢性疾病所致的腹痛、腹泻、便秘、发热、带下等症状。

二、评估

1. 病室环境、温度适宜。
2. 主要症状、既往史、排便情况、有无大便失禁、是否妊娠。
3. 肛周皮肤情况。
4. 有无药物过敏史。
5. 心理状况、合作程度。

三、告知

1. 操作前排空二便。
2. 局部感觉,如胀、满、轻微疼痛。
3. 如有便意或不适,应及时告知护士。
4. 灌肠后体位视病情而定。
5. 灌肠液保留 1 小时以上为宜,保留时间长,有利于药物吸收。

四、物品准备

治疗盘、弯盘、煎煮好的药液、一次性灌肠袋、水温计、纱布、一次性手套、垫枕、中单、石蜡油、棉签等,必要时备便盆、屏风。

五、基本操作方法

1. 核对医嘱,评估患者,做好解释,调节室温。嘱患者排空二便。
2. 备齐用物,携至床旁。
3. 关闭门窗,用隔帘或屏风遮挡。
4. 协助患者取左侧卧位(必要时根据病情选择右侧卧位),充分暴露肛门,垫中单于臀下,置垫枕以抬高臀部 10cm。
5. 测量药液温度(39~41℃),液面距离肛门不超过 30cm,用石蜡油润滑肛管前端,排液,暴露肛门,插肛管时,可嘱患者张口呼吸以使肛门松弛,便于肛管顺利插入。插入 10~15cm 缓慢滴入药液(滴入的速度视病情而定),滴注时间 15~20 分钟。滴注过程中随时观察询问患者耐受情况,如有不适或便意,及时调节滴入速度,必要时终止滴入。中药灌肠药量不宜超过 200ml。

6. 药液滴完,夹紧并拔除肛管,协助患者擦干肛周皮肤,用纱布轻揉肛门处,协助取舒适卧位,抬高臀部。

六、注意事项

1. 肛门、直肠、结肠术后,大便失禁,孕妇急腹症和下消化道出血的患者禁用。

2. 慢性痢疾,病变多在直肠和乙状结肠,宜采取左侧卧位,插入深度以 15~20cm 为宜;溃疡性结肠炎病变多在乙状结肠或降结肠,插入深度 18~25cm;阿米巴痢疾病变多在回盲部,应取右侧卧位。

3. 当患者出现脉搏细速、面色苍白、出冷汗、剧烈腹痛、心慌等,应立即停止灌肠并报告医师。

4. 灌肠液温度应在床旁使用水温计测量。

中药灌肠操作流程图

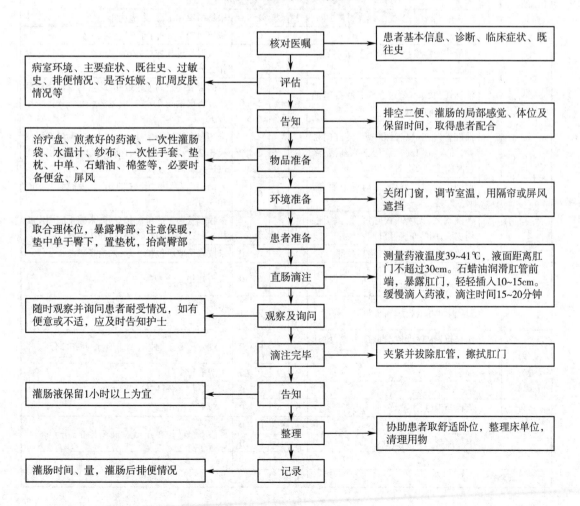

中药灌肠操作考核评分标准

项目	分值	技术操作要求	评分等级 A	评分等级 B	评分等级 C	评分等级 D	评分说明
仪表	2	仪表端庄、戴表	2	1	0	0	一项未完成扣1分
核对	2	核对医嘱	2	1	0	0	未核对扣2分;内容不全面扣1分
评估	7	临床症状、既往史、过敏史、是否妊娠	4	3	2	1	一项未完成扣1分
		肛周皮肤情况、排便情况及患者合作程度	3	2	1	0	一项未完成扣1分
告知	4	解释作用、简单的操作方法、局部感受,取得患者配合	4	3	2	1	一项未完成扣1分
用物准备	5	洗手、戴口罩	2	1	0	0	未洗手扣1分;未戴口罩扣1分
		备齐并检查用物	3	2	1	0	少备一项扣1分;未检查一项扣1分,最高扣3分
环境与患者准备	12	病室整洁、光线明亮	2	1	0	0	未进行环境准备扣2分;环境准备不全扣1分
		嘱患者排空二便	2	1	0	0	未嘱咐扣2分;内容不全面扣1分
		协助患者取左侧卧位	2	1	0	0	未进行体位摆放扣2分;体位不舒适扣1分
		充分暴露肛门,注意保暖及保护隐私	3	2	1	0	未充分暴露部位扣1分;未保暖扣1分;未保护隐私扣1分
		垫中单于臀下,垫枕以抬高臀部10cm	3	2	1	0	未垫中单扣1分;未垫枕扣2分
操作过程	46	核对医嘱	2	1	0	0	未核对扣2分;内容不全面扣1分
		测量药液温度:39~41℃,药量不超过200ml	6	4	2	0	药液温度过高或过低扣4分;药量过多或过少扣2分
		液面距肛门不超过30cm,用石蜡油润滑肛管前端,排液	6	4	2	0	液面距肛门过高或过低扣2分;石蜡油未润滑至肛管前端扣2分;排液过多或空气未排净扣2分
		插肛管时,嘱患者深呼吸,使肛门松弛,插入10~15cm,缓慢滴入药液,滴注时间15~20分钟	8	6	4	2	未与患者沟通直接插入扣2分;未嘱患者深呼吸扣2分;插入深度<10cm扣2分;滴注时间过快扣2分
		询问患者耐受情况,及时调节滴速,必要时终止	6	3	0	0	未询问患者耐受情况扣3分;未及时调节滴速扣3分
		药液滴完,夹紧并拔除肛管,擦干肛周皮肤,用纱布轻揉肛门	6	4	2	0	拔除肛管污染床单位扣2分;未擦干肛周皮肤扣2分;未用纱布轻揉肛门处扣2分
		协助患者取舒适体位,抬高臀部	4	2	0	0	未按病情取卧位扣2分;未抬高臀部扣2分
		告知相关注意事项:保留时间,如有不适或便意及时通知护士	4	2	0	0	未告知扣2分/项
		整理床单位,洗手,再次核对	4	3	2	1	未整理床单位扣2分;未洗手扣1分;未核对扣1分
操作后处置	6	用物按《医疗机构消毒技术规范》处理	2	1	0	0	处置方法不正确扣1分/项,最高扣2分
		洗手	2	0	0	0	未洗手扣2分
		记录	2	1	0	0	未记录扣2分;记录不全扣1分
评价	6	流程合理、技术熟练、询问患者感受	6	4	2	0	一项不合格扣2分
理论提问	10	中药灌肠的禁忌证	5	3	0	0	回答不全面扣2分/题;未答出扣5分/题
		中药灌肠的注意事项	5	3	0	0	
得分							

主考老师签名:　　　　　　　　　　　考核日期:　　　年　　月　　日

雷火灸技术

雷火灸是用中药粉末加上艾绒制成艾条,施灸于穴位上的一种灸法。它由沉香、木香、乳香、茵陈、羌活、干姜、穿山甲各9g,麝香少许等药物,共研细末,再取纯净艾绒28g加入药粉研制而成。它在燃烧时产生的辐射能谱是红外线和近红外线,通过对人体面(病灶周围)、位(病灶位)、穴形成高浓药区,在热力的作用下,渗透到组织深部来调节人体各项功能,温通筋络,祛风散寒,活血化瘀,扶正祛邪,从而对疾病起到根本的治疗作用。

一、适用范围

主要用于虚寒性胃脘痛的治疗。

二、评估

1. 核对医嘱及患者,评估患者的一般情况、相关病情、既往病史、发病部位、有无妊娠、治疗部位皮肤的情况等。

2. 告知患者操作的目的和配合要点,取得合作。

3. 病室温度,环境是否适宜,是否需要遮挡患者。

三、告知

1. 雷火灸的作用、简单的操作方法及局部感觉。

2. 雷火灸施灸部位的皮肤有轻微灼热感,施灸过程中如有不适,及时告知护士。

3. 施灸结束后最好饮用1杯温水,不宜即刻食用生冷食物,施灸后30分钟内不宜洗冷水澡。

4. 冬季应避免感受风寒;夏季避免风扇、空调直吹。

四、用物准备

治疗盘内放雷火灸条、灸具、打火机、弯盘、清洁纱布、大毛巾,必要时备屏风,毛毯。

五、基本操作方法

1. 备齐用物至床边,核对,解释。

2. 协助患者取适当卧位,充分暴露施灸部位,注意保暖,必要时遮挡。

3. 定穴。根据病症选择腧穴或施灸部位。

4. 施灸。将雷火灸条放入灸盒,点燃雷火灸,对准施灸部位放置灸盒进行温和灸,即距离皮肤2~3cm进行熏烤,也可选择雀啄灸或回旋灸。

5. 以患者感到温热,局部皮肤稍起红晕为度。

6. 观察局部皮肤情况及病情变化,随时询问患者有无不适。

7. 清洁局部皮肤。

8. 安置患者,协助整理衣着,安置舒适体位,整理床单位,整理用物,终末处理。

9. 洗手记录。

六、常用雷火灸手法

1. 雀啄法 雷火灸火头对准应灸部位或穴位,火头距离皮肤 1~2cm,形如鸡啄米、雀啄食,为泻法。

2. 回旋灸法 雷火灸火头对准应灸部位或穴位,火头距离皮肤 1~5cm,做固定的圆弧形旋转,旋转直径 1~3cm。

3. 纵横行灸法 雷火灸火头悬置病灶部位之上,根据病情需要,火头距离皮肤 1~5cm,灸时左右摆动或火头沿人体纵轴上下移动。

4. 温和灸法 将雷火灸条放入灸盒,点燃雷火灸,对准施灸部位放置灸盒进行温和灸,即距离皮肤 2~3cm 进行熏烤。

七、注意事项

1. 操作前应了解病情,如高血压、高热、青光眼眼底出血期、外伤眼部出血期、心力衰竭、哮喘等患者禁用,孕妇及崩漏患者慎用。

2. 空腹及饱食后不宜施灸。

3. 皮肤出现肿胀破溃者不宜施灸。

4. 施灸不配合者,如醉酒、精神分裂症、抽搐者不宜进行。

5. 施灸过程中若出现头晕、目眩、心慌、出冷汗、面色苍白、恶心欲吐等现象,应立即停止施灸,取平卧位,立刻通知医师,配合处理。

雷火灸操作流程图

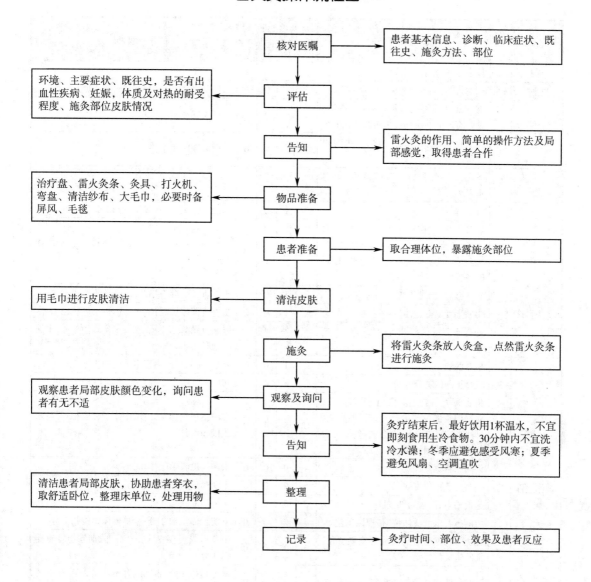

雷火灸操作考核评分标准

项目	分值	技术操作要求	A	B	C	D	评分说明
仪表	2	仪表端庄、戴表	2	1	0	0	一项未完成扣1分
核对	2	核对医嘱	2	1	0	0	未核对扣2分;内容不全面扣1分
评估	7	临床症状、既往史、是否妊娠、高热、是否有出血性疾病及是否高血压	4	3	2	1	一项未完成扣1分
		施灸部位皮肤情况,对热、气味的耐受程度	3	2	1	0	一项未完成扣1分
告知	3	解释作用、操作方法、局部感受,取得患者配合	3	2	1	0	一项未完成扣1分
用物准备	5	洗手,戴口罩	2	1	0	0	未洗手扣1分;未戴口罩扣1分
		备齐并检查用物。治疗盘内放雷火灸条、灸具、打火机、弯盘、清洁纱布、大毛巾,治疗碗内盛少量清水,必要时备屏风、毛毯	3	2	1	0	少备一项扣1分;未检查一项扣1分,最高扣3分
环境与患者准备	7	病室整洁、光线明亮,防止对流风	2	1	0	0	未进行环境准备扣2分;准备不全扣1分
		协助患者取舒适体位	2	1	0	0	未进行体位摆放扣2分;体位不舒适扣1分
		暴露施灸部位皮肤,注意保暖,保护隐私	3	2	1	0	未充分暴露部位扣1分;未保暖扣1分;未保护隐私扣1分
操作过程	52	核对医嘱	2	1	0	0	未核对扣2分;内容不全面扣1分
		选择正确的施灸穴位	8	6	4	2	穴位不准确扣2分/穴,最高扣8分
		将雷火灸条放入灸盒,点燃雷火灸,对准施灸部位放置灸盒进行温和灸,即距离皮肤2~3cm进行熏烤,也可选择雀啄灸或回旋灸	12	8	4	0	方法不正确扣4分;未用镊子夹取扣4分;未续接扣4分
		询问患者感受	4	0	0	0	未询问患者感受扣4分
		观察施灸部位皮肤	5	0	0	0	未观察皮肤扣5分
		施灸结束,清洁局部皮肤	3	0	0	0	未清洁皮肤扣3分
		协助患者取舒适体位,整理床单位	4	2	0	0	未安置体位扣2分;未整理床单位扣2分
		施灸后再次观察患者局部皮肤变化,询问施灸后感受	6	3	0	0	施灸后未观察皮肤扣3分;未询问患者感受扣3分
		告知相关注意事项,酌情开窗通风	6	4	2	0	未告知扣4分;告知内容不全扣2分;未酌情开窗扣2分
		洗手,再次核对	2	1	0	0	未洗手扣1分;未核对扣1分
操作后处置	6	用物按《医疗机构消毒技术规范》处理	2	1	0	0	处置方法不正确扣1分/项,最高扣2分
		洗手	2	0	0	0	未洗手扣2分
		记录	2	1	0	0	未记录扣2分;记录不完全扣1分
评价	6	流程合理、技术熟练、局部皮肤无损伤、询问患者感受	6	4	2	0	一项不合格扣2分,最高扣6分;出现烫伤扣6分
理论提问	10	雷火灸的禁忌证	5	3	0	0	回答不全面扣2分/题;未答出扣5分/题
		雷火灸的注意事项	5	3	0	0	
得分							
主考老师签名:			考核日期:　　年　　月　　日				

百笑灸技术

百笑灸是利用专用的艾灸装置,将其直接置于穴位上施灸,通过其温经散寒、扶助阳气、消瘀散结的作用,达到防治疾病、改善症状的一种操作方法,属于艾灸技术范畴。

一、适用范围

适用于身体穴位的各种灸疗及保健。

二、评估

1. 病室环境及温度。
2. 主要症状、既往史及是否妊娠。
3. 有无出血病史或出血倾向、哮喘病史或艾绒过敏史。
4. 对热、气味的耐受程度。
5. 施灸部位皮肤情况。

三、告知

1. 施灸过程中出现头昏、眼花、恶心、颜面苍白、心慌出汗等现象,及时告知护士。
2. 施灸过程中不宜随便改变体位以免烫伤。
3. 治疗过程中局部皮肤可能出现水疱。
4. 灸后注意保暖,饮食宜清淡。

四、物品准备

百笑灸装置(灸盖、灸炷、灸筒、定位胶布)、弯盘、打火机或火柴、小口瓶,必要时备浴巾、一次性垫布、屏风。

五、基本操作方法

1. 核对医嘱,评估患者,做好解释。
2. 备齐用物,携至床旁。
3. 关闭门窗,用隔帘或屏风遮挡。
4. 遵照医嘱确定施灸部位,充分暴露施灸部位。
5. 将灸筒用定位胶布粘贴在欲灸穴位上。
6. 打开灸盖,安装好灸炷。
7. 点燃灸炷后扣合在灸筒上。
8. 左右旋转筒盖,通过调节出气孔大小控制施灸温度或升降灸盖高低调节施灸温度。温度以皮肤感到明显热感为佳。

9. 施灸中观察患者局部皮肤情况,询问有无不适感。

10. 灸筒壁凉,皮肤热感消失,表明灸炷燃烧完毕,移去艾灸装置。

11. 移去艾灸装置,先拔开灸盖,用镊子取下灸炷,彻底熄灭灸炷以防复燃及烫伤。若灸筒完好,可复用。

12. 操作完毕,协助患者着衣,安排舒适体位,整理床单位。

六、注意事项

1. 面部、眼部、心前区、大血管处、乳头、腋窝、肚脐、会阴、孕妇腹部和腰骶部不宜施灸。

2. 发热性疾病或其他疾病伴发热症状时,不宜施灸。

3. 施灸时注意皮肤情况,对糖尿病、肢体感觉障碍的患者,需谨慎控制施灸强度,防止烫伤。

4. 施灸后如局部出现小水疱,无须处理,可自行吸收;如水疱较大,可用无菌注射器抽出疱内液体,用无菌纱布覆盖。

5. 施灸后应避风寒,可饮温开水 200~300ml。

百笑灸操作流程图

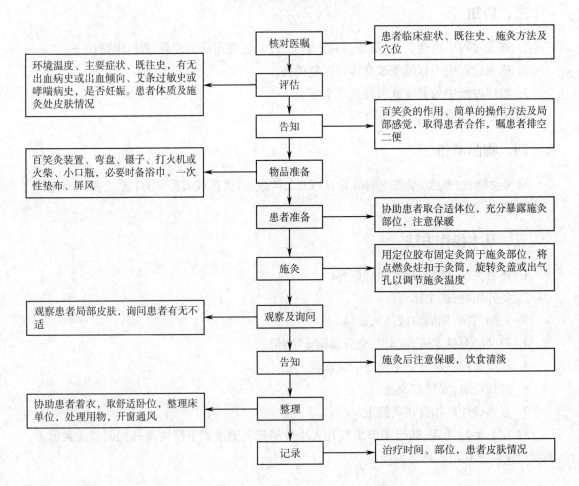

百笑灸操作考核评分标准

项目	分值	技术操作要求	评分等级				评分说明
			A	B	C	D	
仪表	2	仪表端庄、戴表	2	1	0	0	一项未完成扣1分
核对	2	核对医嘱	2	1	0	0	未核对扣2分；内容不全面扣1分
评估	7	临床症状、既往史、是否妊娠、出血性疾病	4	3	2	1	一项未完成扣1分
		施灸部位皮肤情况，对热、气味的耐受程度	3	2	1	0	一项未完成扣1分
告知	3	解释作用、操作方法、局部感受，取得患者配合	3	2	1	0	一项未完成扣1分
用物准备	5	洗手，戴口罩	2	1	0	0	未洗手扣1分；未戴口罩扣1分
		备齐并检查用物	3	2	1	0	少备一项扣1分；未检查一项扣1分，最高扣3分
环境与患者准备	7	病室整洁、光线明亮，防止对流风	2	1	0	0	未进行环境准备扣2分；准备不全扣1分
		协助患者取舒适体位	2	1	0	0	未进行体位摆放扣2分；体位不舒适扣1分
		暴露施灸部位皮肤，注意保暖，保护隐私	3	2	1	0	未充分暴露部位扣1分；未保暖扣1分；未保护隐私扣1分
操作过程	52	核对医嘱	2	1	0	0	未核对扣2分；内容不全面扣1分
		确定施灸部位，将灸筒用医用胶布粘贴在穴位上	8	6	4	2	穴位不准确扣2分/穴；粘贴不妥扣2分
		拔开灸盖，安装好灸炷，点燃灸炷后扣合在灸筒上	12	8	4	0	方法不正确扣4分
		左右旋转筒盖，调节出气孔大小或升降灸盖，以调节施灸温度	4	0	0	0	方法不正确扣4分
		询问皮肤温热感，观察施灸部位皮肤	5	0	0	0	未询问，未观察皮肤扣5分
		施灸结束，移去装置，清洁局部皮肤	3	0	0	0	未清洁皮肤扣3分
		协助患者取舒适体位，整理床单位	4	2	0	0	未安置体位扣2分；未整理床单位扣2分
		施灸后再次观察患者局部皮肤变化，询问施灸后感受	6	3	0	0	施灸后未观察皮肤扣3分；未询问患者感受扣3分
		告知相关注意事项，酌情开窗通风	6	4	2	0	未告知扣4分；告知内容不全扣2分；未酌情开窗扣2分
		洗手，再次核对	2	1	0	0	未洗手扣1分；未核对扣1分
操作后处置	6	用物按《医疗机构消毒技术规范》处理	2	1	0	0	处置方法不正确扣1分/项，最高扣2分
		洗手	2	0	0	0	未洗手扣2分
		记录	2	1	0	0	未记录扣2分；记录不完全扣1分
评价	6	流程合理、技术熟练、局部皮肤无损伤、询问患者感受	6	4	2	0	一项不合格扣2分，最高扣6分；出现烫伤扣6分
理论提问	10	百笑灸的禁忌证	5	3	0	0	回答不全面扣2分/题；未答出扣5分/题
		百笑灸的注意事项	5	3	0	0	
		得分					

主考老师签名：　　　　　　　　　　　　　考核日期：　　　年　　月　　日

百会灸技术

百会灸隶属灸法,属隔物灸范畴,是中医针灸疗法的重要组成部分,是在中医经络、腧穴理论的指导下在人体巅顶百会穴施行灸疗的一种治疗疾病和预防疾病的方法。百会灸通过温热刺激经络穴位,从而达到温经通络、祛湿散寒,升阳举陷、回阳固脱,消瘀散结、拔毒泄热,预防疾病、保健强身的作用。

一、适用范围

1. 醒脑开窍　治疗尸厥、卒暴中风、高血压、眩晕、血管性头痛等。
2. 安神定志　治疗心悸、失眠、健忘等症,以及神经衰弱、心律失常等疾病。
3. 扶阳固脱　治疗脱肛、阴挺、久泻、遗尿、子宫下垂、胃下垂等中气下陷所致的各种脏腑脱垂。
4. 通督定痫　治疗精神分裂症、癫痫等。
5. 常用于保健灸。

二、评估

1. 环境　治疗室环境温度适宜,空气流通,注意保护隐私等。
2. 病情　包括现病史、既往史、过敏史、家族史,是否对烟雾的刺激敏感、是否妊娠,有无出血病史或出血倾向、哮喘病史或艾绒过敏史。
3. 皮肤　百会穴部位皮肤及头发情况。
4. 其他　对热、气味的耐受程度。

三、告知

施灸前患者明确无晕灸、艾绒和艾烟过敏情况;施灸期间体位固定,避免改变体位导致艾炷倒塌灼伤巅顶皮肤,施灸温度以温热为度,温度过高时不得强忍;施灸后,施灸部位皮肤出现灼热微红,属正常现象。

四、物品准备

治疗盘、治疗卡、艾绒适量、火柴(或打火机)、小口瓶、棉签、镊子、弯盘、治疗巾、姜片、纱布块、电子测温仪。

五、基本操作方法

1. 评估　操作者着装整洁。核对医嘱,床边评估患者,并做好解释工作,以取得患者合作。
2. 准备　洗手,备齐用物,携至床旁,再次核对。

3. 取姜 选取块茎较大的鲜姜切取姜片，直径约 4cm×4cm，厚度依据患者对热的耐受程度而定，用棉签在姜片上刺数孔以利热的传导。

4. 制作艾炷 艾炷制成塔状，直径 3cm×3cm，高 8~10cm。将艾炷置于鲜姜片上，然后用棉签蘸取适量酒精滴于艾炷，点燃，待艾炷燃至 2/3 时施灸。

5. 体位 协助患者取端坐卧位，保持舒适并注意保暖，铺治疗巾。

6. 定穴 明确施灸穴位，并正确取穴。

7. 观察 施灸过程中，密切观察病情变化，随时询问患者有无灼痛感，及时调整除灰，防止烧伤。对于有呼吸道疾病的患者，还应注意呼吸情况，了解患者生理、心理感受。

8. 结束 施灸完毕，立即熄灭艾火。用纱布清洁局部皮肤，协助患者整理衣着，安置舒适体位，整理床单位，健康宣教。清理用物，酌情通风。洗手、记录签名。

六、注意事项

1. 实热证、中暑、高血压危象以及阴虚发热、邪热内炽者，禁灸或慎用。

2. 空腹、过饱、过饥、醉酒、大渴、大惊、大恐、大怒、极度疲劳、对灸法恐惧者，应慎灸。

3. 施灸前，取穴要准，火力要均匀；安置好患者体位，确保舒适，不能摆动，防止燃烧的艾炷或燃尽的热灰滚落而燃损皮肤和衣物。

4. 施灸过程中要密切观察患者的病情及对施灸的反应。若发生晕灸应立即停止艾灸，使患者头低位平卧，注意保暖，轻者一般休息片刻，或饮温开水后即可恢复；重者可掐按水沟、内关、足三里即可恢复；严重时按晕厥处理。

5. 施灸过程中应注意艾炷燃烧的情况，随时弹艾灰或撤除艾炷。

6. 施灸的患者如皮肤感觉迟钝或为小儿等，则艾炷的制作应因人而异。

7. 施灸后，局部皮肤出现灼热微红，属正常现象。

百会灸操作流程图

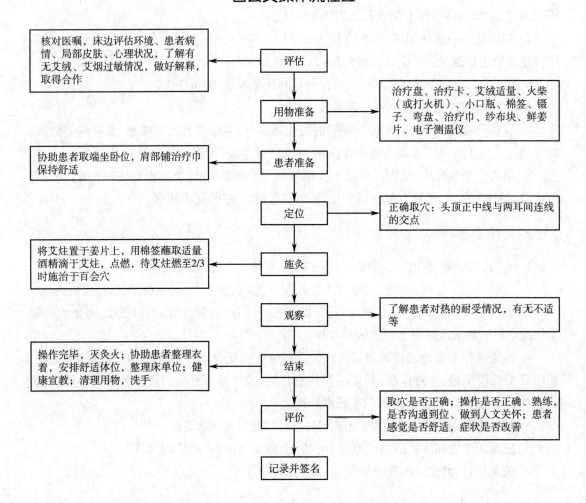

核对医嘱，床边评估环境、患者病情、局部皮肤、心理状况，了解有无艾绒、艾烟过敏情况，做好解释，取得合作　→　**评估**

用物准备　→　治疗盘、治疗卡、艾绒适量、火柴（或打火机）、小口瓶、棉签、镊子、弯盘、治疗巾、纱布块、鲜姜片、电子测温仪

协助患者取端坐卧位，肩部铺治疗巾保持舒适　→　**患者准备**

定位　→　正确取穴：头顶正中线与两耳间连线的交点

将艾炷置于姜片上，用棉签蘸取适量酒精滴于艾炷，点燃，待艾炷燃至2/3时施治于百会穴　→　**施灸**

观察　→　了解患者对热的耐受情况，有无不适等

操作完毕，灭灸火；协助患者整理衣着，安排舒适体位，整理床单位；健康宣教；清理用物，洗手　→　**结束**

评价　→　取穴是否正确；操作是否正确、熟练，是否沟通到位、做到人文关怀；患者感觉是否舒适，症状是否改善

记录并签名

百会灸操作考核评分标准

项目	分值	技术操作要求	评分等级 A	B	C	D	评分说明
仪表	2	仪表端庄、戴表	2	1	0	0	一项未完成扣1分
核对	2	核对医嘱	2	1	0	0	未核对扣2分;内容不全面扣1分
评估	7	临床症状、既往史、是否妊娠、出血性疾病	4	3	2	1	一项未完成扣1分
		施灸部位皮肤情况,对热、气味的耐受程度	3	2	1	0	一项未完成扣1分
告知	3	解释作用、操作方法、局部感受,取得患者配合	3	2	1	0	一项未完成扣1分
用物准备	5	洗手,戴口罩	2	1	0	0	未洗手扣1分;未戴口罩扣1分
		备齐并检查用物	3	2	1	0	少备一项扣1分,未检查一项扣1分,最高扣3分
环境与患者准备	7	病室整洁、光线明亮,防止对流风	2	1	0	0	未进行环境准备扣2分;准备不全扣1分
		协助患者取舒适体位	2	1	0	0	未进行体位摆放扣2分;体位不舒适扣1分
		暴露施灸部位皮肤,注意保暖,保护隐私	3	2	1	0	未充分暴露部位扣1分;未保暖扣1分;未保护隐私扣1分
操作过程	52	核对医嘱	2	1	0	0	未核对扣2分;内容不全面扣1分
		正确取穴,将生姜切成片,用棉签刺数孔	8	6	4	2	穴位不准扣4分/穴,未打孔扣4分
		将艾绒制作成艾炷置于姜片上点燃,待艾炷燃至2/3时施治于百会穴	12	8	4	0	艾炷大小不适合患者病情扣2分,艾炷松塌扣4分,未充分燃烧扣4分,施灸时艾炷放置不稳妥扣2分
		询问患者对温度的感受	4	2	0	0	未询问患者感受扣4分,询问不全面扣2分
		观察施灸部位皮肤,定时测量施灸部位温度	5	3	2	0	未观察皮肤扣2分,未测量温度扣3分
		施灸结束,灭灸火,清洁局部皮肤	3	0	0	0	未灭火扣2分;未清洁皮肤扣1分
		协助患者取舒适体位,整理床单位	4	2	0	0	未安置体位扣2分;未整理床单位扣2分
		施灸后再次观察患者局部皮肤变化,询问施灸后感受	6	3	0	0	施灸后未观察皮肤扣3分;未询问患者感受扣3分
		告知相关注意事项,酌情开窗通风	6	4	2	0	未告知扣4分;告知内容不全扣2分;未酌情开窗扣2分
		洗手,再次核对	2	1	0	0	未洗手扣1分;未核对扣1分
操作后处置	6	用物按《医疗机构消毒技术规范》处理	2	1	0	0	处置方法不正确扣1分/项,最高扣2分
		洗手	2	0	0	0	未洗手扣2分
		记录	2	1	0	0	未记录扣2分;记录不完全扣1分
评价	6	流程合理、技术熟练、局部皮肤无损伤、询问患者感受	6	4	2	0	一项不合格扣2分,最高扣6分;出现烫伤扣6分
理论提问	10	铺灸的禁忌证	5	3	0	0	回答不全面扣2分/题;未答出扣5分/题
		铺灸的注意事项	5	3	0	0	
得分							
主考老师签名:			考核日期: 年 月 日				

火龙灸技术

火龙灸就是利用酒精燃烧的热力和药物的作用,采取加温给药的方式使中药透过皮肤,刺激体表穴位和病位,通过经络传导,激活人体脏腑经络的功能,从而起到调阴和阳、通经活络、固肾壮阳、健脾和胃、防治疾病、保健康复等作用的中医治疗技术。

一、适用范围

颈椎病、肩周炎、腰腿痛、骨质增生、消化系统疾患、妇科疾病、男科疾病、中风后遗症、风湿类疾病等。

二、评估

1. 病室环境,室温是否适宜,是否需要遮挡。

2. 主要症状、既往史,是否有出血性疾病,是否妊娠或月经期,是否心肾功能不全,是否有精神疾病、认知障碍等神志疾病,能否配合治疗。

3. 体质,以及对热、疼痛的耐受程度。

4. 过敏情况。

5. 皮肤情况。

三、告知

1. 火龙灸的作用、简单的操作方法及局部感觉。

2. 火龙灸部位的皮肤有轻微疼痛、灼热感,治疗过程中如有不适及时告知护士。

3. 不能空腹,宜饭后 1 小时。

4. 治疗前应取下患者身上所有的首饰和金属物。

5. 火疗期间需专人看护。

6. 火龙灸结束后最好饮用 1 杯温水,不宜即刻食用生冷食物;治疗结束后 12 小时内不宜洗冷水澡。

7. 冬季应避免感受风寒;夏季避免风扇、空调直吹治疗部位。

四、用物准备

治疗盘、医用酒精(95% 乙醇溶液,过敏者用 75% 乙醇溶液)、打火机、酒精瓶、弯盘、热中药包(药物)、毛巾、纱布块、治疗桶和热毛巾、垃圾桶、治疗巾。

五、基本操作方法

1. 核对医嘱,评估患者,遵照医嘱确定火龙灸部位(一般为腰部、双膝关节、背部等),排空二便,做好解释。

2. 备齐用物,携至床旁。

3. 协助患者取合理体位,暴露火龙灸部位,注意保护隐私及保暖。

4. 治疗。先将热的中药袋放置在施灸部位,再将热毛巾覆盖在中药袋上,然后在毛巾上呈 S 形均匀喷洒酒精,在毛巾一角用打火机点燃,待火熄灭后再喷洒酒精继续点燃,灸至患者感觉局部发烫为度,一般为 3~5 次。

5. 操作时随时询问患者感受,并观察治疗部位温度,如发现异常,立即停止,报告医师,配合处理。

6. 火龙灸完毕,清洁局部皮肤,协助患者穿衣,安置舒适体位,整理床单位。

7. 清理用品、洗手、记录(治疗次数及效果)。

六、注意事项

1. 操作前应了解病情,特别是有下列疾病者不宜进行火龙灸,如严重心血管疾病、肝肾功能不全、出血倾向疾病、感染性疾病、极度虚弱、皮肤疖肿包块、皮肤过敏。

2. 空腹及饱食后不宜进行火龙灸治疗。

3. 急性扭挫伤、皮肤出现肿胀破溃者不宜进行火龙灸治疗。

4. 精神疾病、认知障碍等神志疾病,以及抽搐等不配合者,不宜进行火龙灸治疗。

5. 孕妇不宜进行火龙灸治疗。

6. 操作时防止烫伤,在操作过程中,施术者注意力要集中,注意酒精滴注的范围、量。过多,火力过大;过少,火力不足,达不到疗效。火候要适中,以患者能耐受、感到火疗舒适为度。否则,操作不慎,易引起烫伤。

7. 治疗完毕,给患者局部按摩 2~3 分钟,使火力不外泻,直透关节,达周身,温煦脏腑,行气血、和腠理。

火龙灸操作流程图

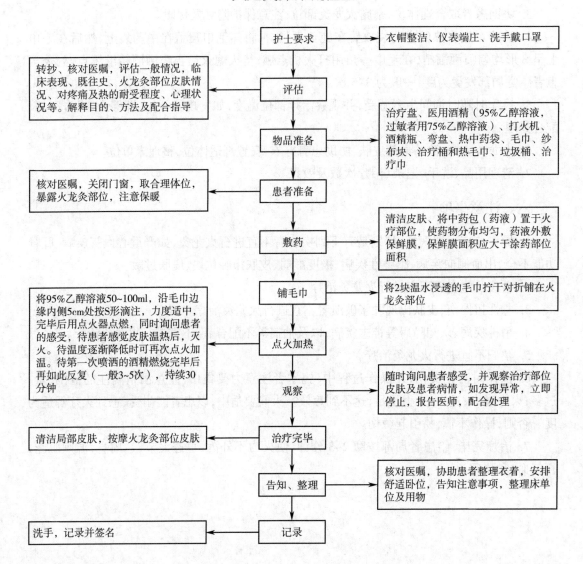

护士要求	衣帽整洁、仪表端庄、洗手戴口罩
评估	转抄、核对医嘱，评估一般情况，临床表现、既往史、火龙灸部位皮肤情况、对疼痛及热的耐受程度、心理状况等。解释目的、方法及配合指导
物品准备	治疗盘、医用酒精（95%乙醇溶液，过敏者用75%乙醇溶液）、打火机、酒精瓶、弯盘、热中药袋、毛巾、纱布块、治疗桶和热毛巾、垃圾桶、治疗巾
患者准备	核对医嘱，关闭门窗，取合理体位，暴露火龙灸部位，注意保暖
敷药	清洁皮肤、将中药包（药液）置于火疗部位，使药物分布均匀，药液外敷保鲜膜，保鲜膜面积应大于涂药部位面积
铺毛巾	将2块温水浸透的毛巾拧干对折铺在火龙灸部位
点火加热	将95%乙醇溶液50~100ml，沿毛巾边缘内侧5cm处按S形滴注，力度适中，完毕后用点火器点燃，同时询问患者的感受，待患者感觉皮肤温热后，灭火。待温度逐渐降低时可再次点火加温。待第一次喷洒的酒精燃烧完毕后再如此反复（一般3~5次），持续30分钟
观察	随时询问患者感受，并观察治疗部位皮肤及患者病情，如发现异常，立即停止，报告医师，配合处理
治疗完毕	清洁局部皮肤，按摩火龙灸部位皮肤
告知、整理	核对医嘱，协助患者整理衣着，安排舒适卧位，告知注意事项，整理床单位及用物
记录	洗手，记录并签名

火龙灸操作考核评分标准

项目	分值	技术操作要求	评分等级 A	B	C	D	评分说明
仪表	2	仪表端庄、戴表	2	1	0	0	一项未完成扣1分
核对	2	核对医嘱	2	1	0	0	未核对扣2分；内容不全面扣1分
评估	6	临床症状、既往史、过敏史、是否有出血性疾病、是否妊娠或经期	4	3	2	1	一项未完成扣1分
		火龙灸部位皮肤情况，对疼痛、热的耐受程度	2	1	0	0	一项未完成扣1分
告知	4	解释作用、简单的操作方法、局部感受，取得患者配合	4	3	2	1	一项未完成扣1分
用物准备	6	洗手，戴口罩	2	1	0	0	未洗手扣1分；未戴口罩扣1分
		备齐并检查用物	4	3	2	1	少备一项扣1分；未检查一项扣1分，最高扣4分
环境与患者准备	8	病室整洁，保护隐私，注意保暖、温湿度适宜，避免对流风	4	3	2	1	一项未完成扣1分
		协助患者取舒适体位，暴露火龙灸部位	4	3	2	1	未进行体位摆放扣2分；体位不舒适扣1分；未充分暴露火龙灸部位皮肤扣2分
操作过程	50	核对医嘱	2	1	0	0	未核对扣2分；内容不全面扣1分
		将中药置于治疗部位，温水毛巾覆盖中药所在治疗部位，标记酒精喷洒范围，按S形均匀喷洒在标记范围内，点火	10	6	4	0	未放置药物扣4分；毛巾过湿或过干扣3分；未均匀喷洒酒精扣3分
		根据患者的耐热程度可灭火，待温度逐渐降低时可再次点火加温	8	5	3	0	灭火方法不正确扣2分；喷洒酒精方式不当扣2分
		待第一次喷洒的酒精燃烧完后再如此反复（一般3~5次），持续30分钟	6	4	2	1	操作顺序一次不正确扣1分
		注意观察患者神志，询问患者感受（舒适度）	5	3	2	0	未观察患者病情扣2分；未询问患者感受扣3分
		操作后观察火龙灸部位皮肤	5	3	0	0	未观察皮肤扣3分
		告知相关注意事项	5	3	0	0	未告知扣3分；告知不全扣2分
		清洁皮肤	3	0	0	0	未清洁皮肤扣2分；清洁不彻底扣1分
		协助患者取舒适体位，整理床单位	4	2	0	0	未安置体位扣2分；未整理床单位扣2分
		洗手，再次核对	2	0	0	0	未洗手扣1分；未核对扣1分
操作后处置	6	用物按《医疗机构消毒技术规范》处理	2	1	0	0	处置方法不正确扣1分/项，最高扣2分
		洗手	2	0	0	0	未洗手扣2分
		记录	2	1	0	0	未记录扣2分；记录不完全扣1分
评价	6	流程合理、技术熟练、局部皮肤无损伤、询问患者感受	6	4	2	0	一项不合格扣2分，最高扣6分
理论提问	10	火龙灸的禁忌证	5	3	0	0	回答不全面扣2分/题；未答出扣5分/题
		火龙灸的注意事项	5	3	0	0	
得分							

主考老师签名： 考核日期： 年 月 日

敦煌铺灸技术

敦煌铺灸是将药物制成散剂,铺敷于施灸部位,并将姜、蒜、葱等物捣烂成泥,铺敷于药末之上,再在其上铺设不同规格的艾炷,进行施灸的一种方法。本法依据中医整体观念,以辨证论治为指导思想,结合针灸经络腧穴理论,无创伤、无痛苦,安全可靠,具有温通经络、散寒祛湿、活血化瘀、消肿散结、行气止痛、健脾和胃、调整脏腑、益气温阳、扶正祛邪、调和阴阳的功效。

一、适用范围

敦煌铺灸疗法因其作用丰富多样、施灸部位面积大,可用于全身多个部位和多种疾病的治疗,临床应用广泛。

二、评估

1. 环境　治疗室温度适宜,空气流通,注意保护隐私等。
2. 病情　包括现病史、既往史、过敏史、家族史,是否对烟雾的刺激敏感、是否妊娠,有无出血病史或出血倾向、哮喘病史或艾绒过敏史。
3. 皮肤　施灸部位皮肤情况。
4. 其他　对热、气味的耐受程度。

三、告知

施灸前患者明确无晕灸、艾绒和艾烟过敏情况;施灸期间体位固定,避免改变体位导致艾炷倒塌灼伤皮肤,施灸温度以温热为度,温度过高时不得强忍;施灸后,施灸部位皮肤出现灼热微红,属正常现象。

四、物品准备

治疗盘、治疗卡、艾绒适量、火柴(或打火机)、小口瓶、棉签、镊子、弯盘、治疗巾、姜泥、纱布块、药粉、电子测温仪。

五、基本操作方法

1. 评估　操作者着装整洁。核对医嘱,床边评估患者,并做好解释工作,以取得患者合作。
2. 准备　洗手,备齐用物,携至床旁,再次核对。
3. 制作姜泥　清洗鲜姜,切成条状,用榨汁机去汁留末,依患者施灸部位制成姜饼,微微加热。
4. 体位　协助患者取舒适体位,并注意保暖,施灸部位铺治疗巾。
5. 定穴　遵医嘱明确施灸穴位,并正确取穴。

6. 施治　将药粉均匀撒在施灸部位,姜饼置于其上,再铺艾绒适量,点燃,待燃尽时再续艾绒。如此续加 3~4 次即可。

7. 观察　施灸过程中,密切观察病情变化,随时询问患者有无灼痛感,及时调整除灰,防止烧伤。对于有呼吸道疾病的患者,应注意呼吸情况,了解患者生理、心理感受。

8. 结束　施灸完毕,立即熄灭艾火。用纱布清洁局部皮肤,协助患者整理衣着,安置舒适体位,整理床单位,健康宣教。清理用物,酌情通风。洗手、记录签名。

六、注意事项

1. 实热证、中暑、高血压危象,以及阴虚发热、邪热内炽者,禁灸或慎用。

2. 空腹、过饱、过饥、醉酒、大渴、大惊、大恐、大怒、极度疲劳、对灸法恐惧者,应慎灸。

3. 施灸前,取穴要准,火力要均匀;安置好患者体位,确保舒适,不能摆动,防止燃烧的艾炷或燃尽的热灰滚落而燃损皮肤和衣物。

4. 施灸过程中要密切观察患者的病情及对施灸的反应。若发生晕灸应立即停止艾灸,使患者头低位平卧,注意保暖,轻者一般休息片刻,或饮温开水后即可恢复;重者可掐按水沟、内关、足三里即可恢复;严重时按晕厥处理。

5. 施灸过程中应注意艾炷燃烧的情况,随时弹艾灰或撤除艾炷。

6. 施灸的患者如皮肤感觉迟钝或为小儿等,则艾炷的制作应因人而异。

7. 施灸后,局部皮肤出现灼热微红,属正常现象。

敦煌铺灸操作流程图

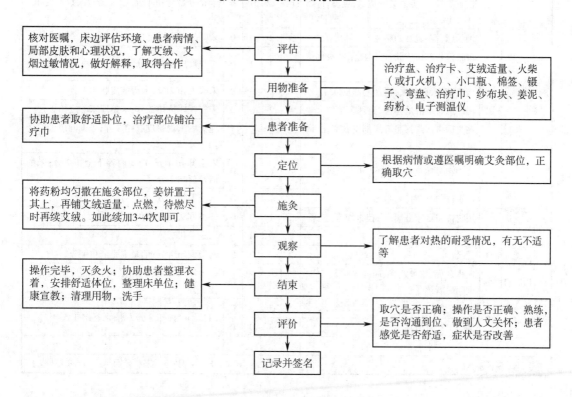

敦煌铺灸操作考核评分标准

项目	分值	技术操作要求	评分等级 A	B	C	D	评分说明
仪表	2	仪表端庄、戴表	2	1	0	0	一项未完成扣1分
核对	2	核对医嘱	2	1	0	0	未核对扣2分;内容不全面扣1分
评估	7	临床症状、既往史、是否妊娠、出血性疾病	4	3	2	1	一项未完成扣1分
		施灸部位皮肤情况,对热、气味的耐受程度	3	2	1	0	一项未完成扣1分
告知	3	解释作用、操作方法、局部感受,取得患者配合	3	2	1	0	一项未完成扣1分
用物准备	5	洗手,戴口罩	2	1	0	0	未洗手扣1分;未戴口罩扣1分
		备齐并检查用物	3	2	1	0	少备一项扣1分;未检查一项扣1分,最高扣3分
环境与患者准备	7	病室整洁、光线明亮,防止对流风	2	1	0	0	未进行环境准备扣2分;准备不全扣1分
		协助患者取舒适体位	2	1	0	0	未进行体位摆放扣2分;体位不舒适扣1分
		暴露施灸部位皮肤,注意保暖,保护隐私	3	2	1	0	未充分暴露部位扣1分;未保暖扣1分;未保护隐私扣1分
操作过程	52	核对医嘱	2	1	0	0	未核对扣2分;内容不全面扣1分
		清洗鲜姜,切成条状,用榨汁机去汁留末,依患者施灸部位制成姜饼,微微加热	6	4	2	0	姜饼大小薄厚适合患者病情扣4分;未加热扣2分
		定穴位;将药粉均匀撒在施灸部位,姜饼置于其上,再铺艾绒适量,点燃,待燃尽再续艾绒。如此续加3~4次即可	14	12	10	6	未施药粉扣2分;穴位不准确扣4分/穴;未充分燃烧扣4分;续加艾绒次数不足扣4分
		询问患者对温度的感受	4	2	0	0	未询问患者感受扣4分,询问不全面扣2分
		观察施灸部位皮肤,定时测量施灸部位温度	5	3	2	0	未观察皮肤扣2分,未测量温度扣3分
		施灸结束,灭灸火,清洁局部皮肤	3	0	0	0	未灭火扣2分;未清洁皮肤扣1分
		协助患者取舒适体位,整理床单位	4	2	0	0	未安置体位扣2分;未整理床单位扣2分
		施灸后再次观察患者局部皮肤变化,询问施灸后感受	6	3	0	0	施灸后未观察皮肤扣3分;未询问患者感受扣3分
		告知相关注意事项,酌情开窗通风	6	4	2	0	未告知扣4分;告知内容不全扣2分;未酌情开窗扣2分
		洗手,再次核对	2	1	0	0	未洗手扣1分;未核对扣1分
操作后处置	6	用物按《医疗机构消毒技术规范》处理	2	1	0	0	处置方法不正确扣1分/项,最高扣2分
		洗手	2	0	0	0	未洗手扣2分
		记录	2	1	0	0	未记录扣2分;记录不完全扣1分
评价	6	流程合理、技术熟练、局部皮肤无损伤、询问患者感受	6	4	2	0	一项不合格扣2分,最高扣6分;出现烫伤扣6分
理论提问	10	铺灸的禁忌证	5	3	0	0	回答不全面扣2分/题;未答出扣5分/题
		铺灸的注意事项	5	3	0	0	
得分							

主考老师签名:　　　　　　　　　　　考核日期:　　　年　　月　　日

艾盒（箱）灸技术

艾盒（箱）灸是将艾绒装入特制的艾灸盒（箱）中，然后将艾灸盒（箱）直接置于穴位上施灸，通过其温经散寒、扶助阳气、消瘀散结的作用，达到防治疾病、改善症状的一种操作方法，属于艾灸技术范畴。

一、适用范围

适用于治疗各种慢性虚寒性疾病引起的症状，如慢性腹泻所致的排便次数增多、便质稀薄，脾胃虚弱所致的纳差、呕吐，尪痹所致的晨僵、小关节疼痛等。

二、评估

1. 病室环境及温度。
2. 主要症状、既往史及是否妊娠。
3. 有无出血病史或出血倾向、哮喘病史或艾绒过敏史。
4. 对热、气味的耐受程度。
5. 施灸部位皮肤情况。

三、告知

1. 施灸过程中出现头昏、眼花、恶心、颜面苍白、心慌出汗等现象，及时告知护士。
2. 施灸过程中不宜随便改变体位以免烫伤。
3. 治疗过程中局部皮肤可能出现水疱。
4. 灸后注意保暖，饮食宜清淡。

四、物品准备

治疗盘、艾绒、艾灸盒（箱）、酒精灯、打火机或火柴、浴巾、小桶，必要时备屏风。

五、基本操作方法

1. 核对医嘱，评估患者，做好解释。
2. 备齐用物，携至床旁。
3. 关闭门窗，用隔帘或屏风遮挡。
4. 遵照医嘱确定施灸部位，充分暴露施灸部位。
5. 艾绒适量装盒（箱），点燃艾绒，安装灸盒（箱）。
6. 正确选穴，妥善固定艾灸盒（箱）于施灸部位，加盖浴巾保暖，记录开始时间。
7. 观察患者局部皮肤情况，询问有无不适感。
8. 灸后整理艾灸盒（箱），清洁局部皮肤，签名。

9. 操作完毕,协助患者着衣,安排舒适体位,整理床单位。

10. 开窗通风,注意保暖,避免对流风。

六、注意事项

1. 心前区、大血管处、乳头、腋窝、肚脐、会阴、孕妇腹部和腰骶部不宜施灸。凡属热证或阴虚发热者,不宜施灸。

2. 注意皮肤情况,对糖尿病、肢体感觉障碍的患者,需谨慎控制施灸强度,防止烧伤。

3. 施灸后如局部出现小水疱,无须处理,可自行吸收;如水疱较大,可用无菌注射器抽出疱内液体,用无菌纱布覆盖。

艾盒(箱)灸操作流程图

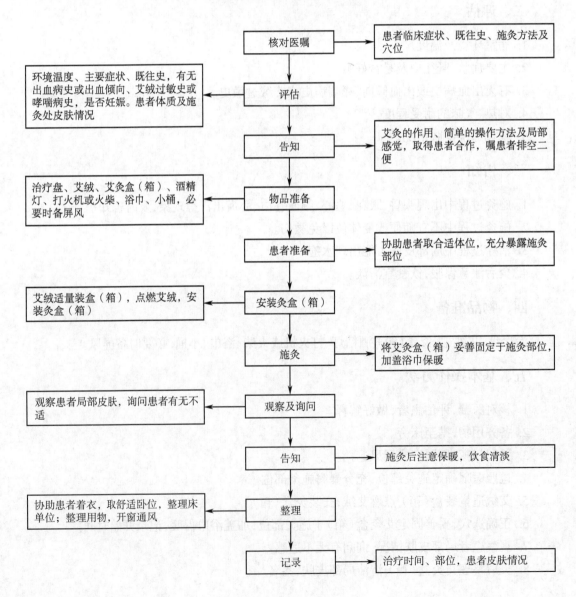

艾盒（箱）灸操作考核评分标准

项目	分值	技术操作要求	评分等级 A	B	C	D	评分说明
仪表	2	仪表端庄、戴表	2	1	0	0	一项未完成扣1分
核对	2	核对医嘱	2	1	0	0	未核对扣2分；内容不全面扣1分
评估	7	临床症状、既往史、是否妊娠、出血性疾病	4	3	2	1	一项未完成扣1分
		施灸部位皮肤情况，对热、气味、烟味的耐受程度	3	2	1	0	一项未完成扣1分
告知	3	解释作用、操作方法、局部感受，取得患者配合	3	2	1	0	一项未完成扣1分
用物准备	5	洗手，戴口罩	2	1	0	0	未洗手扣1分；未戴口罩扣1分
		艾灸盒（箱）、艾绒（艾条）、方盘、酒精灯、打火机、带水小桶、浴巾	3	2	1	0	少备一项扣1分；未检查一项扣1分，最高扣3分
环境与患者准备	7	病室整洁、光线明亮、避免对流风	2	1	0	0	未进行环境准备扣2分；准备不全扣1分
		协助患者取舒适体位	2	1	0	0	未进行体位摆放扣2分；体位不舒适扣1分
		暴露施灸部位皮肤，注意保暖，保护隐私	3	2	1	0	未充分暴露施灸部位扣1分；未保暖扣1分；未保护隐私扣1分
操作过程	52	核对医嘱	2	1	0	0	未核对扣2分；内容不全面扣1分
		正确选择穴位，确定施灸部位	4	2	0	0	未确定施灸部位扣4分；穴位不准确扣2分
		艾绒（艾条）适量装盒（箱），点燃艾条，正确安装灸盒（箱）	4	2	0	0	未点燃艾绒扣2分，未正确安装灸盒（箱）扣2分
		将艾灸盒（箱）对准施灸穴位妥善固定，并用浴巾覆盖保暖	12	8	4	0	艾灸盒（箱）位置不符合要求扣2分/穴，未用浴巾覆盖扣2分
		艾灸时间20分钟，记录时间，随时清理艾灰，灸至局部皮肤出现红晕为宜	8	4	0	0	未记录时间扣4分；施灸时间不合理扣4分
		观察施灸部位皮肤，询问患者感受，以患者温热感受调整施灸距离	4	3	2	1	未观察皮肤扣2分；未询问患者感受扣1分；未及时调整施灸距离扣1分
		灸后艾条放入小口瓶中彻底熄灭，清洁局部皮肤	4	2	0	0	艾条熄灭方法不正确扣2分；未清洁皮肤扣2分
		协助患者取舒适体位，整理床单位	4	2	0	0	未安置体位扣2分；未整理床单位扣2分
		观察患者局部皮肤，询问患者感受	4	2	0	0	施灸后未观察皮肤扣2分；未询问患者感受扣2分
		告知相关注意事项，酌情开窗通风	4	3	2	1	注意事项内容少一项扣1分，最高扣2分；未酌情开窗扣2分
		洗手，再次核对	2	1	0	0	未洗手扣1分；未核对扣1分
操作后处置	6	用物按《医疗机构消毒技术规范》处理	2	1	0	0	处置方法不正确扣1分/项，最高扣2分
		洗手	2	0	0	0	未洗手扣2分
		记录	2	1	0	0	未记录扣2分；记录不完扣1分
评价	6	流程合理、技术熟练、局部皮肤无损伤	6	4	2	0	一项不合格扣2分，出现烫伤扣6分
理论提问	10	艾灸的禁忌证	5	3	0	0	回答不全面扣2分/题；未答出扣5分/题
		艾灸的注意事项	5	3	0	0	
得分							
主考老师签名：			考核日期： 年 月 日				

平衡拔罐技术

平衡拔罐是拔罐疗法的一种,是平衡针灸学的重要组成部分,以阴阳学说为基础,以神经传导学说为途径,以自身平衡为核心,运用不同的拔罐手法作用于人体的一种非药物治疗的自然平衡疗法。

一、适用范围

适用于感冒、失眠、肥胖症、肩周炎、颈项腰背酸痛、慢性疲劳综合征、急性胃肠炎等,以及湿热体质的健康人。

二、评估

1. 病室环境及温度。
2. 主要症状、既往史、凝血机制、是否妊娠或月经期。
3. 患者体质及对疼痛的耐受程度。
4. 拔罐部位的皮肤情况。
5. 对拔罐操作的接受程度。

三、告知

1. 拔罐的作用、操作方法,留罐时间一般为 10~15 分钟。应考虑个体差异,儿童酌情递减。
2. 由于罐内空气负压吸引的作用,局部皮肤会出现与罐口相当大小的紫红色瘀斑,此为正常表现,数日即可消除。治疗当中如果出现不适,及时通知护士。
3. 拔罐过程中如出现小水疱不必处理,可自行吸收。如水疱较大,护士会做相应处理。
4. 拔罐后可饮 1 杯温开水,夏季拔罐部位忌风扇或空调直吹。

四、物品准备

治疗盘、罐数个(包括玻璃罐、陶罐、竹罐、抽气罐等)、润滑剂、止血钳、95% 酒精棉球、打火机、广口瓶、清洁纱布或自备毛巾,必要时备屏风、毛毯。

五、基本操作方法(以玻璃罐为例)

1. 核对医嘱,根据拔罐部位选择火罐的大小及数量,检查罐口周围是否光滑、有无缺损裂痕。排空二便,做好解释。
2. 备齐用物,携至床旁。
3. 协助患者取合理、舒适体位。
4. 充分暴露拔罐部位,注意保护隐私及保暖。

5. 以玻璃罐为例,使用闪火法闪罐、揉罐、走罐、抖罐,最后留罐将罐体吸附在选定部位上。

6. 观察罐体吸附情况和皮肤颜色,询问有无不适感。

7. 起罐时,左手轻按罐具,向左倾斜,右手食指或拇指按住罐口右侧皮肤,使罐口与皮肤之间形成空隙,让空气进入罐内,顺势将罐取下。不可硬行上提或旋转提拔。

8. 操作完毕,协助患者整理衣着,安置舒适体位,整理床单位。

9. 常用拔罐手法

(1)闪罐:以闪火法使罐吸附于皮肤后,立即拔起,反复吸多次,直至皮肤潮红发热的拔罐方法,以皮肤潮红、充血或瘀血为度。适用于感冒、皮肤麻木、面部病症、中风后遗症或虚弱病症。

(2)揉罐:闪罐后,罐体充分贴合皮肤,五指分开、掌心控罐,对局部皮肤进行从对侧至近侧的折线式按揉,如此反复数次,至皮肤潮红。适用于外感风寒、皮肤麻木等。

(3)走罐:又称推罐,先在罐口或吸拔部位上涂一层润滑剂,将罐吸拔于皮肤上,再以手握住罐底,稍倾斜罐体,前后推拉,或做环形旋转运动,如此反复数次,至皮肤潮红、深红或起瘀点为止。适用于急性热病或深部组织气血瘀滞之疼痛、外感风寒、神经痛、风湿痹痛及较大范围疼痛等。

(4)抖罐:手握住罐底,沿背部两侧膀胱经分别抖 3 个来回,适用于外感风寒、颈项腰背酸痛。

(5)留罐:又称坐罐,即火罐吸拔在应拔部位后留置 10~15 分钟。适用于临床大部分病症。

六、注意事项

1. 凝血机制障碍、呼吸衰竭、重度心脏病、严重消瘦,孕妇的腹部、腰骶部及严重水肿等,不宜拔罐。

2. 拔罐时要选择适当体位和肌肉丰满的部位,骨骼凹凸不平及毛发较多的部位均不适宜。

3. 面部、儿童、年老体弱者拔罐的吸附力不宜过大。

4. 拔罐时要根据不同部位选择大小适宜的罐,检查罐口周围是否光滑、罐体有无裂痕。

5. 拔罐和留罐中要注意观察患者的反应,患者如有不适感,应立即起罐;严重者可让患者平卧,保暖并饮热水或糖水,还可揉内关、合谷、太阳、足三里等穴。

6. 起罐后,皮肤会出现与罐口相当大小的紫红色瘀斑,为正常表现,数日即可消除,如出现小水疱不必处理,可自行吸收;如水疱较大,消毒局部皮肤后,用注射器吸出液体,覆盖消毒敷料。

7. 嘱患者保持体位相对固定;保证罐口光滑无破损;操作中防止点燃后酒精下滴烫伤皮肤;点燃酒精棉球后,切勿较长时间停留于罐口及罐内,以免将火罐烧热烫伤皮肤。拔罐过程中注意防火。

8. 闪罐时,操作手法应纯熟,动作要轻、快、准;至少选择3个口径相同的火罐轮换使用,以免罐口烧热烫伤皮肤。

9. 走罐时,选用口径较大、罐壁较厚且光滑的玻璃罐;施术部位应面积宽大、肌肉丰厚,如胸背部、腰部、腹部、大腿部等。

10. 留罐时,儿童拔罐力量不宜过大,时间不宜过长;在肌肉薄弱处或吸拔力较强时,则留罐时间不宜过长。

平衡拔罐操作流程图

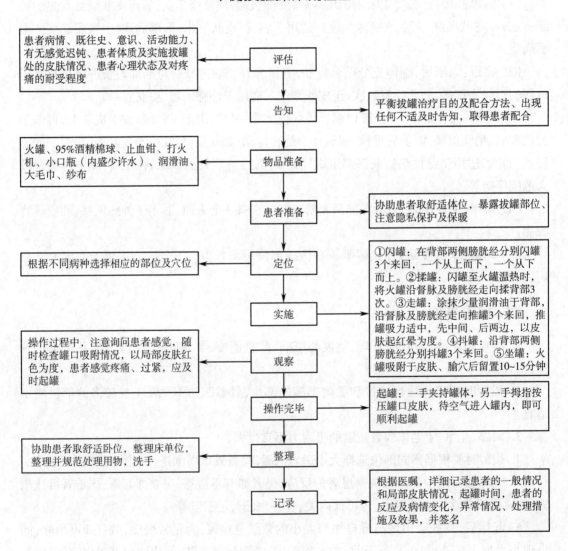

平衡拔罐操作考核评分标准

项目	分值	技术操作要求	评分等级				评分说明
			A	B	C	D	
仪表	2	仪表端庄、戴表	2	1	0	0	一项未完成扣1分
核对	2	核对医嘱	2	1	0	0	未核对扣2分；内容不全面扣1分
评估	6	临床症状、既往史、凝血机制、是否妊娠或月经期	4	3	2	1	一项未完成扣1分
		拔罐部位皮肤情况、对疼痛的耐受程度	2	1	0	0	一项未完成扣1分
告知	4	解释作用、简单的操作方法、局部感受，取得患者配合	4	3	2	1	一项未完成扣1分
用物准备	7	洗手，戴口罩	2	1	0	0	未洗手扣1分；未戴口罩扣1分
		备齐并检查用物	5	4	3	2	少备一项扣1分；未检查一项扣1分，最高扣5分
环境与患者准备	7	病室整洁、保护隐私、注意保暖、避免对流风	3	2	1	0	一项未完成扣1分，最高扣3分
		协助患者取舒适体位，充分暴露拔罐部位	4	3	2	1	未进行体位摆放扣2分；体位不舒适扣1分；未充分暴露拔罐部位扣1分
操作过程	闪罐、揉罐、走罐、抖罐、坐罐	核对医嘱	2	1	0	0	未核对扣2分；内容不全面扣1分
		用止血钳夹住干湿度适宜的酒精棉球，点燃，勿烧罐口，稳、准、快速将罐吸附于相应的部位上	10	8	6	4	酒精棉球过湿扣2分；部位不准确扣2分；吸附不牢扣2分；动作生硬扣2分；烧罐口扣2分
	38	灭火动作规范	6	4	2	0	灭火不完全扣4分；未放入相应灭火容器扣2分
		询问患者感受：舒适度、疼痛情况	2	1	0	0	未询问患者感受扣2分；内容不全面扣1分
		观察皮肤：红紫程度、水疱、破溃	6	2	0	0	未观察皮肤扣2分/项
		告知相关注意事项	4	2	0	0	未告知扣4分；告知不全扣2分
		协助患者取舒适体位，整理床单位	4	2	0	0	未安置体位扣2分；未整理床单位扣2分
		洗手，再次核对，记录时间	4	3	2	1	未洗手扣1分；未核对扣1分；未记录时间扣2分
	起罐 12	手法：一手扶罐具，一手手指按住罐口皮肤	4	2	0	0	手法不正确扣4分；手法不熟练扣2分
		观察并清洁皮肤，有水疱或破溃及时处理	4	3	2	1	未观察扣1分；未清洁皮肤扣1分；有水疱或破溃未处理扣2分
		协助患者取舒适体位，整理床单位	4	2	0	0	未安置体位扣2分；未整理床单位扣2分
操作后处置	6	用物按《医疗机构消毒技术规范》处理	2	1	0	0	处置方法不正确扣1分/项，最高扣2分
		洗手	2	0	0	0	未洗手扣2分
		记录	2	1	0	0	未记录扣2分；记录不完全扣1分
评价	6	流程合理、技术熟练、局部皮肤无损伤、询问患者感受	6	4	2	0	一项不合格扣2分，最高扣6分；出现烫伤扣6分
理论提问	10	拔罐的禁忌证	5	3	0	0	回答不全面扣2分/题；未答出扣5分/题
		拔罐的注意事项	5	3	0	0	
得分							
主考老师签名：				考核日期：　　年　　月　　日			

药罐（竹罐）技术

药罐是拔罐法与中药疗法相结合的一种治疗方法。药罐以竹罐或木罐为工具，将罐浸泡在药液中煎煮后，利用高热排出罐内空气，造成罐内负压，使竹罐吸附于穴位，既可起到拔罐时的温热刺激和机械刺激作用，又可发挥中药的药理作用。

一、适用范围

适用于颈项腰背酸痛、软组织损伤、肩周炎、肌肉劳损、寒湿痹痛的患者。

二、评估

1. 病室环境及温度。
2. 主要症状、既往史、凝血机制、是否妊娠或月经期。
3. 患者体质及对疼痛的耐受程度。
4. 拔罐部位的皮肤情况。
5. 对拔罐操作的接受程度。

三、告知

1. 拔罐的作用、操作方法，留罐时间一般为 10~15 分钟。应考虑个体差异酌情递减。
2. 由于罐内空气负压吸引的作用，局部皮肤会出现与罐口相当大小的紫红色瘀斑，此为正常表现，数日即可消除。治疗当中如果出现不适，及时通知护士。
3. 拔罐过程中如出现小水疱不必处理，可自行吸收；如皮肤破溃、水疱较大，护士会做相应处理。
4. 拔罐后可饮 1 杯温开水，夏季拔罐部位忌风扇或空调直吹。

四、物品准备

治疗盘、竹罐数个、镊子、电磁炉、煮锅、水温计、中药包、一次性治疗巾、清洁纱布、毛巾，必要时备屏风、毛毯。

五、基本操作方法

1. 核对医嘱，根据拔罐部位选择竹罐的大小及数量，检查罐口周围是否光滑、有无缺损裂痕。排空二便，做好解释。
2. 置中药包于煮锅内，加水煮沸，将竹罐数个投入药水中同煮 5~10 分钟。备齐用物，携至床旁。
3. 协助患者取合理、舒适体位。
4. 充分暴露拔罐部位，核对部位，准确定穴，清洁皮肤，注意保护隐私及保暖。

5. 水要淹没竹罐,煮开后调成中火,直至操作结束,测量中药液的温度以 45℃ 左右为宜。

6. 用镊子夹罐底端取出(罐口朝下),磕净罐中水珠。

7. 用折叠的冷毛巾紧扪罐口(降低温度,以免烫伤),乘热急速将罐扣在应拔部位上轻轻旋转令其吸牢。

8. 观察罐体吸附情况,询问有无不适感。

9. 起罐时,左手轻按罐具,向左倾斜,右手食指或拇指按住罐口右侧皮肤,使罐口与皮肤之间形成空隙,待空气进入罐内,顺势将罐取下。不可硬行上提或旋转提拔。

10. 操作完毕,协助患者整理衣着,安置舒适体位,整理床单位。

六、注意事项

1. 凝血机制障碍、呼吸衰竭、重度心脏病、严重消瘦,孕妇的腹部、腰骶部,以及严重水肿等不宜拔罐。

2. 拔罐时要选择适当体位和肌肉丰满的部位,骨骼凹凸不平及毛发较多的部位均不适宜。

3. 拔罐动作要做到稳、准、快,留罐过程中,要随时检查罐的吸附情况。

4. 拔罐时要根据不同部位选择大小适宜的罐,检查罐口周围是否光滑,罐体有无裂痕。

5. 拔罐和留罐中要注意观察患者的反应,患者如有不适感,应立即起罐;严重者可让患者平卧,保暖并饮热水或糖水,还可揉内关、合谷、太阳、足三里等穴。

6. 起罐后,皮肤会出现与罐口相当大小的紫红色瘀斑,为正常表现,数日即可消除;如出现小水疱不必处理,可自行吸收;如水疱较大,消毒局部皮肤后,用注射器吸出液体,覆盖消毒敷料。

7. 留罐期间嘱患者保持体位相对固定。

药罐(竹罐)操作流程图

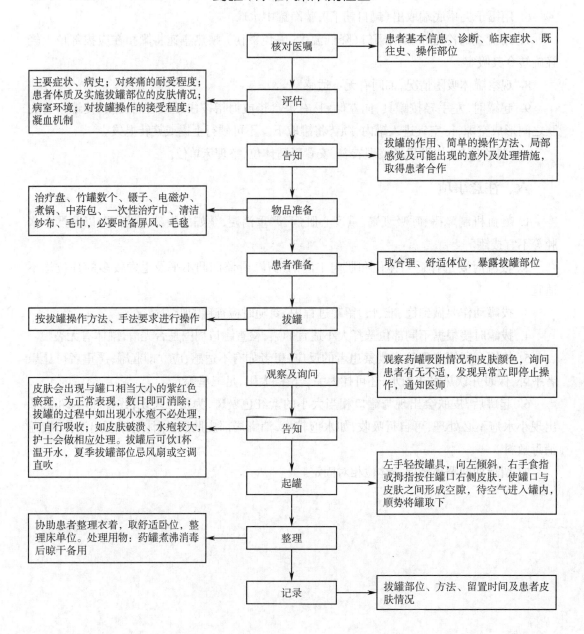

核对医嘱 → 患者基本信息、诊断、临床症状、既往史、操作部位

主要症状、病史；对疼痛的耐受程度；患者体质及实施拔罐部位的皮肤情况；病室环境；对拔罐操作的接受程度；凝血机制 ← 评估

告知 → 拔罐的作用、简单的操作方法、局部感觉及可能出现的意外及处理措施，取得患者合作

治疗盘、竹罐数个、镊子、电磁炉、煮锅、中药包、一次性治疗巾、清洁纱布、毛巾，必要时备屏风、毛毯 ← 物品准备

患者准备 → 取合理、舒适体位，暴露拔罐部位

按拔罐操作方法、手法要求进行操作 ← 拔罐

观察及询问 → 观察药罐吸附情况和皮肤颜色，询问患者有无不适，发现异常立即停止操作，通知医师

皮肤会出现与罐口相当大小的紫红色瘀斑，为正常表现，数日即可消除；拔罐的过程中如出现小水疱不必处理，可自行吸收；如皮肤破溃、水疱较大，护士会做相应处理。拔罐后可饮1杯温开水，夏季拔罐部位忌风扇或空调直吹 ← 告知

起罐 → 左手轻按罐具，向左倾斜，右手食指或拇指按住罐口右侧皮肤，使罐口与皮肤之间形成空隙，待空气进入罐内，顺势将罐取下

协助患者整理衣着，取舒适卧位，整理床单位。处理用物：药罐煮沸消毒后晾干备用 ← 整理

记录 → 拔罐部位、方法、留置时间及患者皮肤情况

药罐(竹罐)操作考核评分标准

项目	分值	技术操作要求	A	B	C	D	评分说明
仪表	2	仪表端庄、戴表	2	1	0	0	一项未完成扣1分
核对	2	核对医嘱	2	1	0	0	未核对扣2分;内容不全面扣1分
评估	6	临床症状、既往史、凝血机制、是否妊娠或月经期	4	3	2	1	一项未完成扣1分
		拔罐部位皮肤情况、对疼痛的耐受程度	2	1	0	0	一项未完成扣1分
告知	4	解释作用、简单的操作方法、局部感受,取得患者配合	4	3	2	1	一项未完成扣1分
用物准备	7	洗手,戴口罩	2	1	0	0	未洗手扣1分;未戴口罩扣1分
		备齐并检查用物,罐大小是否合适,有无裂缝、损坏,罐口是否光滑	5	4	3	2	少备一项扣1分;未检查一项扣1分,最高扣5分
环境与患者准备	7	病室整洁、保护隐私、注意保暖、避免对流风	3	2	1	0	一项未完成扣1分,最高扣3分
		协助患者取舒适体位,充分暴露拔罐部位	4	3	2	1	未进行体位摆放扣2分;体位不舒适扣1分;未充分暴露拔罐部位扣1分
操作过程 拔罐	38	核对医嘱	2	1	0	0	未核对扣2分;内容不全面扣1分
		协助患者身下放置一次性巾单,注意保暖,必要时遮挡	2	1	0	0	未保暖放置治疗巾扣2分;一项未完成扣1分
		定穴:核对部位,准确定穴,清洁皮肤	6	2	0	0	部位不准确扣4分;未清洁皮肤扣2分
		水要淹没竹罐,煮开后调成中火,直至操作结束,测量中药液的温度以45℃左右为宜	4	2	0	0	未测量温度扣4分;一项未完成扣2分
		根据部位选择合适的药罐,将药罐捞出,迅速要磕净罐内的水分并快速置于患处。轻轻旋转使之形成负压紧紧吸附于体表穴位上。予毛毯或薄被覆盖,注意保暖	10	8	6	4	手法不正确扣4分;手法不熟练扣2分
		检查药罐吸附情况,一般留罐10~15分钟。观察局部皮肤情况及患者病情变化,随时询问患者有无不适	6	4	2	0	吸附不牢扣4分;未询问患者感受扣2分
		告知相关注意事项	2	1	0	0	未告知扣2分;告知不全扣1分
		协助患者取舒适体位,整理床单位	3	2	1	0	未安置体位扣2分;未整理床单位扣1分
		洗手,再次核对,记录时间	3	2	1	0	未洗手扣1分;未核对扣1分;未记录时间扣1分
起罐	12	手法:一手扶罐具,一手手指按住罐口皮肤	4	2	0	0	手法不正确扣4分;手法不熟练扣2分
		观察并清洁皮肤,有水疱或破溃及时处理	4	3	2	1	未观察扣1分;未清洁皮肤扣1分;有水疱或破溃未处理扣2分
		协助患者取舒适体位,整理床单位	4	2	0	0	未安置体位扣2分;未整理床单位扣2分
操作后处置	6	用物按《医疗机构消毒技术规范》处理	2	1	0	0	处置方法不正确扣1分/项,最高扣2分
		洗手	2	0	0	0	未洗手扣2分
		记录	2	1	0	0	未记录扣2分;记录不完全扣1分
评价	6	流程合理、技术熟练、局部皮肤无损伤、询问患者感受	6	4	2	0	一项不合格扣2分,最高扣6分;出现烫伤扣6分
理论提问	10	药罐的禁忌证	5	3	0	0	回答不全面扣2分/题;未答出扣5分/题
		药罐的注意事项	5	3	0	0	
得分							

主考老师签名:　　　　　　　　　　　　考核日期:　　　年　　月　　日

放 血 疗 法

放血疗法是针刺方法的一种,即《黄帝内经》中的刺络法,是指用三棱针、粗毫针或小尖刀等刺破络脉,通过放出少量血液,使里蕴热毒随血外泄,具有清热解毒、消肿止痛、祛风止痒、开窍泄热、通经活络、镇吐止泻等作用,从而达到防病治病目的的一种操作方法。

一、适用范围

1. 内科疾患　肺炎、感冒、哮喘、高热中暑、头痛、脑血管意外等。
2. 外科疾患　外伤、脉管炎、疖肿、荨麻疹等。
3. 妇科疾患　痛经、围绝经期综合征等。
4. 儿科疾患　热惊风、小儿腹泻、营养不良等。
5. 眼科疾患　急性结膜炎、角膜炎等。

二、评估

1. 病情　包括现病史、既往史、过敏史、家族史。根据患者病情,选择合适的刺法部位及穴位。
2. 放血部位皮肤　根据患者放血部位皮肤情况,选择合适的放血部位。
3. 心理状态　患者对疾病和此项操作的认识,对疼痛的耐受度。
4. 病室环境　温度是否适宜,注意保护隐私。

三、告知

放血部位会出现疼痛,针刺部位会有一定量的血液挤出或流出,放血部位出现红紫色瘀点或瘀斑,为正常表现,数日可消除。如有不适,及时告知护士。

四、物品准备

治疗卡、治疗盘、弯盘、一次性无菌三棱针、皮肤消毒液、无菌干棉签。

五、基本操作方法

1. 评估　操作者着装整洁。核对医嘱,床边评估患者,并做好解释工作,以取得患者合作。
2. 准备　洗手,备齐用物,携至床旁,再次核对。
3. 体位　根据病情选择放血部位,协助患者取舒适体位,暴露放血部位,注意保暖和遮挡。
4. 定位　根据病情或遵医嘱明确放血部位,并正确取穴。
5. 放血　放血部位皮肤消毒,再次核对,根据医嘱和患者病情需要选择不同的刺法(点刺法、散刺法、刺络法)。

（1）点刺法：是用三棱针快速刺入腧穴放出少量血液或挤出少量黏液的方法。点前，可在针刺部位或其周围用推、揉、挤等方法，使局部充血，再常规消毒。点刺时押手固定点刺部位，刺手持针，对准所刺部位快速刺入退出，然后轻轻挤压针孔周围使出血少许，再以无菌干棉签按压针孔。此法多用于指、趾末端和头面、耳部，如十宣、十二井穴、印堂、攒竹、耳尖等。

（2）散刺法：又称豹纹刺或围刺，是用三棱针在病变局部及其周围进行多点点刺的方法。施术时，根据病变部位大小常规消毒后，由病变外缘环形向中心点刺 10~20 针。此法多用于局部瘀血、血肿或顽癣等。

（3）刺络法：是用三棱针刺入浅表血络(静脉)，放出适量血液的方法。操作前，先用止血带结扎在拟刺部位上端(近心端)，常规消毒后，押手拇指压在被刺部位下端，刺手持三棱针对准被刺部位的静脉向心斜刺，刺入 2~3mm，立即出针，放出适量血液后，松开止血带。此法多用于曲池、委中等穴，治疗急性吐泻、中暑、发热等。

6. 观察　操作过程中密切观察患者表情，并询问其有无不适。

7. 结束　操作完毕，及时用无菌干棉签擦去放出的血液，并对局部皮肤消毒以防感染，协助患者整理衣着，安排舒适体位，整理床单位。了解患者感觉是否舒适，症状是否改善，并进行健康宣教。清理用物，洗手，记录签名。

六、注意事项

1. 治疗室保持清洁、安静、空气流通、温度适宜，定时进行空气消毒或通风换气。

2. 治疗前做好解释工作，以解除患者顾虑。取舒适体位，以利于治疗。

3. 选择适当的针具，放血时应注意进针不宜过深、创口不宜过大，以免损伤其他组织。划割血管时，划破即可，切不可割断血管。

4. 局部皮肤有感染、瘢痕、有出血倾向及高度水肿者不宜进行放血；静脉曲张、血管瘤、较重的贫血或低血压，伴有出血性疾病的患者禁用；素体虚弱、气血两亏者，如孕妇、产妇、年老体虚及贫血者应慎用。

5. 严格执行三查七对及无菌操作规程，必须严格消毒，防止感染。

6. 一般放血量为 5 滴左右，宜 1 日或 2 日 1 次；放血量大者，1 周放血不超过 2 次。1 次为 1 个疗程。如出血不易停止，要采取压迫止血。放血后局部暂不沾水或接触污物。

7. 治疗时患者如出现不适症状时，应立即停止治疗并观察病情变化。

放血疗法（以点刺法为例）操作流程图

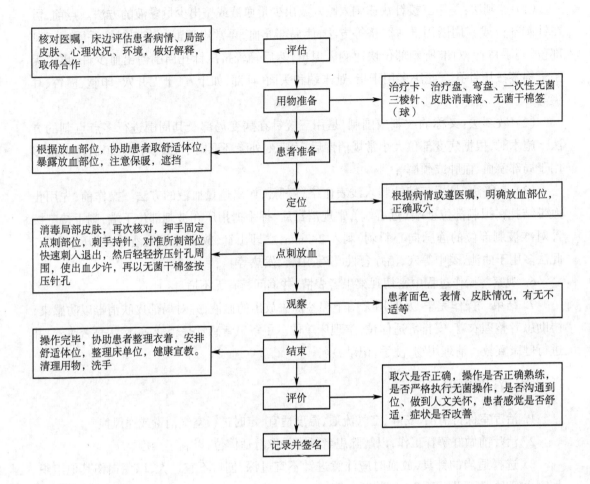

核对医嘱，床边评估患者病情、局部皮肤、心理状况、环境，做好解释，取得合作	←	**评估**
		↓
		用物准备	→	治疗卡、治疗盘、弯盘、一次性无菌三棱针、皮肤消毒液、无菌干棉签（球）
		↓
根据放血部位，协助患者取舒适体位，暴露放血部位，注意保暖，遮挡	←	**患者准备**
		↓
		定位	→	根据病情或遵医嘱，明确放血部位，正确取穴
		↓
消毒局部皮肤，再次核对，押手固定点刺部位，刺手持针，对准所刺部位快速刺入退出，然后轻轻挤压针孔周围，使出血少许，再以无菌干棉签按压针孔	←	**点刺放血**
		↓
		观察	→	患者面色、表情、皮肤情况，有无不适等
		↓
操作完毕，协助患者整理衣着，安排舒适体位，整理床单位，健康宣教。清理用物，洗手	←	**结束**
		↓
		评价	→	取穴是否正确，操作是否正确熟练，是否严格执行无菌操作，是否沟通到位、做到人文关怀，患者感觉是否舒适，症状是否改善
		↓
		记录并签名

放血疗法操作考核评分标准

项目	分值	技术操作要求	评分等级 A	B	C	D	评分说明
仪表	2	仪表端庄、戴表	2	1	0	0	一项未完成扣1分
核对	2	核对医嘱	2	1	0	0	未核对扣2分;内容不全面扣1分
评估	6	临床症状、既往史、凝血机制、是否妊娠期或产期	4	3	2	1	一项未完成扣1分
		放血部位皮肤情况、对疼痛的耐受程度	2	1	0	0	一项未完成扣1分
告知	4	解释作用、简单的操作方法、局部感受,取得患者配合	4	3	2	1	一项未完成扣1分
用物准备	7	洗手,戴口罩	2	1	0	0	未洗手扣1分;未戴口罩扣1分
		备齐并检查用物	5	4	3	2	少备一项扣1分;未检查一项扣1分,最高扣5分
环境与患者准备	9	针灸室整洁、操作前30分钟无打扫、必要时保护隐私、注意保暖	4	3	2	1	一项未完成扣1分,最高扣4分
		协助患者取舒适体位、充分暴露放血部位、初步选穴	5	4	3	0	未进行体位摆放扣2分;体位不舒适扣1分;未充分暴露放血部位扣2分
操作过程 放血	50	核对医嘱	2	1	0	0	未核对扣2分;内容不全面扣1分
		根据病情或遵医嘱明确放血部位,正确取穴	4	2	0	0	未取穴扣4分;取穴不准确扣2分
		消毒局部皮肤,顺时针、逆时针消毒	4	2	0	0	碘伏棉签过湿扣2分;消毒不规范扣2分
		一手固定点刺部位,一手持针,对准所刺部位快速刺入退出,然后轻轻挤压针孔周围	8	6	4	0	未固定针刺点扣2分;点刺手法不准扣4分;不熟练扣2分
		按压有度,使之出血少许,再以无菌干棉签按压针孔	8	6	4	0	未按压扣4分;按压不当扣2分;未用干棉签按压扣4分
		询问患者感受:舒适度、疼痛情况	2	1	0	0	未询问扣2分;询问不全扣1分
		观察出血量及皮肤有无瘀血	4	2	0	0	未出血扣4分;出血量不足扣2分;未观察皮肤局部扣2分
		再次常规消毒放血部位	4	2	0	0	未消毒扣4分;消毒不规范扣2分
		告知相关注意事项	4	2	0	0	未告知扣4分;告知不全扣2分
		协助患者取舒适体位,整理床单位	4	3	2	0	未安置体位扣2分;体位不舒适扣1分;未整理床单位扣2分
		洗手,再次核对,记录时间	6	4	2	0	未洗手扣2分;未核对扣2分;未记录扣2分
操作后处置	4	用物按《医疗机构消毒技术规范》处理	2	1	0	0	处置方法不正确扣1分/项,最高扣2分
		洗手	2	0	0	0	未洗手扣2分
评价	6	流程合理、技术熟练、取穴正确、沟通到位、严格执行无菌操作、询问患者感受	6	4	3	0	一项不合格扣1分,最高扣6分;穴位不准确、未执行无菌操作扣3分
理论提问	10	放血的禁忌证	5	3	0	0	回答不全面扣2分/题;未答出扣5分/题
		放血的注意事项	5	3	0	0	
得分							

主考老师签名:　　　　　　　　　　　　　　考核日期:　　　年　　月　　日

腕踝针技术

腕踝针是一种在腕部和踝部特定的针刺点、循着肢体纵轴用针灸针皮下浅刺的疗法。

一、适用范围

各种痛症。

二、评估

1. 主要症状、既往史、是否妊娠。
2. 评估局部皮肤有无出血、破损、肿胀及瘢痕等。
3. 判断是否适合腕踝针。

三、告知

针刺部位如出现疼痛、出血,应及时告知护士。

四、物品准备

治疗盘、0.25mm×25mm 毫针(华佗牌)、酒精棉球、一次性无菌敷贴、污物杯、手消毒剂、治疗执行单、垫枕。

五、基本操作方法

1. 核对医嘱,在治疗室准备好用物,携至床旁、双重身份核对,进行疼痛评估,向患者或家属解释操作目的、方法、注意事项等,取得配合。
2. 定位。根据患者病症,按区选择正确的针刺部位。
3. 评估局部皮肤有无出血、破损、肿胀及瘢痕等,判断是合合适腕踝针。
4. 协助患者排空大小便、取合适体位,暴露针刺部位,注意保暖。
5. 消毒。局部皮肤消毒以进针点为中心,直径大于 5cm。
6. 检查毫针。检查针的有效期并取出毫针,检查针体有无弯折、针尖有无带钩等异常情况。
7. 进针。再次核对床号、姓名,确认针刺部位,左手固定在进针点下部,右手持针柄,针尖朝向病变部位,针身与皮肤呈 30° 快速刺入皮下。
8. 行针、调针。将针紧贴皮肤表面,刺入皮下浅层;若患者有疼痛的感觉,说明进针过深,需调整。
9. 留针。用一次性无菌敷贴固定针柄,让患者活动针刺侧肢体,询问有无不适。留针30 分钟,病情严重者适当延长留针时间,最多不超过 24 小时。
10. 向患者做好宣教,协助患者整理床单位,安置舒适体位。整理用物,洗手。
11. 拔针。一手捻动针柄,将针退至皮下,迅速拔出;另一手拇(食)指按压针孔周围皮肤,轻压片刻,以防出血。检查针数,以防遗漏。

12. 记录治疗部位、留针时间、反映情况、疗效评价,签名。

六、注意事项

1. 根据患者病症所在部位能正确进行分区定位。

2. 针刺方法正确。要求 30° 皮下浅刺,针身仅在真皮,即横卧真皮下,针刺方向朝向症状端。

3. 行针以下有松软感为宜,不捻转不提插,一般无酸麻胀感,如出现针感时,应及时调整针的深度和方向。

4. 操作过程中注意观察患者的不良反应,如出现晕针、皮下出血等,及时处理。

5. 患者在饥饿、疲乏或精神高度紧张时,以及皮肤感染、溃疡、瘢痕或肿瘤的部位,有出血倾向,高度水肿者不宜针刺。女性正常月经期、妊娠期 3 个月内者不宜针刺。

腕踝针操作流程图

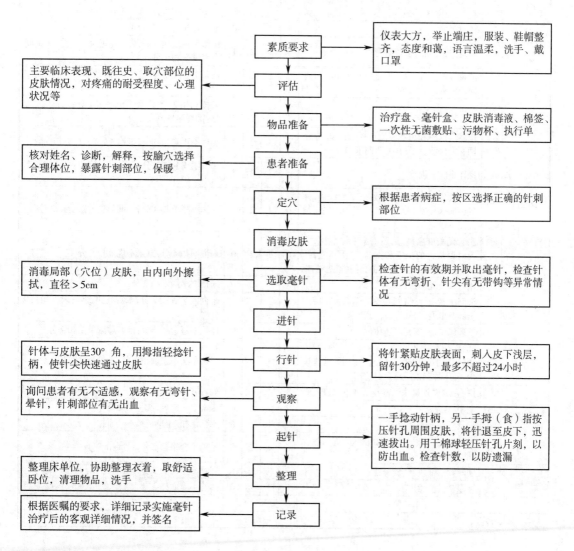

腕踝针操作考核评分标准

项目	分值	技术操作要求	A	B	C	D	评分说明
仪表	2	仪表大方、戴表	2	1	0	0	一项未完成扣1分
核对	2	核对医嘱	2	1	0	0	未核对扣2分;内容不全面扣1分
评估	6	临床症状、既往史、晕针史、取穴、留针时间、是否妊娠	3	2	1	0	一项未完成扣1分
		局部皮肤有无出血、破损、肿胀及瘢痕等,对疼痛的耐受程度及患者合作程度	3	2	1	0	一项未完成扣1分
告知	4	解释作用、简单的操作方法、局部的感受,取得患者配合	4	3	2	1	一项未完成扣1分
用物准备	9	洗手,戴口罩	2	1	0	0	未洗手扣1分;未戴口罩扣1分
		核对医嘱	3	2	1	0	未核对扣2分;内容不全扣1分
		备齐并检查用物(治疗盘、毫针、酒精棉球、胶贴)	4	3	2	1	少备一项扣1分;未检查一项扣1分,最高扣4分
环境患者准备	5	病室整洁、光线明亮	2	1	0	0	未进行环境准备扣2分;环境准备不全扣1分
		协助患者取舒适体位,暴露针刺部位,保暖,注意隐私保护	3	2	1	0	未进行体位摆放扣2分;体位不舒适扣1分;暴露不充分扣1分;未保暖扣1分,最高扣3分
操作过程	50	核对医嘱	4	2	0	0	未核对扣2分;内容不全面扣2分
		确定穴位,询问患者感受	4	3	2	1	动作不规范扣2分;穴位不准确扣3分;未询问患者感受扣1分
		消毒方法正确:以所取进针点为中心由内向外消毒,范围>5cm	4	2	0	0	消毒方法不正确扣2分;消毒范围不规范扣2分
		再次核对医嘱	4	2	0	0	未核对扣2分;内容不全面扣1分;未排气扣2分;排气不规范扣1分
		按腧穴深浅和患者体质选择毫针,检查针柄有无松动、针尖有无弯曲带钩	4	3	2	1	选针不正确扣3分;未检查针柄、针尖扣5分
		操作手法正确	4	3	2	1	未绷紧皮肤扣2分;未对准穴位扣4分;注射方法不正确扣2分
		一手固定针刺点下部,另一手持针柄,针尖朝向病变端,针身与皮肤呈30°快速刺入皮下浅层	6	4	2	0	手法不规范扣4分;未询问患者感受扣2分
		患者无酸麻胀痛感,若有酸麻胀痛感,应及时调整针的深度和方向,若无不适,针体自然垂倒贴近皮肤表面,轻轻推进针体	6	4	2	0	未询问扣4分;推入不规范扣2分
		用一次性无菌敷贴固定针柄	4	2	0	0	未按要求固定扣2分
		询问患者有无不适,观察有无弯针、晕针、折针及出血,告知患者注意事项	4	3	2	1	未询问患者扣2分;未观察扣2分;未告知扣2分
		整理床单位,安置舒适体位	2	1	0	0	体位不舒适扣2分;未整理床单位扣2分
		起针,一手捻动针柄,另一手拇(食)指按压针孔周围皮肤,将针退至皮下,迅速拔出,轻压片刻以防出血,检查针数	4	3	2	1	拔针手法不正确扣3分;未检查针数扣2分
操作后处置	6	用物按《医疗机构消毒技术规范》处理	2	1	0	0	处置方法不正确扣1分/项,最高扣2分
		洗手	2	1	0	0	未洗手扣2分,洗手不规范扣1分
		记录	2	1	0	0	未记录扣2分;记录不全面扣1分
评价	6	操作熟练、流程合理、无菌观念、询问患者感受	6	4	2	0	一项不合格扣2分,最高扣5分
理论提问	10	腕踝针的适应证、禁忌证	5	3	0	0	回答不全面扣2分/题,未答出扣5分/题
		腕踝针的注意事项	5	3	0	0	回答不全面扣2分/题,未答出扣5分/题
得分							

主考老师签名:　　　　　　　　　　　考核日期:　　　年　　月　　日

皮内针技术

皮内针疗法是将特制的小型针具固定于腧穴部位的皮内并较长时间留针,产生持续刺激作用以治疗疾病的方法,又称埋针法。

一、适用范围

1. 脏腑病症,如呼吸系统疾病、心血管疾病、消化系统疾病、肝胆系统疾病、泌尿系统疾病等。

2. 头面五官科疾病,如头痛、鼻炎、面瘫、面肌痉挛、视疲劳、干眼症、耳聋耳鸣等。

3. 经络病症,如颈椎病、肩周炎、腰痛、中风后遗症等。

4. 预防保健。

二、评估

1. 病室环境,保护患者安全。

2. 主要症状、既往史。

3. 埋针部位皮肤情况。

4. 对疼痛的耐受程度。

三、告知

1. 告知皮内针的作用,取得患者合作。

2. 如有不适,及时告知护士。

四、物品准备

治疗盘、皮内针、皮肤消毒液、棉签、镊子、弯盘,必要时备毛毯、屏风。

五、基本操作方法

1. 术前准备

（1）针具选择:根据疾病和操作部位的不同选择相应型号皮内针。总原则为筋肉丰厚、不敏感处使用大规格型号;筋肉浅薄、较敏感处使用较小规格型号。针具型号推荐参见表 2-1。

（2）部位、体位选择:宜选择易固定且不妨碍活动的腧穴,患者舒适、医者便于操作的治疗体位。

（3）环境要求:应注意环境清洁卫生,避免污染。

表 2-1　针具型号推荐表

部位	选用型号		部位	选用型号	
耳部	0.2mm × 0.3mm		腹部	0.2mm × 1.5mm	
	0.2mm × 0.6mm　建议两耳交替使用				
面部	0.2mm × 0.3mm	0.2mm × 0.6mm	上肢	0.2mm × 1.5mm	
颈部	0.2mm × 0.6mm	0.2mm × 0.9mm	腕部	0.2mm × 0.9mm	0.2mm × 1.2mm
肩部	0.2mm × 0.9mm		手部	0.2mm × 0.9mm	0.2mm × 1.2mm
	0.2mm × 1.2mm	0.2mm × 1.5mm		0.2mm × 1.5mm	
脊	0.2mm × 1.5mm		大腿	0.2mm × 1.5mm	
腰部	0.2mm × 1.5mm		小腿	0.2mm × 1.5mm	0.2mm × 1.5mm
臀部	0.2mm × 1.5mm		踝	0.2mm × 0.9mm	0.2mm × 1.2mm
胸部	0.2mm × 1.2mm		足	0.2mm × 0.9mm	0.2mm × 1.2mm
				0.2mm × 1.5mm	

备注:根据人的体型胖瘦,适当调整选用型号。

2. 施术方法

（1）操作者消毒:操作者严格清洗双手,再用 75% 酒精棉球擦拭。

（2）操作部位消毒:宜用 75% 乙醇溶液或 1%~2% 碘伏在施术部位消毒。

（3）进针固定:打开包装,取出皮内针,捏住剥离纸与胶布,对准腧穴部位刺入针体,贴好一侧后取下剥离纸,按压剥离纸一侧胶布使之完全密封。

（4）固定后刺激:宜每日按压 3~4 次,每次约 1 分钟,以患者能耐受为度,两次间隔约 4 小时。

（5）留针时间:埋针时间宜 2~3 天,根据气候、温度、湿度不同,适当调整。一般夏天时间短,冬天时间长。同一埋针部位出针 3 天后,可再次埋针。

（6）取针:宜先揭开一侧胶布,再揭开另一侧胶布,捏住两侧胶布,使针体垂直于皮肤出针,以免划伤患者。取出的皮内针可粘贴于包装盒或泡沫上,以免划伤他人。

3. 施术后处理　应用消毒干棉签按压针孔,局部常规消毒。

六、注意事项

1. 初次接受治疗的患者,应首先消除其紧张情绪,选取相对较小规格型号皮内针,按揉取穴部位,充分分散注意力时进针。

2. 老年人、孕妇、儿童、体弱者宜选取卧位。

3. 埋针后活动埋针局部,确认有无牵拉感和疼痛。持续疼痛时,应调整针的深度、方向,调整后仍疼痛应出针。

4. 贴针期间接受医师诊断或检查时,应告知贴针事宜,磁共振（MRI）检查时请取下皮内针。

5. 埋针期间局部发生感染应立即出针,并进行相应处理。

6. 为安全管理,可精选 4~6 个穴位,方便操作记忆。

7. 必须同一部位埋针的,可旁开 0.5 寸再埋,下次埋针再回原位置,如此交替进行,或间隔一晚再埋。

8. 禁忌。红肿、皮损局部及皮肤病患部、紫癜和瘢痕部、体表大血管部、孕妇下腹和腰骶部,以及对金属过敏、患危险烈性传染病者,均应禁用。

皮内针操作流程图

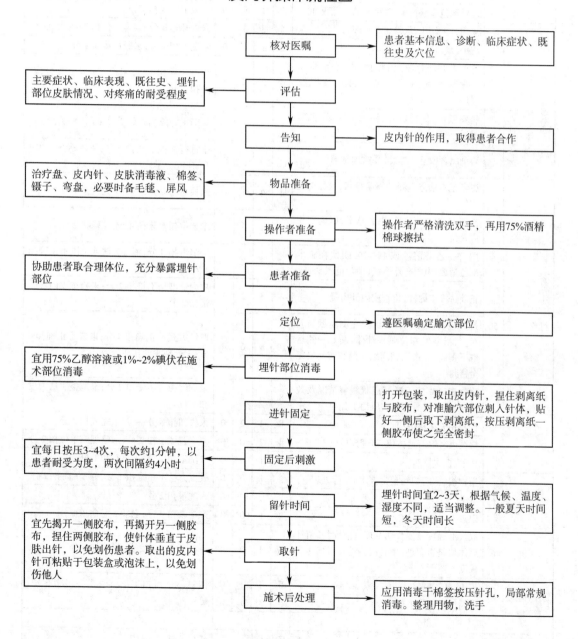

皮内针操作考核评分标准

项目	分值	技术操作要求	评分等级 A	B	C	D	评分说明
仪表	2	仪表大方,举止端庄,态度和蔼	2	1	0	0	一项未完成扣1分
核对	2	患者基本信息、诊断、临床症状、既往史及穴位	2	1	0	0	未核对扣2分;内容不全面扣1分
评估	6	主要症状、临床表现、既往史、是否有出血性疾病	4	3	2	1	一项未完成扣1分
		埋针部位皮肤情况,对疼痛的耐受程度	2	1	0	0	一项未完成扣1分
告知	4	皮内针的作用,取得患者合作	4	2	1	0	未告知扣4分;内容不全扣2分
用物准备	6	洗手,戴口罩	2	1	0	0	未洗手扣1分;未戴口罩扣1分
		备齐并检查用物(治疗盘、皮内针、皮肤消毒液、棉签、镊子、弯盘,必要时备毛毯、屏风)	4	3	2	1	少备一项扣1分;未检查一项扣1分,最高扣4分
环境与患者准备	8	病室整洁、保护隐私、注意保暖、避免对流风	4	3	2	1	一项未完成扣1分
		协助患者取舒适体位,暴露埋针部位	4	3	2	1	未进行体位摆放扣2分;体位不舒适扣1分;未充分暴露埋针部位皮肤扣2分
操作过程	50	患者基本信息、诊断、临床症状、既往史及穴位	4	2	1	0	未核对扣4分;一项未完成扣1分
		按压寻找穴位,询问患者感觉,以确定相应穴位	6	4	2	0	未定位扣6分;部位不准确扣2分
		用75%乙醇溶液或1%~2%碘伏在施术部位消毒,由内向外擦拭(消毒范围>5cm)	4	3	2	1	未消毒扣4分;消毒方法或范围不正确扣2分
		正确选择皮内针,检查皮内针质量	4	3	2	1	皮内针型号不符扣2分;未检查皮内针质量扣2分
		打开包装,取出皮内针,捏住剥离纸与胶布,对准腧穴部位刺入针体,贴好一侧后取下剥离纸,按压剥离纸一侧胶布使之完全密封	10	8	6	4	取针方式不正确扣4分;取穴不正确扣4分;无爱伤观念扣2分
		观察患者疼痛不适等症状缓解情况及效果,以患者耐受为宜按压约1分钟	8	6	4	2	未询问患者感受扣2分;未调整手法力度扣4分
		告知相关注意事项	8	4	2	0	未告知扣8分;一项未完成扣2分
		协助患者取舒适体位,整理床单位	4	2	0	0	未安置体位扣2分;未整理床单位扣2分
		洗手、再次核对	2	1	0	0	未洗手扣1分;未核对扣1分
操作后处置	6	用物按《医疗机构消毒技术规范》处理	2	1	0	0	处置方法不正确扣1分/项,最高扣2分
		洗手	2	0	0	0	未洗手扣2分
		记录	2	1	0	0	未记录扣2分;记录不完全扣1分
评价	6	取穴准确度及操作熟练度,埋针时和留针后体位是否合理,患者的感觉及目标达到程度	6	4	2	0	一项不合格扣2分,最高扣6分
理论提问	10	皮内针的禁忌证	5	3	1	0	回答不全面扣2分/题;未答出扣5分/题
		皮内针的注意事项	5	3	1	0	
得分							

主考老师签名:　　　　　　　　　　考核日期:　　年　月　日

耳 针 技 术

耳针是通过对耳郭特定区域(即耳穴)的观察和刺激达到诊治疾病的一种方法。在针灸医学的各种刺灸方法中,耳针是较为独特的疗法。耳针法有自己的刺激区,尽管集中在小小的耳郭上,但耳穴数量之多,仅次于体穴。特别是它还具有诊断、预防、治疗、保健四位一体的优点。

一、适用范围

耳穴的适用病症十分广泛,据统计,已被应用于 150 余种病症的预防、治疗和保健,包括多种疼痛性疾病(如头痛、偏头痛、三叉神经痛、坐骨神经痛等)、多种炎症性疾病(如急性结膜炎、扁桃体炎、咽喉炎)、过敏与变态反应性疾病(如荨麻疹、过敏性鼻炎)以及一些功能紊乱性疾病(如心律不齐、高血压、神经衰弱等)。特别是近年来,耳针在戒烟、减肥以及治疗美容性皮肤病(如青年痤疮、黄褐斑等)、竞技综合征等方面,有较其他疗法更为明显的效果。

二、评估

1. 主要症状、既往史,是否妊娠。

2. 对疼痛的耐受程度。

3. 耳针一般来说比较安全,但外耳如有明显炎症或病变,包括冻疮破溃、感染、溃疡及湿疹等,不宜采用本法。妇女怀孕期,尤其是有习惯性流产史的不可用耳针。

4. 耳部皮肤情况。

三、告知

1. 耳针的局部感觉如热、麻、胀、痛,若有不适及时通知护士。

2. 每日自行按压 3~5 次,每次每穴 1~2 分钟。

3. 耳针自行脱落后,应通知护士。

四、物品准备

治疗盘、耳针、75% 乙醇溶液、棉签、探棒、弯盘、污物碗,必要时可备耳穴模型。

五、基本操作方法

1. 核对医嘱,评估患者,做好解释。

2. 备齐用物,携至床旁。

3. 协助患者取合理、舒适体位。

4. 遵照医嘱,探查耳穴敏感点,确定贴压部位。

5. 用75%乙醇溶液自上而下、由内到外、从前到后消毒耳部皮肤。

6. 选用粗细适宜的耳针刺于选好耳穴的部位上,并给予适当按压,使患者有热、麻、胀、痛的感觉,即"得气"。

7. 观察患者局部皮肤,询问有无不适感。

8. 常用耳针手法

(1)毫针法:针具多用28~32号半寸长的不锈钢毫针。首先对耳穴进行消毒,由于耳穴感染可引起严重后果,故一般先用2%碘酒涂抹,再用蘸有75%乙醇溶液的棉球脱碘消毒。进针时,用左手拇、食指固定耳郭,中指托着针刺部耳背,这样既可掌握针刺深度,又可减轻针刺疼痛。然后用右手拇、食、中三指持针,在反应点进针。针刺深度视耳郭不同部位厚薄而定,以刺入耳软骨(但不可穿透)且有针感为度。针感多表现为疼痛,少数亦有酸、胀、凉、麻的感觉。留针时间20~30分钟。起针时左手托住耳背,右手起针,并用消毒干棉球压迫针眼,以防出血。每次一侧或双侧针刺,每日或隔日1次。

(2)埋针法:即将皮内针埋入耳穴。多用揿针型皮内针。先将穴区皮肤按上法严格消毒,左手固定耳郭,绷紧埋针处的皮肤,右手持镊子夹住消毒皮内针的针环,轻轻刺入所选穴区内,再用胶布固定。一般每次埋单侧耳,必要时可埋双侧。每天自行按压3~4次。留针时间2~4天。夏天宜短,冬天可长些。埋针处不要淋湿浸泡,局部胀痛不适要及时检查。如耳部皮肤有炎症或局部有冻疮时,不宜埋针。

9. 操作完毕,安排舒适体位,整理床单位。

六、注意事项

1. 耳针法,只要严格遵循操作规程,多不会出现意外。最常见的事故是因消毒不严所引起的耳郭感染。由于耳郭血液循环差,一旦感染,若处理又不及时,即可波及耳软骨,严重的会出现耳郭肿胀、软骨坏死而造成耳郭萎缩、畸形。要高度警惕。耳郭局部有炎症、冻疮或表面皮肤有溃破者,以及有习惯性流产史的孕妇,不宜施行。

2. 耳针每次选择一侧耳穴,双侧耳穴轮流使用。夏季易出汗,留置1~3天,冬季留置3~7天。

3. 观察患者耳部皮肤情况,留置期间应防止耳针脱落或污染。患者侧卧位耳部感觉不适时,可适当调整。

耳针操作流程图

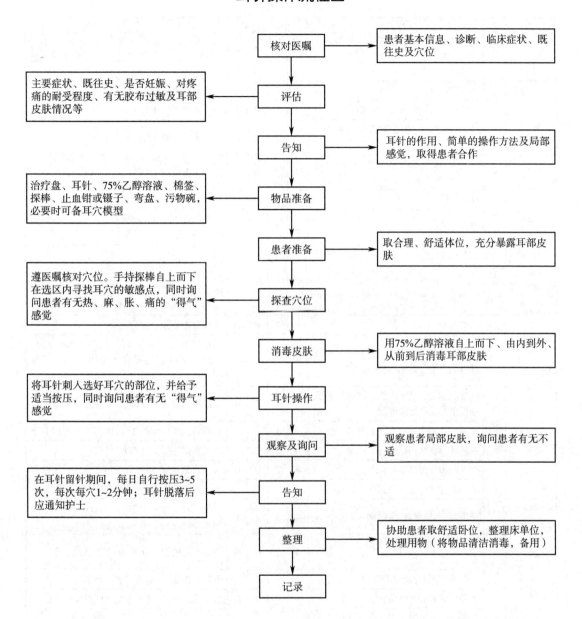

核对医嘱 → 患者基本信息、诊断、临床症状、既往史及穴位

主要症状、既往史、是否妊娠、对疼痛的耐受程度、有无胶布过敏及耳部皮肤情况等 ← 评估

告知 → 耳针的作用、简单的操作方法及局部感觉，取得患者合作

治疗盘、耳针、75%乙醇溶液、棉签、探棒、止血钳或镊子、弯盘、污物碗，必要时可备耳穴模型 ← 物品准备

患者准备 → 取合理、舒适体位，充分暴露耳部皮肤

遵医嘱核对穴位。手持探棒自上而下在选区内寻找耳穴的敏感点，同时询问患者有无热、麻、胀、痛的"得气"感觉 ← 探查穴位

消毒皮肤 → 用75%乙醇溶液自上而下、由内到外、从前到后消毒耳部皮肤

将耳针刺入选好耳穴的部位，并给予适当按压，同时询问患者有无"得气"感觉 ← 耳针操作

观察及询问 → 观察患者局部皮肤，询问患者有无不适

在耳针留针期间，每日自行按压3~5次，每次每穴1~2分钟；耳针脱落后应通知护士 ← 告知

整理 → 协助患者取舒适卧位，整理床单位，处理用物（将物品清洁消毒，备用）

记录

耳针操作考核评分标准

项目	分值	技术操作要求	评分等级				评分说明
			A	B	C	D	
仪表	2	仪表端庄、戴表	2	1	0	0	一项未完成扣1分
核对	2	核对医嘱	2	1	0	0	未核对扣2分;内容不全面扣1分
评估	6	临床症状、既往史、是否妊娠或月经期	4	3	2	1	一项未完成扣1分
		耳针部位皮肤情况、对疼痛的耐受程度	2	1	0	0	一项未完成扣1分
告知	4	解释作用、简单的操作方法、局部感受,取得患者配合	4	3	2	1	一项未完成扣1分
用物准备	7	洗手,戴口罩	2	1	0	0	未洗手扣1分;未戴口罩扣1分
		备齐并检查用物	5	4	3	2	少备一项扣1分;未检查一项扣1分,最高扣5分
环境与患者准备	7	病室整洁、保护隐私、注意保暖、避免对流风	3	2	1	0	一项未完成扣1分,最高扣3分
		协助患者取舒适体位,选择一侧耳朵	4	3	2	1	未进行体位摆放扣2分;体位不舒适扣1分;未充分暴露耳部位扣1分
操作过程	耳针 38	核对医嘱	2	1	0	0	未核对扣2分;内容不全面扣1分
		术者一手持耳轮后上方,另一手持探棒由上而下在选区内找敏感点	10	8	6	4	消毒棉签过湿扣2分;穴位不准确扣2分;耳针不牢扣2分;动作生硬扣2分;不找敏感点扣2分
		用皮肤消毒液擦拭(其范围视耳郭大小而定),操作动作规范	6	4	2	0	消毒不规范扣4分;进针不规范扣2分
		询问患者感受:酸、麻、胀、痛得气感	2	1	0	0	未询问患者感受扣2分;内容不全面扣1分
		观察耳部皮肤:有无破溃、感染	6	2	0	0	未观察皮肤扣2分/项
		告知相关注意事项	4	2	0	0	未告知扣4分;告知不全扣2分
		协助患者取舒适体位,整理床单位	4	2	0	0	未安置体位扣2分;未整理床单位扣2分
		洗手,再次核对,记录时间	4	3	2	1	未洗手扣1分;未核对扣1分;未记录时间扣2分
	起针 12	手法:一手持镊子,一手固定耳轮后上方	4	2	0	0	手法不正确扣4分;手法不熟练扣2分
		观察耳部皮肤,及时消毒	4	3	2	1	未观察扣2分;未清洁皮肤扣2分
		协助患者取舒适体位,整理床单位	4	2	0	0	未安置体位扣2分;未整理床单位扣2分
操作后处置	6	用物按《医疗机构消毒技术规范》处理	2	1	0	0	处置方法不正确扣1分/项,最高扣2分
		洗手	2	0	0	0	未洗手扣2分
		记录	2	1	0	0	未记录扣2分;记录不完全扣1分
评价	6	流程合理、技术熟练、耳部皮肤无损伤、询问患者感受	6	4	2	0	一项不合格扣2分,最高扣6分;出现耳部感染扣6分
理论提问	10	耳针的禁忌证	5	3	0	0	回答不全面扣2分/题;未答出扣5分/题
		耳针的注意事项	5	3	0	0	
得分							

主考老师签名: 考核日期: 年 月 日

全息经络刮痧技术

全息经络刮痧是刮痧疗法发展进步的结果。它结合了传统经验医学、经络腧穴理论与生物全息理论,并运用生物全息理论指导刮拭局部器官。本技术应用边缘钝滑的器具,如水牛角类、玉石类等刮板,蘸上含有中药成分的刮痧油,在体表一定部位反复刮动,使局部出现痧斑,通过其疏通腠理、驱邪外出,疏通经络、通调营卫、和谐脏腑功能,从而达到防治疾病的目的。

一、适用范围

适用于外感性、脏器器官病症如感冒发热、咳嗽气喘、肠胃病、心脑血管疾病、痛经等,疼痛性疾病如头痛、牙痛、颈肩痛等。

二、评估

1. 病室环境,室温适宜。
2. 主要症状、既往史,是否有出血性疾病、妊娠或月经期。
3. 体质及对疼痛的耐受程度。
4. 刮痧部位皮肤情况。

三、告知

1. 刮痧的作用、简单的操作方法及局部感觉。
2. 刮痧部位的皮肤有轻微疼痛、灼热感,刮痧过程中如有不适及时告知护士。
3. 刮痧部位出现红紫色痧点或瘀斑,为正常表现,数日可消除。
4. 刮痧结束后最好饮用 1 杯温水,不宜即刻食用生冷食物,出痧后 30 分钟内不宜洗冷水澡。
5. 冬季应避免感受风寒;夏季避免风扇、空调直吹刮痧部位。

四、用物准备

治疗盘、刮痧板(牛角类、砭石类等刮痧类板或匙)、介质(刮痧油、清水、润肤乳等)、毛巾、卷纸,必要时备浴巾、屏风等物。

五、基本操作方法

1. 核对医嘱,评估患者,遵照医嘱确定刮痧部位,排空二便,做好解释。
2. 检查刮具边缘有无缺损。备齐用物,携至床旁。
3. 协助患者取合理体位,暴露刮痧部位,注意保护隐私及保暖。
4. 用刮痧板蘸取适量介质涂抹于刮痧部位。

5. 单手握板,将刮痧板放置掌心,用拇指和食指、中指夹住刮痧板,无名指、小指紧贴刮痧板边角,从三个角度固定刮痧板。刮痧时利用指力和腕力调整刮痧板角度,使刮痧板与皮肤之间的夹角约为 45°,以肘关节为轴心,前臂做有规律的移动。

6. 刮痧顺序一般为先头面后手足,先腰背后胸腹,先上肢后下肢,先内侧后外侧,逐步按顺序刮痧。

7. 刮痧时用力要均匀,由轻到重,以患者能耐受为度,单一方向不要来回刮。一般刮至皮肤出现红紫为度,或出现粟粒状、丘疹样斑点,或条索状斑块等形态变化,并伴有局部热感或轻微疼痛。对一些不易出痧或出痧较小的患者,不可强求出痧。

8. 观察病情及局部皮肤颜色变化,询问患者有无不适,调节手法力度。

9. 每个部位一般刮 20~30 次,局部刮痧一般 5~10 分钟。

10. 刮痧完毕,清洁局部皮肤,协助患者穿衣,安置舒适体位,整理床单位。

六、常用刮痧手法

1. 头部全息手法　头部全息区用厉刮法,使用刮痧板梳齿边,不适合用刮痧油作为介质,刮至头皮有热感为度。

2. 手足全息手法　手足全息用按揉法,刮痧板角部按压在操作部位上,做柔和、缓慢的旋转运动,刮痧板角部平面始终不离开所接触的皮肤,按揉压力应渗透至皮下组织或肌肉。

3. 余操作手法同传统刮痧疗法。

七、注意事项

1. 操作前应了解病情,特别注意下列疾病不宜进行刮痧,如严重心血管疾病、肝肾功能不全、出血倾向疾病、感染性疾病、极度虚弱、皮肤疖肿包块、皮肤过敏。

2. 空腹、过度疲劳、失血过多、饱食后不宜进行刮痧。

3. 急性扭挫伤、皮肤出现肿胀破溃者不宜进行刮痧。

4. 对刮痧不配合者,如醉酒、精神分裂症、抽搐者不宜进行刮痧。

5. 孕妇的腹部、腰骶部不宜进行刮痧。

6. 刮痧过程中若出现头晕、目眩、心慌、出冷汗、面色苍白、恶心欲吐,甚至神昏扑倒等晕刮现象,应立即停止刮痧,取平卧位,立刻通知医师,配合处理。

全息经络刮痧操作流程图

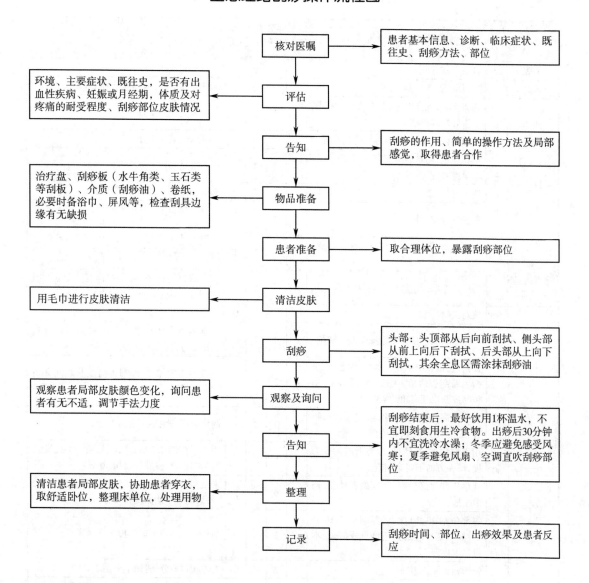

核对医嘱 → 患者基本信息、诊断、临床症状、既往史、刮痧方法、部位

环境、主要症状、既往史，是否有出血性疾病、妊娠或月经期，体质及对疼痛的耐受程度、刮痧部位皮肤情况 ← 评估

告知 → 刮痧的作用、简单的操作方法及局部感觉，取得患者合作

治疗盘、刮痧板（水牛角类、玉石类等刮板）、介质（刮痧油）、卷纸，必要时备浴巾、屏风等，检查刮具边缘有无缺损 ← 物品准备

患者准备 → 取合理体位，暴露刮痧部位

用毛巾进行皮肤清洁 ← 清洁皮肤

刮痧 → 头部：头顶部从后向前刮拭、侧头部从前上向后下刮拭、后头部从上向下刮拭，其余全息区需涂抹刮痧油

观察患者局部皮肤颜色变化，询问患者有无不适，调节手法力度 ← 观察及询问

告知 → 刮痧结束后，最好饮用1杯温水，不宜即刻食用生冷食物。出痧后30分钟内不宜洗冷水澡；冬季应避免感受风寒；夏季避免风扇、空调直吹刮痧部位

清洁患者局部皮肤，协助患者穿衣，取舒适卧位，整理床单位，处理用物 ← 整理

记录 → 刮痧时间、部位，出痧效果及患者反应

全息经络刮痧操作考核评分标准

项目	分值	技术操作要求	评分等级 A	B	C	D	评分说明
仪表	2	仪表端庄、戴表	2	1	0	0	一项未完成扣1分
核对	2	核对医嘱	2	1	0	0	未核对扣2分;内容不全面扣1分
评估	6	临床症状、既往史、是否有出血性疾病、是否妊娠或经期	4	3	2	1	一项未完成扣1分
		刮痧部位皮肤情况、对疼痛的耐受程度	2	1	0	0	一项未完成扣1分
告知	4	解释作用、简单的操作方法、局部感受,取得患者配合	4	3	2	1	一项未完成扣1分
用物准备	6	洗手,戴口罩	2	1	0	0	未洗手扣1分;未戴口罩扣1分
		备齐并检查用物	4	3	2	1	少备一项扣1分;未检查一项扣1分,最高扣4分
环境与患者准备	8	病室整洁、保护隐私、注意保暖、避免对流风	4	3	2	1	一项未完成扣1分
		协助患者取舒适体位,暴露刮痧部位	4	3	2	1	未进行体位摆放扣2分;体位不舒适扣1分;未充分暴露刮痧部位皮肤扣2分
操作过程	50	核对医嘱	2	1	0	0	未核对扣2分;内容不全面扣1分
		刮痧板蘸取适量介质涂抹于刮痧部位	6	4	2	0	未蘸取刮痧介质扣4分;介质量过多或过少扣2分;部位不准确扣2分
		拇指、食指和中指夹住刮板,无名指、小指紧贴刮板边角,从三个角度固定,刮板与皮肤之间夹角约45°	4	2	0	0	握板不正确扣2分;刮板与皮肤之间夹角过大或过小扣2分
		刮痧顺序:先头面后手足,先腰背后胸腹,先上肢后下肢,先内侧后外侧	4	3	2	1	刮痧顺序一项不正确扣1分
		用力均匀,由轻到重,以患者能耐受为度,单一方向不要来回刮	10	8	6	4	用力不均匀扣2分;未由轻到重扣2分;来回刮扣2分;皮肤受损扣10分
		观察皮肤出痧情况,询问患者感受,调节手法力度	8	6	4	2	未观察皮肤扣2分;未询问患者感受扣2分;未调节手法力度扣4分
		每部位刮20~30次,局部刮痧5~10分钟,至局部出现红紫色痧点或瘀斑,不可强求出痧	4	2	0	0	刮痧方法一项不正确扣2分
		告知相关注意事项	4	2	0	0	未告知扣4分;告知不全扣2分
		清洁皮肤	2	1	0	0	未清洁皮肤扣2分;清洁不彻底扣1分
		协助患者取舒适体位,整理床单位	4	2	0	0	未安置体位扣2分;未整理床单位扣2分
		洗手、再次核对	2	1	0	0	未洗手扣1分;未核对扣1分
操作后处置	6	用物按《医疗机构消毒技术规范》处理	2	1	0	0	处置方法不正确扣1分/项,最高扣2分
		洗手	2	0	0	0	未洗手扣2分
		记录	2	1	0	0	未记录扣2分;记录不完全扣1分
评价	6	流程合理、技术熟练、局部皮肤无损伤、询问患者感受	6	4	0	0	一项不合格扣2分,最高扣6分
理论提问	10	刮痧的禁忌证	5	3	0	0	回答不全面扣2分/题;未答出扣5分/题
		刮痧的注意事项	5	3	0	0	
得分							

主考老师签名: 　　　　　　　　　　考核日期: 　　年　　月　　日

引阳入阴头部按摩技术

引阳入阴头部按摩是中医外治疗法中的一种,是通过经络穴位来调节脏腑各组织器官间的平衡,加速新陈代谢,修复各种损伤,以达到疏通经络、行气活血、平衡阴阳、安神定志的作用。

一、适用范围

适用于高血压引起的头痛、头晕,颈肩痛、偏头痛,以及风寒型感冒所致头痛、失眠等。

二、评估

1. 病室环境及温度。

2. 主要症状、既往史、凝血机制、是否妊娠或月经期。

3. 患者体质及对疼痛的耐受程度。

4. 按摩部位的皮肤情况。

5. 对头部按摩的接受程度。

三、告知

1. 引阳入阴头部按摩的作用、操作方法,按摩时长一般为15~20分钟。应考虑个体差异,儿童酌情递减。

2. 按摩后可饮 1 杯温开水,注意头部保暖,夏季按摩部位忌风扇或空调直吹。

四、物品准备

治疗盘、护手霜、治疗巾、梳子、脉枕、医嘱执行单

五、基本操作方法

1. 核对医嘱,正确判断其证型,排空二便,做好解释。

2. 备齐用物,携至床旁。

3. 协助患者取合理、舒适体位,注意保暖。

4. 根据证型选择适当轻音乐播放。

5. 观察患者面部表情,从而选择手法力度,询问有无不适感。

6. 操作完毕,协助患者整理发型,安置舒适体位,整理床单位。

7. 常用按摩手法

(1)推法:用指腹处用力,在一定部位上进行单方向直线运动。操作时指腹要紧贴皮肤体表,缓慢运动,力量均匀。

(2)按法:用指腹按压体表,力量应由轻而重,稳而持续,垂直向下不可使用暴力,着力

点应固定不移。

（3）点法：用指腹点压穴位，应集中用力。

（4）揉法：用指腹按揉穴位，动作缓和，保持一定节律。

8.“引阳入阴”操作步骤：开天门（推攒竹）—推坎宫—揉太阳—揉百会—勾风池、压安眠—勾廉泉—按承浆。

六、注意事项

1. 按摩时双手一直要保持清洁，指甲不宜过长，不可以佩戴首饰，避免伤害按摩者的皮肤。

2. 按摩时注意按摩方向及手法，力度要均匀、适宜。

3. 注意保护患者隐私，保暖、预防感冒。

4. 进行按摩时指导患者应该放松全身，调整呼吸。

引阳入阴头部按摩操作流程图

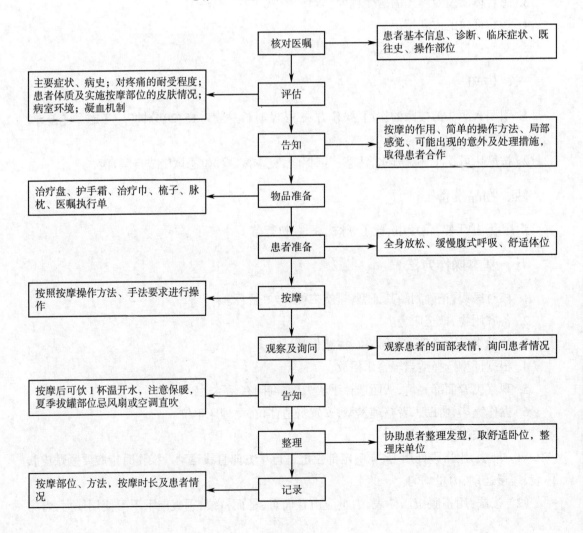

引阳入阴头部按摩操作考核评分标准

项目	分值	技术操作要求	评分等级 A	B	C	D	评分说明
仪表	2	仪表端庄、戴表	2	1	0	0	一项未完成扣1分
核对	2	核对医嘱、诊断、穴位	2	1	0	0	未核对扣2分;内容不全面扣1分
评估	6	临床症状、既往史、是否妊娠、是否月经期	4	3	2	1	一项未完成扣1分
		患者头面部皮肤情况、对疼痛的耐受程度	2	1	0	0	一项未完成扣1分
告知	8	解释作用、简单的操作方法、局部感受,取得患者配合	4	3	2	1	一项未完成扣1分
		推拿时及推拿后局部可能出现酸痛的感觉,如有不适及时告知护士	2	1	0	0	一项未完成扣1分
		推拿前后局部注意保暖,可喝温开水	2	1	0	0	一项未完成扣1分
用物准备	4	洗手,戴口罩	2	1	0	0	未洗手扣1分;未戴口罩扣1分
		物品:治疗盘、治疗巾、梳子、护手霜等	2	1	0	0	少备一项扣1分;未检查一项扣1分,最高扣2分
环境与患者准备	6	病室整洁、光线明亮	2	1	0	0	未进行环境准备扣2分;环境准备不全扣1分
		操作者:修剪指甲,避免损伤患者皮肤	2	0	0	0	未剪指甲扣2分
		患者:取舒适体位,充分暴露按摩部位,注意保护隐私	2	1	0	0	体位不舒适扣1分;暴露不充分扣1分;未保护隐私扣1分;最高扣2分
操作过程	50	确定穴位及手法	2	1	0	0	未核对扣2分;内容不全面扣1分
		遵医嘱正确选择经络与腧穴部位	10	8	6	4	动作生硬扣4分;经络与穴位不准确扣2分/穴,最高扣10分
		正确选择点、揉、按等手法	10	5	0	0	手法/每种不正确扣5分,最高扣10分
		力量及摆动幅度均匀	10	5	0	0	力量不均匀扣5分;摆动幅度不均匀扣5分
		摆动频率均匀,时间符合要求	10	5	0	0	频率不符合要求扣5分;时间不符合要求扣5分
		操作中询问患者对手法治疗的感受,及时调整手法及力度	6	4	2	0	未询问患者感受扣2分;未根据患者反应调整手法及力度扣2分/穴,最高扣6分
		洗手,再次核对	2	1	0	0	未洗手扣1分;未核对扣1分
操作后处置	6	用物按《医疗机构消毒技术规范》处理	2	1	0	0	处置方法不正确扣1分/项,最高扣2分
		洗手	2	0	0	0	未洗手扣2分
		记录	2	1	0	0	未记录扣2分;记录不完全扣1分
评价	6	流程合理、技术熟练、局部皮肤无损伤、询问患者感受	6	4	2	0	一项不合格扣2分,最高扣6分
理论提问	10	经穴推拿的常用推拿手法	5	3	0	0	回答不全面扣2分/题;未答出扣5分/题
		经穴推拿的注意事项	5	3	0	0	
得分							
主考老师签名:			考核日期: 年 月 日				

脏腑按摩技术

脏腑按摩是在中医基础理论指导下,通过手法整肠、穴位按摩,从而由体表深入体内,刺激局部,达到调节脏腑气机、疏通经络、活血祛瘀等作用的中医治疗方法。

一、适用范围

适用于长期便秘、肠胀气、各种急慢性疾病,腹泻、术后肠粘连等。

二、评估

1. 患者性别、年龄、诊断、体质、按摩部位皮肤情况。
2. 当前主要症状、既往史、发病部位及相关因素。
3. 心理状况、对疼痛的耐受程度、对操作的信任度。
4. 女性患者月经期、妊娠期禁用。

三、告知

1. 患者腹部按摩的目的、操作过程,取得患者配合。
2. 按摩时局部会出现酸胀的感觉,如有不适及时告知。

四、用物准备

治疗车、医嘱单、治疗巾、毛巾、手消毒液,根据医嘱选用不同的按摩介质。

五、基本操作方法

1. 核对医嘱,评估患者,根据医嘱确定按摩手法、力度、频率等,嘱患者排空膀胱。
2. 协助患者取合理体位。
3. 松开衣着,暴露按摩部位,注意保暖,清洁局部皮肤。
4. 按同身寸法取穴(中脘、天枢、关元、大横),涂按摩油开始按摩。
5. 按摩方法
(1)双手对合搓擦至手部有灼热感,双手重叠敷于患者神阙穴约3分钟。
(2)用掌摩法和掌推法由中脘穴顺时针推至左侧天枢穴到气海穴到右侧天枢穴,再回到中脘穴,进行环形按摩约5分钟。
(3)用一指禅手法和指揉法分别按摩中脘穴、两侧天枢穴、大横穴、关元穴各30次。
(4)用擦法(大鱼际),双手重叠由升结肠、横结肠、降结肠、乙状结肠依次环形按摩6~8次。
(5)用捏法由一侧肾俞穴经腹部依次提捏至对侧肾俞穴,共3次。治疗过程中观察并询问患者有无不适。

（6）清洁皮肤，撤毛巾，协助患者着衣。

（7）整理床单位、消手、核对、记录。

六、常用脏腑按摩技术手法

（一）摆动类手法

1. 一指禅推法　拇指指腹或指端着力按摩部位，肘部为支点，沉肩、垂肘、悬腕、虚掌、指实，不可用蛮力。频率 120~160 次 /min。

2. 滚法　手紧贴体表，不能拖动或跳动，肩臂放松，肘关节微屈。

3. 揉法　分掌揉法和指揉法，指腹、掌根或大鱼际轻柔缓和摆动。频率 120~160 次 /min。

（二）摩擦类手法

1. 摩法　分掌摩和指摩，手掌掌面或指腹做节律性环旋运动，肘关节屈曲，腕部放松，指掌自然伸直。频率 120 次 /min。

2. 擦法　大鱼际、掌根或小鱼际贴着部位直线来回摩擦，手指自然伸开，动作均匀连续，推动幅度大，呼吸自然、不可屏气，频率 100~120 次 /min。

3. 推法　分指推法、掌推法和肘推法。指、掌或肘部紧贴体表单方向直线摩擦，用力均匀、速度缓慢。

4. 搓法　双手掌面夹着某部位，相对用力快速搓揉，上下往返移动。双手对称、搓动快、移动慢、由轻到重、由慢到快、再由快到慢。

5. 抹法　单手或双手拇指指腹紧贴皮肤，上下或左右往返移动，用力轻而不浮、重而不滞。

（三）振动类手法

振法　手掌着力体表前臂和手部肌肉静止性强力用力，产生颤样动作，集中在指端或手掌上用力，颤动频率要快而重。

（四）挤压类手法

1. 按法　拇指端或指腹、单掌或双掌（双掌重叠）按压体表，稍留片刻，由轻而重。不可暴力按压。

2. 点法　分拇指端点法、屈食指点法、肘尖点法。垂直用力，固定不移，由轻到重，稳而持续。着力点小而深透，刺激强，操作省力。切忌暴力施术。

3. 捏法　拇指与食、中两指或拇指与其余四指将患处皮肤、肌肉、肌腱捏起，相对用力挤压。连续向前提捏推行，均匀而有节律。

4. 拿法　捏而提起谓之拿。拇指与食、中两指或拇指与其余四指在某部位或穴位上节律性提捏。由轻而重，和缓而有连贯性，不可突然用力。

5. 掐法　拇指指甲重刺穴位，是强刺激手法之一，逐渐用力，达深透为止，不要掐破皮肤。掐后轻揉皮肤，以缓解不适。

七、注意事项

1. 操作前应剪指甲、洗手，以防损伤患者皮肤。

2. 按摩前嘱患者排空膀胱。

3. 根据性别、年龄，选择推拿手法、时间。体质强壮者，手法可稍重；体质柔弱、年老者，手法稍轻；小儿气血未充，肌肤娇嫩，手法宜轻，时间宜短。

4. 治疗频次，症状重者 1 次 /d，轻者 2 次 /d，每次 20~30 分钟。

5. 操作过程中随时询问患者对手法的治疗反应，及时调整手法，以感觉舒适为度；操作力度均匀、柔和、深透、有力、持久。

6. 操作时要密切观察患者的反应，如有不适应停止按摩并做好相应的处理。

7. 操作后协助患者着衣，安排舒适卧位，整理床单位。

脏腑按摩操作流程图

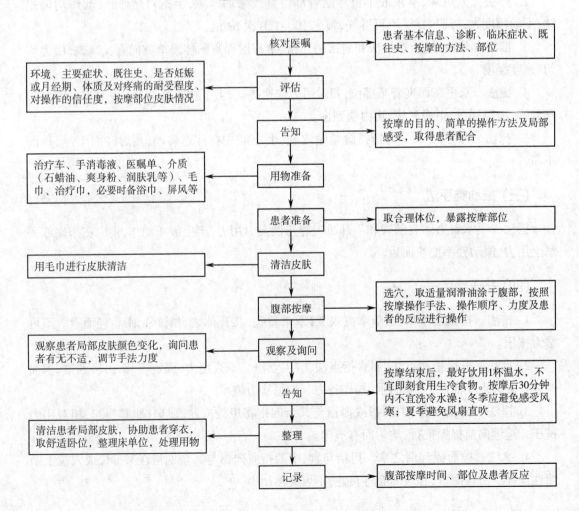

脏腑按摩操作考核评分标准

项目	分值	技术操作要求	A	B	C	D	评分说明
仪表	2	仪表端庄、戴表	2	1	0	0	一项未完成扣1分
核对	2	核对医嘱	2	1	0	0	未核对扣2分;内容不全面扣1分
评估	6	临床症状、既往史、是否妊娠、是否月经期	4	3	2	1	一项未完成扣1分
		按摩部位皮肤情况、对疼痛的耐受程度	2	1	0	0	一项未完成扣1分
告知	8	解释作用、简单的操作方法、局部感受,取得患者配合	4	3	2	1	一项未完成扣1分
		按摩时及按摩后局部可能出现酸痛的感觉,如有不适及时告知护士	2	1	0	0	一项未完成扣1分
		按摩前后局部注意保暖,可喝温开水	2	1	0	0	一项未完成扣1分
用物准备	4	洗手,戴口罩	2	1	0	0	未洗手扣1分;未戴口罩扣1分
		备齐并检查用物,必要时备屏风	2	1	0	0	少备一项扣1分;未检查一项扣1分,最高扣2分
环境与患者准备	6	病室整洁、光线明亮	2	1	0	0	未进行环境准备扣2分;环境准备不全扣1分
		操作者:修剪指甲,避免损伤患者皮肤	2	0	0	0	未剪指甲扣2分
		患者:取舒适体位,充分暴露按摩部位,注意保护隐私	2	1	0	0	体位不舒适扣1分;暴露不充分扣1分;未保护隐私扣1分;最高扣2分
操作过程	50	核对医嘱	2	1	0	0	未核对扣2分;内容不全面扣1分
		遵医嘱确定经络走向与腧穴部位	10	8	6	4	动作生硬扣4分;经络与穴位不准确扣2分/穴,最高扣10分
		正确选择点、揉、按等手法	10	5	0	0	手法/每种不正确扣5分,最高扣10分
		力量及摆动幅度均匀	10	5	0	0	力量不均匀扣5分;摆动幅度不均匀扣5分
		摆动频率均匀,时间符合要求	10	5	0	0	频率不符合要求扣5分;时间不符合要求扣5分
		操作中询问患者对手法治疗的感受,及时调整手法及力度	6	4	2	0	未询问患者感受扣2分;未根据患者反应调整手法及力度扣2分/穴,最高扣6分
		洗手,再次核对	2	1	0	0	未洗手扣1分;未核对扣1分
操作后处置	6	用物按《医疗机构消毒技术规范》处理	2	1	0	0	处置方法不正确扣1分/项,最高扣2分
		洗手	2	0	0	0	未洗手扣2分
		记录	2	1	0	0	未记录扣2分;记录不完全扣1分
评价	6	流程合理、技术熟练、局部皮肤无损伤、询问患者感受	6	4	2	0	一项不合格扣2分,最高扣6分
理论提问	10	腹部按摩的常用推拿手法	5	3	0	0	回答不全面扣2分/题;未答出扣5分/题
		腹部按摩的注意事项	5	3	0	0	
		得分					
主考老师签名:			考核日期: 年 月 日				

小儿捏脊疗法

小儿捏脊疗法是指连续捏拿脊柱部肌肤，以防治疾病的一种治疗方法，常用于治疗小儿"疳积"之类的病症（所以又称"捏脊疗法"），属于小儿推拿的一种。

一、适用范围

此法通过对督脉和膀胱经的刺激，起到疏通经络、调整阴阳、促进气血运行、改善脏腑功能以及增强机体抗病能力等作用。在健脾和胃方面功效尤为突出。临床常用于治疗厌食、疳积、食积、泄泻等脾胃不和导致的各类消化系统疾病。

二、评估

1. 病室环境，保护患儿安全。
2. 主要症状、既往史。
3. 捏脊部位皮肤情况。
4. 对疼痛的耐受程度。

三、告知

1. 捏脊时及捏脊后局部可能出现发红酸痛的感觉，如有不适及时告知护士。
2. 捏脊前后局部注意保暖，可喝温开水。

四、物品准备

治疗巾，必要时备屏风。

五、基本操作方法

1. 核对医嘱，评估患者，做好解释，调节室温。
2. 备齐用物，携至床旁。
3. 协助患儿取合适的体位。
4. 遵医嘱确定腧穴部位、选用适宜的强度。
5. 捏脊时一般宜在饭后 2 小时或空腹进行，饭后不宜立即捏拿。
6. 操作过程中询问患儿的感受，哭闹强烈则停止操作。
7. 操作方法

（1）捏脊的部位为脊背的正中线，从尾骨部起至第 7 颈椎。即沿着督脉的循行路线，从长强穴直至大椎穴。如头面部症状明显（目红赤、痒涩羞明、鼻腔红赤、牙齿松动、牙龈溃烂、面黄肌瘦、唇红烦渴、面红烦急、惊悸咬牙等）者，可捏至风府穴。捏拿完毕再按肾俞穴。

（2）施术时患者的体位以俯卧位和半俯卧位为宜，务使卧平、卧正，以背部平坦松弛为目的。

（3）在捏脊的过程中,用力拎起肌肤,称为"提法"。每捏3次提一下,称"捏三提一法";每捏5次提一下,称"捏五提一法";也可以单捏不提。其中单捏不提法刺激量较轻,"捏三提一法"刺激量最强。

（4）施术时可根据脏腑辨证,在相应的背俞穴部位用力捏提,以加强针对性治疗作用。如厌食,提大肠俞、胃俞、脾俞;呕吐,提胃俞、肝俞、膈俞;腹泻,提大肠俞、脾俞、三焦俞;便秘,提大肠俞、胃俞、肝俞;多汗,提肾俞、肺俞;尿频,提膀胱俞、肾俞、肺俞;呼吸系统疾病,提肾俞、肺俞、风门。

（5）捏脊的具体操作方法:两手沿脊柱两旁,由下而上连续捏提肌肤,边捏边向前推进,自尾骶部开始,一直捏到项枕部为止(一般捏到大椎穴,也可延至风府穴)。重复3~5遍后,再按揉肾俞穴2~3次。一般每天或隔天捏脊1次,6次为1个疗程。慢性疾病在1个疗程后可休息1周,再进行第2个疗程。

（6）手法

1）用拇指指腹与食指、中指指腹对合,挟持肌肤,拇指在后,食指、中指在前。然后食指、中指向后捻动,拇指向前推动,边捏边向项枕部推移。

2）手握空拳,拇指指腹与屈曲的食指桡侧部对合,挟持肌肤,拇指在前,食指在后。然后拇指向后捻动,食指向前推动,边捏边向项枕部推移。

8. 操作结束协助患者着衣,安置舒适卧位,整理床单位。

六、注意事项

1. 脊柱部皮肤破损,或患有疖肿、皮肤病者,不可使用本疗法。
2. 伴有高热、心脏病或有出血倾向者慎用。
3. 操作前应修剪指甲,以防损伤患者皮肤。
4. 操作时用力要适度。
5. 操作过程中,注意保暖,保护患者安全。

小儿捏脊操作流程图

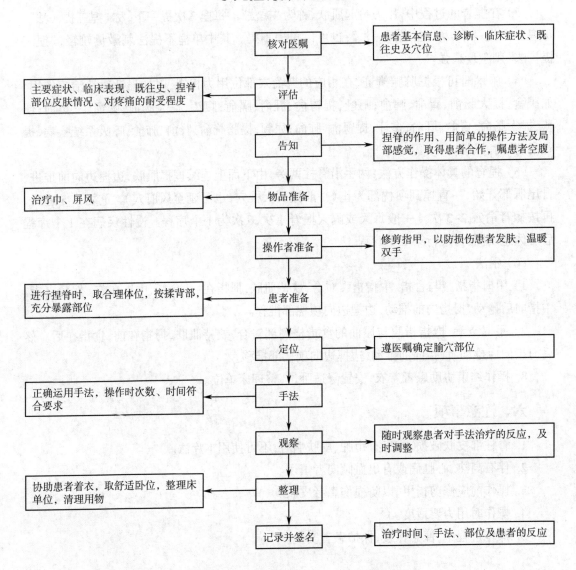

核对医嘱 → 患者基本信息、诊断、临床症状、既往史及穴位

主要症状、临床表现、既往史、捏脊部位皮肤情况、对疼痛的耐受程度 ← 评估

告知 → 捏脊的作用、用简单的操作方法及局部感觉，取得患者合作，嘱患者空腹

治疗巾、屏风 ← 物品准备

操作者准备 → 修剪指甲，以防损伤患者发肤，温暖双手

进行捏脊时，取合理体位，按揉背部，充分暴露部位 ← 患者准备

定位 → 遵医嘱确定腧穴部位

正确运用手法，操作时次数、时间符合要求 ← 手法

观察 → 随时观察患者对手法治疗的反应，及时调整

协助患者着衣，取舒适卧位，整理床单位，清理用物 ← 整理

记录并签名 → 治疗时间、手法、部位及患者的反应

小儿捏脊操作考核评分标准

项目	分值	技术操作要求	A	B	C	D	评分说明
仪表	2	仪表端庄、戴表	2	1	0	0	一项未完成扣1分
核对	2	核对医嘱	2	1	0	0	未核对扣2分;内容不全面扣1分
评估	6	临床症状、既往史、是否有出血性疾病	4	3	2	1	一项未完成扣1分
		捏脊部位皮肤情况、对疼痛的耐受程度	2	1	0	0	一项未完成扣1分
告知	4	解释作用、简单的操作方法、局部感受,取得患者配合	4	3	2	1	一项未完成扣1分
用物准备	6	洗手,戴口罩,修剪指甲,温暖双手	4	2	0	0	未完成一项1分
		备齐并检查用物	2	1	0	0	少备一项扣1分
环境与患者准备	8	病室整洁、保护隐私、注意保暖、避免对流风	4	3	2	1	一项未完成扣1分
		协助患者取正确体位,暴露捏脊背部皮肤	4	3	2	1	未进行体位摆放扣2分;体位不舒适扣1分;未充分暴露部位皮肤扣2分
操作过程	50	核对医嘱	2	1	0	0	未核对扣2分;内容不全面扣1分
		充分暴露捏脊部位皮肤,按揉背部放松	6	4	2	0	未按揉背部放松皮肤扣4分
		正确运用手法:①用拇指指腹与食指、中指指腹对合,挟持肌肤,拇指在后,食指、中指在前。然后食指、中指向后捻动,拇指向前推动,边捏边向项枕部推移	8	4	0	0	捏脊手法不正确扣8分(手法①或手法②任选其一)
		②手握空拳,拇指指腹与屈曲的食指桡侧部对合,挟持肌肤,拇指在前,食指在后。然后拇指向后捻动,食指向前推动,边捏边向项枕部推移	8	4	0	0	捏脊手法不正确扣8分(手法①或手法②任选其一)
		捏脊顺序:捏脊的部位为脊背的正中线,两手沿脊柱两旁,由下而上连续捏提肌肤,边捏边向前推进,自尾骶部开始,一直捏到项枕部为止(一般捏到大椎,也可延至风府)	10	8	6	4	捏脊顺序方向不正确扣10分,未到指定穴位扣4分
		观察皮肤情况,询问患者感受,调节手法	8	6	4	2	未观察皮肤扣2分;未询问患者感受扣2分;未调整手法力度扣4分
		每部捏脊3~5遍,时间3~5分钟	6	4	0	0	捏脊次数时间过多或过少扣2分
		告知相关注意事项	4	2	0	0	未告知扣4分;告知不全扣2分
		协助患者取舒适体位,整理床单位	4	2	0	0	未安置体位扣2分;未整理床单位扣2分
		洗手、再次核对	2	1	0	0	未洗手扣1分;未核对扣1分
操作后处置	6	用物按《医疗机构消毒技术规范》处理	2	1	0	0	处置方法不正确扣1分/项,最高扣2分
		洗手	2	0	0	0	未洗手扣2分
		记录	2	1	0	0	未记录扣2分;记录不完全扣1分
评价	6	流程合理、技术熟练、局部皮肤无损伤、询问患者感受	6	4	2	0	一项不合格扣2分,最高扣6分
理论提问	10	捏脊的禁忌证	5	3	0	0	回答不全面扣2分/题;未答出扣5分/题
		捏脊的注意事项	5	3	0	0	
得分							

主考老师签名:　　　　　　　　　　　考核日期:　　　年　　月　　日

中药封包技术

中药封包是将加热好的中药药包置于身体的患病部位或身体的某一特定位置如穴位上,通过奄包的热蒸气使局部的毛细血管扩张、血液循环加速,利用其温热达到温经通络、调和气血、祛湿祛寒作用的一种外治方法。

一、适用范围

颈椎病、落枕、腰椎间盘突出症、腰肌劳损、肩周炎、骨关节炎、胃痛、腹胀、痛经、滑囊炎、肋软骨炎、狭窄性腱鞘炎、强直性脊柱炎、尿潴留。

二、评估

1. 主要症状、既往史、药物过敏史。
2. 感知觉及局部皮肤情况。

三、告知

1. 治疗时间一般为 10~20 分钟。
2. 若局部有灼烧或针刺感不能耐受时,立即通知护士。

四、物品准备

治疗盘、药包、毛巾 1 条,必要时备屏风。

五、基本操作方法

1. 核对医嘱,评估患者,做好解释,嘱患者排空二便。
2. 将药袋置于蒸锅或微波炉中加热至 50° 左右。
3. 用毛巾包裹药包,直接接触皮肤,热敷患处。
4. 每日 1~2 次,每次 10~20 分钟,可重复加热使用,用后晾干。
5. 操作完毕,协助患者着衣,安排舒适体位,整理床单位。

六、注意事项

1. 药包温度不能太烫,避免皮肤烫伤。
2. 用药后,若出现红疹、瘙痒、水疱等过敏现象,应暂停使用,给予相应处理。

中药封包操作流程图

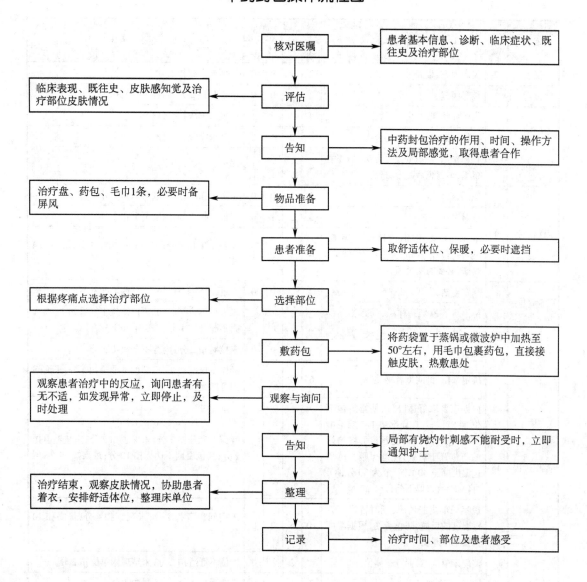

核对医嘱 → 患者基本信息、诊断、临床症状、既往史及治疗部位

临床表现、既往史、皮肤感知觉及治疗部位皮肤情况 ← 评估

告知 → 中药封包治疗的作用、时间、操作方法及局部感觉，取得患者合作

治疗盘、药包、毛巾1条，必要时备屏风 ← 物品准备

患者准备 → 取舒适体位、保暖，必要时遮挡

根据疼痛点选择治疗部位 ← 选择部位

敷药包 → 将药袋置于蒸锅或微波炉中加热至50°左右，用毛巾包裹药包，直接接触皮肤，热敷患处

观察患者治疗中的反应，询问患者有无不适，如发现异常，立即停止，及时处理 ← 观察与询问

告知 → 局部有烧灼针刺感不能耐受时，立即通知护士

治疗结束，观察皮肤情况，协助患者着衣，安排舒适体位，整理床单位 ← 整理

记录 → 治疗时间、部位及患者感受

中药封包操作考核评分标准

项目	分值	技术操作要求	评分等级 A	B	C	D	评分说明
仪表	2	仪表大方、戴表	2	1	0	0	一项未完成扣1分
核对	2	核对医嘱	2	1	0	0	未核对扣2分;内容不全面扣1分
评估	7	临床症状、既往史、过敏史	4	3	2	1	一项未完成扣1分
		评估局部皮肤,患者的合作程度	3	2	1	0	一项未完成扣1分
告知	4	解释作用、简单的操作方法、局部的感受,取得患者配合	4	3	2	1	一项未完成扣1分
用物准备	9	洗手,戴口罩	2	1	0	0	未洗手扣1分;未戴口罩扣1分
		核对医嘱	3	2	1	0	未核对扣2分;内容不全扣1分
		备齐并检查用物(治疗盘,遵医嘱准备药包、治疗巾、大毛巾、微波炉、喷壶,必要时备屏风)	4	3	2	1	少备一项扣1分;未检查一项扣1分,最高扣4分
环境与患者准备	5	病室整洁、光线明亮	2	1	0	0	未进行环境准备扣2分;环境准备不全扣1分
		协助患者取舒适体位,暴露治疗部位,保暖	3	2	1	0	未进行体位摆放扣2分;体位不舒适扣1分;暴露不充分扣1分;未保暖扣1分,最高扣3分
操作过程	45	核对医嘱	4	2	1	0	未核对扣2分;内容不全面扣2分
		确定部位,询问患者感受	6	3	2	1	动作不规范扣2分;部位不准确扣3分;未询问患者感受扣1分
		协助患者取舒适卧位,暴露封包部位,注意保暖,在局部垫1~2层毛巾(根据患者对热耐受程度),将热好的药包置于患处,注意保暖。待药包温度降至40℃(一般为30分钟),可停止封包,取下药包	19	12	6	2	暴露不充分扣2分;未保暖扣2分;未垫毛巾扣2分;药包温度不达标扣10分;最高扣19分
		观察局部皮肤情况,同时咨询患者对温度的反应,防止烫伤,根据温度调整毛巾厚度	10	6	2	0	未询问患者扣2分;未观察扣4分;最高扣10分
		整理床单位,安置舒适体位	4	2	1	0	体位不舒适扣2分;未整理床单位扣2分
		洗手、再次核对	2	1	0	0	未洗手扣1分;未核对扣1分
操作后处置	6	用物按《医疗机构消毒技术规范》处理	2	1	0	0	处置方法不正确扣1分/项,未洗手扣2分
		洗手	2	0	0	0	未洗手扣2分
		记录及签名	2	1	0	0	未记录扣2分;记录不全面扣1分
评价	10	操作熟练、正确,皮肤清洁情况、患者感受、目标达到程度	10	8	4	2	一项不合格扣2分,最高扣10分
理论提问	10	治疗的适应证、禁忌证	5	3	0	0	回答不全面扣2分/题,未答出扣5分/题
		治疗的注意事项	5	3	0	0	
得分							
主考老师签名:			考核日期: 年 月 日				

冰硝散外敷技术

冰硝散外敷是以冰片和芒硝按比例混合作用于相应体表部位,从而达到软坚散结、利水消肿等治疗作用的中医外治技术。

一、适用范围

适用于心力衰竭引起的下肢水肿或下肢深静脉血栓形成患肢水肿者。

二、评估

1. 病室环境及温度。
2. 主要症状、既往史、凝血机制、是否妊娠或月经期。
3. 患者体质及水肿的情况。
4. 水肿部位的皮肤情况。
5. 对冰硝散操作的接受程度。

三、告知

1. 冰硝散外敷的作用、操作方法,外敷时长一般为2~4小时。应考虑个体差异,儿童酌情递减。
2. 由于冰硝散外敷时紧贴皮肤的作用,局部皮肤会出现压痕,此为正常表现,数分钟即可消除。
3. 操作时不宜随便活动肢体,若有不适及时通知护士,护士会做相应处理。
4. 休息时尽量抬高水肿部位,避免下垂。

四、物品准备

治疗盘、10g冰片、2 000g芒硝、治疗巾、看护垫、治疗带、卷尺、治疗盒、量杯,必要时备屏风、毛毯。

五、基本操作方法

1. 核对医嘱,根据水肿部位选择治疗带的大小及数量,嘱排空二便,做好解释。
2. 备齐用物,携至床旁。
3. 协助患者取合理、舒适体位。
4. 充分暴露治疗部位,注意保护隐私及保暖。
5. 测量治疗前外踝上缘5cm、髌骨上缘10cm、髌骨下缘10cm处的大小并记录。
6. 观察患者局部皮肤情况,询问有无不适感。
7. 操作完毕后再次测量并记录,协助患者整理衣着,安置舒适体位,整理床单位。

8. 清理用物, 做好记录并签字。

六、注意事项

1. 局部皮肤破溃者及过敏者禁用。

2. 根据患者外敷部位大小选择合适的治疗带。

3. 按照比例均匀混合后装入治疗带, 治疗带内的冰硝散薄厚要均匀, 固定松紧适宜。

4. 给患者外敷冰硝散的时间宜选取患者休息或者活动量少的时间, 确保用药疗效。

5. 观察患者局部及全身情况, 如出现红疹、瘙痒等过敏现象时及时停止用药, 并报告医师, 及时处理。

冰硝散外敷操作流程图

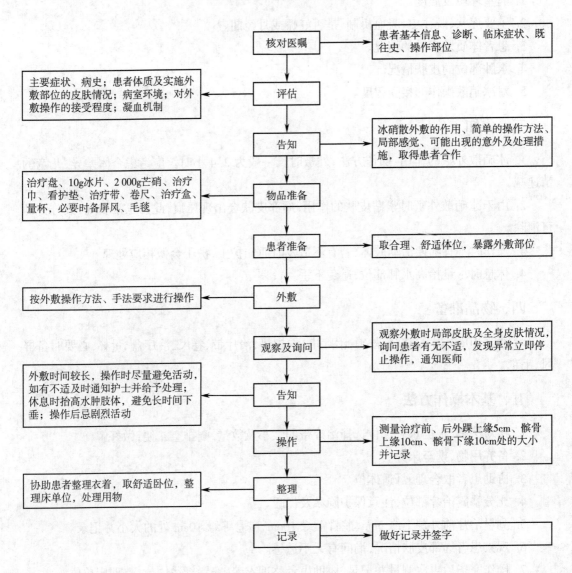

核对医嘱	患者基本信息、诊断、临床症状、既往史、操作部位
评估	主要症状、病史；患者体质及实施外敷部位的皮肤情况；病室环境；对外敷操作的接受程度；凝血机制
告知	冰硝散外敷的作用、简单的操作方法、局部感觉、可能出现的意外及处理措施，取得患者合作
物品准备	治疗盘、10g冰片、2 000g芒硝、治疗巾、看护垫、治疗带、卷尺、治疗盒、量杯，必要时备屏风、毛毯
患者准备	取合理、舒适体位，暴露外敷部位
外敷	按外敷操作方法、手法要求进行操作
观察及询问	观察外敷时局部皮肤及全身皮肤情况，询问患者有无不适，发现异常立即停止操作，通知医师
告知	外敷时间较长，操作时尽量避免活动，如有不适及时通知护士并给予处理；休息时抬高水肿肢体，避免长时间下垂；操作后忌剧烈活动
操作	测量治疗前、后外踝上缘5cm、髌骨上缘10cm、髌骨下缘10cm处的大小并记录
整理	协助患者整理衣着，取舒适卧位，整理床单位，处理用物
记录	做好记录并签字

冰硝散外敷操作考核评分标准

项目	分值	技术操作要求	评分等级 A	B	C	D	评分说明
仪表	2	仪表端庄、戴表	2	1	0	0	一项未完成扣1分
核对	2	核对医嘱	2	1	0	0	未核对扣2分;内容不全面扣1分
评估	7	临床症状、既往史、药物过敏史、是否经期	4	3	2	1	一项未完成扣1分
		治疗部位皮肤情况、肢体水肿情况及患者合作程度	3	2	1	0	一项未完成扣1分
告知	4	解释作用、简单的操作方法、局部感受,取得患者配合	4	3	2	1	一项未完成扣1分
用物准备	9	洗手,戴口罩	2	1	0	0	未洗手扣1分;未戴口罩扣1分
		核对医嘱,10g冰片和2 000g芒硝配制	3	2	1	0	未核对扣2分;内容不全扣1分;配制不规范扣1分
		备齐并检查用物	4	3	2	1	少备一项扣1分;未检查一项扣1分,最高扣4分
环境与患者准备	5	病室整洁、光线明亮	2	1	0	0	未进行环境准备扣2分;环境准备不全扣1分
		协助患者取舒适体位,暴露操作部位,注意保暖	3	2	1	0	未进行体位摆放扣2分;体位不舒适扣1分;暴露不充分扣1分;未保暖扣1分,最高扣3分
操作过程	49	核对医嘱	2	1	0	0	未核对扣2分;内容不全面扣1分
		询问患者感受	2	0	0	0	未询问患者感受扣2分
		准确定位,测量方法正确:髌骨上下缘10cm及内踝上5cm处	8	4	2	0	定位不正确扣4分;测量范围不规范扣2分;测量部位不全扣2分
		再次核对医嘱	2	1	0	0	未核对扣2分;内容不全面扣1分
		外敷手法正确,松紧度适宜,治疗部位铺垫治疗巾	8	6	4	2	手法不正确扣2分;松紧度不适宜扣4分;未铺治疗巾扣2分
		根据患者肢体水肿情况确定治疗时间	4	2	0	0	未观察患者肢体水肿情况扣2分;时间过长或过短扣2分
		观察外敷皮肤,询问患者是否有不适	4	2	0	0	未观察皮肤扣2分;未询问患者扣2分
		告知患者治疗期间勿随意翻动,防止皮肤受压,避免下垂	3	2	1	0	未告知扣3分;告知不全面扣1分
		保护患者隐私,必要时屏风遮挡,注意保暖	3	2	1	0	未保护患者隐私扣2分;未采取保暖措施扣1分
		协助患者着衣,取舒适体位,整理床单位	3	2	1	0	未协助着衣扣1分;体位不舒适扣1分;未整理床单位扣1分
		洗手,再次核对	2	1	0	0	未洗手扣1分;未核对扣1分
		治疗结束后再次测量:髌骨上下缘10cm及内踝上5cm处,并与治疗前作比较	8	6	4	2	未正确测量各扣2分;未作对比扣2分
操作后处置	6	用物按《医疗机构消毒技术规范》处理	2	1	0	0	处置方法不正确扣1分/项,最高扣2分
		洗手	2	0	0	0	未洗手扣2分
		记录	2	1	0	0	未记录扣2分;记录不完全扣1分
评价	6	流程合理、技术熟练、询问患者感受	6	4	2	0	一项不合格扣2分,最高扣6分
理论提问	10	冰硝散外敷的适应证、禁忌证	5	3	0	0	回答不全面扣2分/题;未答出扣5分/题
		冰硝散外敷的注意事项	5	3	0	0	
得分							
主考老师签名:			考核日期: 年 月 日				

芒硝外敷技术

芒硝外敷是将芒硝研粉装入布袋,利用其外敷时以硫酸根离子形式呈高渗状态,可大量摄取腹腔内或皮下渗出液的特性,以达到清热解毒、软坚散结、消肿止痛等作用的一种操作方法。

一、适用范围

适用于实热积滞、腹满胀痛、肠痈肿痛等。

二、评估

1. 病室环境,温度适宜。
2. 主要症状、既往史、药物过敏史、月经期及是否妊娠。
3. 外敷部位的皮肤情况。

三、告知

1. 外敷前,排空二便。
2. 敷药前后注意皮肤护理。下肢严重水肿患者局部皮肤薄,易擦伤引起感染,应尽量减少布袋与皮肤之间的摩擦,着宽松棉质内衣。
3. 敷药时因吸附局部水分致衣裤、被服潮湿成板状,应勤换并予中单隔开,保持床单位干燥,并注意保暖。
4. 操作时间为每次 15~30 分钟,每日 1~2 次。

四、物品准备

治疗盘、芒硝外敷袋、大毛巾、纱布或纸巾,必要时备屏风、毛毯等。

五、基本操作方法

1. 核对医嘱,评估患者,做好解释。嘱患者排空二便。调节病室温度。
2. 备齐用物,携至床旁。取适宜体位,暴露外敷部位,必要时用屏风遮挡患者。
3. 根据医嘱,将芒硝外敷袋置于患部,如为下肢则需绑带固定,松紧适宜。
4. 外敷过程中注意观察局部皮肤的颜色情况、肿痛消退情况,以及外敷袋潮湿度并及时更换,同时询问患者感受。
5. 操作完毕,擦净局部皮肤,协助患者着衣,安排舒适体位。嘱患者避风保暖,穿棉质干燥衣物。

六、注意事项

1. 孕妇腹部及腰骶部、大血管处、皮肤破损及炎症、局部感觉障碍处忌用。

2. 操作过程中应保持药袋局部治疗部位固定稳妥,并勤观察、勤更换、注意保暖。

3. 外敷过程中应随时听取患者对温度的感受,一旦出现皮肤水疱或擦伤,应立即停止,并给予适当处理。

芒硝外敷操作流程图

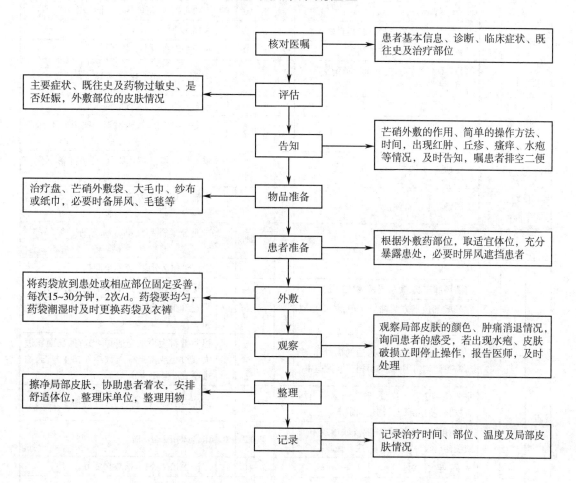

芒硝外敷操作考核评分标准

项目	分值	技术操作要求	评分等级 A	B	C	D	评分说明
仪表	2	仪表端庄、戴表	2	1	0	0	一项未完成扣1分
核对	2	核对医嘱	2	1	0	0	未核对扣2分；内容不全面扣1分
评估	6	主要症状、既往史、过敏史、是否妊娠	4	3	2	1	一项未完成扣1分
		患者体质、外敷部位皮肤情况	2	1	0	0	一项未完成扣1分
告知	4	解释目的、操作方法、时间、局部感受，取得患者配合	4	3	2	1	一项未完成扣1分
用物准备	6	洗手、戴口罩	2	1	0	0	未洗手扣1分；未戴口罩扣1分
		备齐并检查用物	4	3	2	1	少备一项扣1分；未检查一项扣1分，最高扣4分
环境与患者准备	6	病室整洁，光线明亮	2	1	0	0	未进行环境准备扣2分；环境准备不全扣1分
		协助患者取舒适体位	2	1	0	0	未进行体位摆放扣2分；体位不舒适扣1分
		暴露部位，保护隐私	2	1	0	0	未充分暴露部位扣1分；未保护隐私扣1分
操作过程 外敷	42	核对医嘱	2	1	0	0	未核对扣2分；内容不全面扣1分
		清洁局部皮肤，观察局部皮肤情况	12	8	4	0	未观察皮肤扣4分；观察不全面扣2分
		在外敷部位下方铺棉质中单，将弯盘置于患处旁边	6	3	0	0	未正确铺单扣2分/项；未正确放置弯盘扣2分
		根据敷药面积，取大小合适的棉衬套，将所需芒硝均匀平摊于棉衬套，厚薄适中	8	6	4	2	棉质敷料大小不合适扣4分；摊药面积过大或过小或溢出棉质敷料外扣4分；药物过厚或过薄扣4分
		将芒硝袋敷贴于患处，避免药物溢出污染衣物，使用绑带或棉垫固定牢固	4	2	0	0	部位不准确扣2分；药液外溢扣2分
		告知相关注意事项：局部皮肤出现不适或脱落时及时通知护士，注意保暖	6	4	2	0	未告知扣2分/项
		洗手，再次核对	4	2	0	0	未洗手扣2分；未核对扣2分
去除敷料	10	将外敷袋取下	2	0	0	0	未撤除敷料扣2分
		观察、清洁皮肤	4	2	0	0	未观察皮肤扣2分；未清洁皮肤扣2分
		协助患者取舒适体位，整理床单位	2	1	0	0	未安置体位扣1分；未整理床单位扣1分
		洗手，再次核对	2	1	0	0	未洗手扣1分；未核对扣1分
操作后处理	6	用物按《医疗机构消毒技术规范》处理	2	1	0	0	处置方法不正确扣1分/项，最高扣2分
		洗手	2	0	0	0	未洗手扣2分
		记录	2	1	0	0	未记录扣2分；记录不完扣1分
评价	6	流程合理、技术熟练、询问患者感受	6	4	2	0	一项不合格扣2分
理论提问	10	中药外敷的适应证	5	3	0	0	回答不全面扣2分/题；未答出扣5分/题
		中药外敷的注意事项	5	3	0	0	
得分							

主考老师签名：　　　　　　　　　　　考核日期：　　　年　　月　　日

中药外敷技术

中药外敷是将所需药物制成一定剂型,敷布到患处,以达到通经活络、清热解毒、活血化瘀、消肿止痛、行气消痞等作用的一种操作方法。

一、适用范围

适用于外科疖、痈、疽、疔疮、跌打损伤等疾病。

二、评估

1. 病室环境,温度适宜。
2. 主要症状、既往史、药物及敷料过敏史,是否妊娠。
3. 敷药部位的皮肤情况。

三、告知

1. 出现皮肤瘙痒、丘疹、水疱等,应立即告知护士。
2. 中药外敷时间一般为 24 小时。
3. 若出现敷料松动或脱落,及时告知护士。
4. 局部敷药后可出现药物颜色、油渍等污染衣物。

四、物品准备

治疗盘、药物、油膏刀、麻纸、胶布或绷带、生理盐水棉球,必要时备屏风。

五、基本操作方法

1. 核对医嘱,评估患者,做好解释,注意保暖。
2. 备齐用物,携至床旁。根据敷药部位,协助患者取适宜体位,充分暴露患处,必要时用屏风遮挡患者。
3. 更换敷料,以生理盐水或温水擦洗皮肤上的药渍,观察患处情况及敷药效果。
4. 根据敷药面积,取大小合适的麻纸,用油膏刀将所需药物均匀地涂抹于麻纸上,厚薄适中。
5. 将摊好药物的麻纸敷于患处,以胶布或绷带固定,松紧适宜。
6. 敷药后询问有无不适感。交代药物保留时间,告知相关注意事项,安排舒适体位。
7. 取下敷药后,清洁皮肤,观察患者局部皮肤情况,协助患者着衣,整理床单位。

六、注意事项

1. 皮肤过敏者禁用。

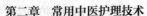

2. 敷药的摊制厚薄要均匀,太薄药力不够,效果差;太厚则浪费药物,易溢出,污染衣被。

3. 患处有溃烂时不宜敷贴药物,以免发生化脓性感染。

4. 使用敷药后,如出现红疹、瘙痒、水疱等过敏现象,应暂停使用,报告医师,配合处理。

中药外敷操作流程图

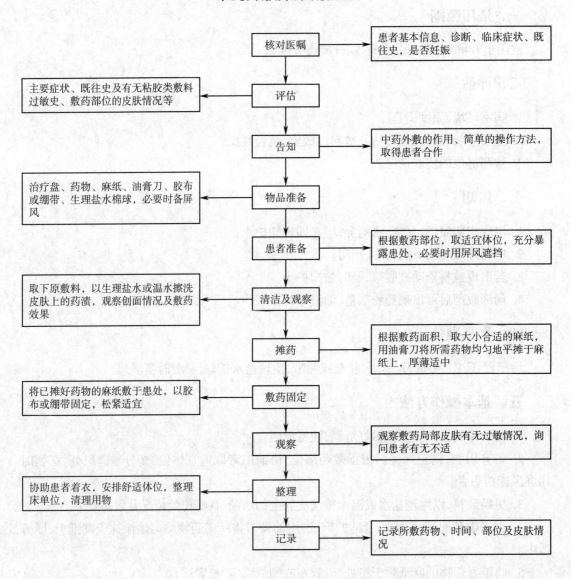

中药外敷操作考核评分标准

项目		分值	技术操作要求	A	B	C	D	评分说明
				评分等级				
仪表		2	仪表端庄、戴表	2	1	0	0	一项未完成扣1分
核对		2	核对医嘱	2	1	0	0	未核对扣2分;内容不全面扣1分
评估		5	临床症状、既往史、药物及敷料过敏史、是否妊娠	4	3	2	1	一项未完成扣1分
			敷药部位皮肤情况	1	0	0	0	一项未完成扣1分
告知		4	解释作用、简单的操作方法、敷贴时间,取得患者配合	4	3	2	1	一项未完成扣1分
用物准备		6	洗手,戴口罩	2	1	0	0	未洗手扣1分;未戴口罩扣1分
			备齐并检查用物	4	3	2	1	少备一项扣1分;未检查一项扣1分,最高扣4分
环境与患者准备		10	病室整洁、光线明亮	2	1	0	0	未进行环境准备扣2分;环境准备不全扣1分
			协助患者取舒适体位	2	1	0	0	未进行体位摆放扣2分;体位不舒适扣1分
			充分暴露治疗部位,保暖,保护隐私	6	4	2	0	未充分暴露治疗部位扣2分;未保暖扣2分;未保护隐私扣2分
操作过程	敷药	41	核对医嘱	2	1	0	0	未核对扣2分;内容不全面扣1分
			清洁局部皮肤,观察局部皮肤情况	4	3	2	0	未清洁扣2分;清洁不彻底扣1分;未观察扣2分
			根据敷药部位,取大小合适的麻纸,将所需药物均匀地平摊于麻纸上,厚薄适中	10	8	4	0	麻纸大小不合适扣4分;摊药厚薄不均匀扣4分;溢出麻纸外扣2分
			将药物敷于患处,稳妥固定,避免药物溢出污染衣物	12	8	4	0	部位不准确扣4分;固定不牢固扣4分;药液外溢扣4分
			询问患者有无不适,交代药物保留时间(一般24小时)	4	2	0	0	未询问扣2分;未交代药物保留时间扣2分
			告知相关注意事项:如有不适或敷料脱落,及时告知护士	3	2	0	0	未告知扣3分;告知不全面扣1分/项
			协助患者取舒适体位,整理床单位	4	2	0	0	未安置体位扣2分;未整理床单位扣2分
			洗手,再次核对	2	1	0	0	未洗手扣1分;未核对扣1分
	取药	8	取下敷药,清洁皮肤	2	1	0	0	未清洁扣2分;清洁不彻底扣1分
			观察局部皮肤,询问患者有无不适	4	2	0	0	未观察皮肤扣2分;未询问扣2分
			洗手,再次核对	2	1	0	0	未洗手扣1分;未核对扣1分
操作后处置		6	用物按《医疗机构消毒技术规范》处理	2	1	0	0	处置方法不正确扣1分/项,最高扣2分
			洗手	2	0	0	0	未洗手扣2分
			记录	2	1	0	0	未记录扣2分;记录不完全扣1分
评价		6	流程合理、技术熟练、局部皮肤无损伤、询问患者感受	6	4	2	0	一项不合格扣2分,最高扣6分
理论提问		10	敷药的禁忌证	5	3	0	0	回答不全面扣2分/题;未答出扣5分/题
			敷药的注意事项	5	3	0	0	
得分								

主考老师签名: 考核日期: 年 月 日

中药涂擦技术

中药涂擦是将中药、白酒和食醋按照一定比例调和形成的膏状物作用于人体局部皮肤，并利用烤灯的温热之力，使药性通过热力作用于体表毛窍透入经络、经脉，从而达到温经通络、活血行气、祛风散寒等治疗效果的一种操作方法。

一、适用范围

适用于辨证属于气滞血瘀、寒湿痹阻、肝肾亏虚的颈椎病、风湿性关节炎、类风湿关节炎、伤筋疼痛、骨质增生、退行性关节炎，以及肩周炎、坐骨神经痛、腰椎间盘突出症、软组织劳损、足跟痛等。

二、评估

1. 病室环境，室温适宜。
2. 主要症状、既往史，酒精、醋、药物及皮肤过敏史。
3. 患者身体耐受程度，以及对热度、疼痛的耐受程度。
4. 涂擦部位皮肤情况。

三、告知

1. 中药涂擦的作用、简单的操作方法及局部感觉。
2. 注意涂擦、烤灯时间为1小时。
3. 中药涂擦部位出现红疹、发痒感、刺痛等表现，请立即拆除药膏，并清洗。

四、用物准备

治疗盘、调和好的膏药、一次性塑料膜、中单、治疗卡、纸巾、湿巾、屏风。

五、基本操作方法

1. 核对医嘱，评估患者，遵医嘱确定涂擦部位，做好解释。
2. 备齐用物，携至床旁，关闭门窗。
3. 协助患者取合理体位，充分暴露涂擦部位，注意保护隐私及保暖，必要时屏风遮挡。
4. 取适量已调和的膏药，将其置于患处，然后用保鲜膜将皮肤和药物松紧适宜地包裹，随后护士用手将膏药于患处推开，用力均匀。
5. 将TDP灯置于患者涂擦部位上方30cm，调节时间为1个小时。
6. 询问患者对热感的反应，有无不适。
7. 告知患者治疗中的注意事项，整理床单位。
8. 治疗期间随时巡视患者有无不适，以及TDP灯热度、患者局部皮肤以及身体状况。

9. 治疗 1 小时后,护士将药物取下,用湿巾擦拭干净局部皮肤。协助患者穿衣、取舒适体位,整理床单位。

10. 告知患者治疗后的注意事项,并询问患者有无不适。

六、注意事项

1. 操作前应充分了解患者病情,评估患者全身情况及局部皮肤情况,有无过敏史(包括酒精,醋),是否在妊娠期、月经期。

2. 皮肤破溃者禁止中药涂擦。

3. TDP 灯不低于 30cm,并根据患者热反应耐受度随时调节高度。

4. 治疗结束后,嘱患者饮适量温开水,注意保暖。

5. 涂擦药物后,局部皮肤如有红疹、发痒感、刺痛等现象,停止用药并立即将药物擦拭清洗干净,遵医嘱内服或外用抗过敏药物。

中药涂擦操作流程图

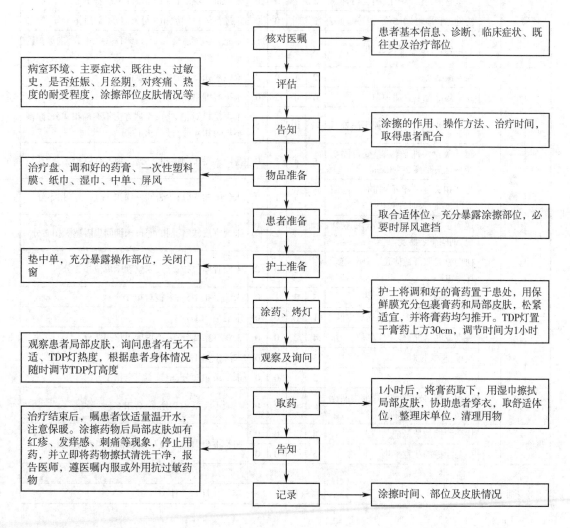

中药涂擦操作考核评分标准

项目		分值	技术操作要求	评分等级				评分说明
				A	B	C	D	
仪表		2	仪表端庄、戴表	2	1	0	0	一项未完成扣1分
核对		2	核对医嘱	2	1	0	0	未核对扣2分;内容不全面扣1分
评估		6	临床症状、既往史、药物及酒精、醋过敏史、是否妊娠、经期、心脏支架手术	4	3	2	1	一项未完成扣1分
			涂药部位皮肤情况:是否破溃	2	1	0	0	一项未完成扣1分
告知		5	解释作用、简单的操作方法、局部感受、配合要点、取得患者配合	5	3	2	1	一项未完成扣1分
用物准备		5	洗手,戴口罩	2	1	0	0	未洗手扣1分;未戴口罩扣1分
			备齐并检查用物:治疗盘(薄膜1卷、膏药1盒、中单1个、湿巾1包)、TDP烤灯1台	3	2	1	0	少备一项扣1分;未检查一项扣1分,最高扣3分
环境与患者准备		10	病室整洁、光线明亮、温度适宜	3	1	0	0	未进行环境准备扣3分;环境准备不全扣1分
			协助患者取舒适体位	3	1	0	0	未进行体位摆放扣3分;体位不舒适扣1分
			暴露患处,注意保暖、保护隐私	4	2	1	0	未充分暴露患处扣2分;未保暖扣1分;未保护隐私扣1分
操作过程	敷药	44	核对医嘱	2	1	0	0	未核对扣2分;内容不全面扣1分
			在涂药部位下方铺中单	6	4	2	0	未正确铺单扣2分/项
			将所需药物均匀地平摊于患处	12	10	8	6	未再次核对扣2分;涂擦方法不准确扣4分;厚薄不均匀扣4分,最高扣12分
			覆盖薄膜、铺平药物、妥善固定调整灯头距离20~30cm	6	4	2	0	薄膜未妥善固定扣2分,一项不合格扣2分
			告知相关注意事项:如有不适或温度过高,及时告知护士	5	3	1	0	未告知5分;少告知一项扣2分,最高扣5分
			巡回2次以上:观察局部皮肤情况,询问患者感受	6	4	2	0	未观察皮肤情况扣4分;未询问患者感受扣2分
			协助患者取舒适体位,保暖、整理床单位	4	2	0	0	未安置体位扣2分;未整理床单位扣2分
			洗手,再次核对	3	2	1	0	未洗手扣1分;未核对扣2分
	去除敷药	10	去除薄膜及药物,清洁局部皮肤	1	0	0	0	未清洁扣1分
			观察皮肤情况,整理床单位	4	2	0	0	未观察扣2分;未整理床单位扣2分
			洗手,再次核对	3	2	1	0	未洗手扣1分;未核对扣2分
			记录	2	1	0	0	未记录扣2分;记录不完全扣1分
评价		6	流程合理、技术熟练、局部皮肤无损伤、询问患者感受	6	4	2	0	一项不合格扣2分,最高扣6分
理论提问		10	中药涂擦的禁忌证	5	3	0	0	回答不全面扣2分/题;未答出扣5分/题
			中药涂擦的注意事项	5	3	0	0	
得分								
主考老师签名:				考核日期: 年 月 日				

中药塌渍技术

中药塌渍是将中药包煎汤或其他溶媒浸泡,根据治疗需要选择常温或加热,将中药浸泡的药包敷于患处,通过其疏通气机、调节气血、平衡阴阳,达到疏通腠理、祛风散寒、消肿止痛作用的一种操作方法。

一、适用范围

适用于软组织损伤、骨折愈合后肢体功能障碍、肩颈腰腿痛、膝关节痛、类风湿关节炎、强直性脊柱炎等。

二、评估

1. 病室环境,温度适宜。
2. 主要症状、既往史及药物过敏史。
3. 对热的耐受程度。
4. 局部皮肤情况。

三、告知

1. 中药塌渍时间 20~30 分钟。
2. 如皮肤感觉不适、过热、瘙痒等,及时告知护士。
3. 中药可致皮肤着色,数日后可自行消退。

四、物品准备

治疗盘、药液、纱布块(或药包)、水温计、镊子 2 把、中单,必要时备浴巾、毛巾、屏风等。

五、基本操作方法

1. 核对医嘱,评估患者,做好解释。
2. 备齐用物,携至床旁。取合理体位,暴露治疗部位。
3. 方法一:测试温度,先将敷料浸于 38~43℃药液中,再将敷料拧至不滴水即可敷于患处。方法二:将药包拧至不滴水,用毛巾包裹,敷于患处。
4. 保持药包或者辅料湿度及温度,观察患者皮肤反应,询问患者的感受。
5. 操作完毕,清洁皮肤,协助患者取舒适体位。

六、注意事项

1. 外伤后患处有伤口、皮肤急性传染病等忌用中药塌渍技术。
2. 中药塌渍治疗应注意药液、药包温度,防止烫伤。

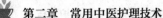

3. 治疗过程中观察局部皮肤反应，如出现水疱、痒痛或破溃等症状时，立即停止治疗，报告医师。

4. 注意保护患者隐私并保暖。

中药塌渍操作流程图

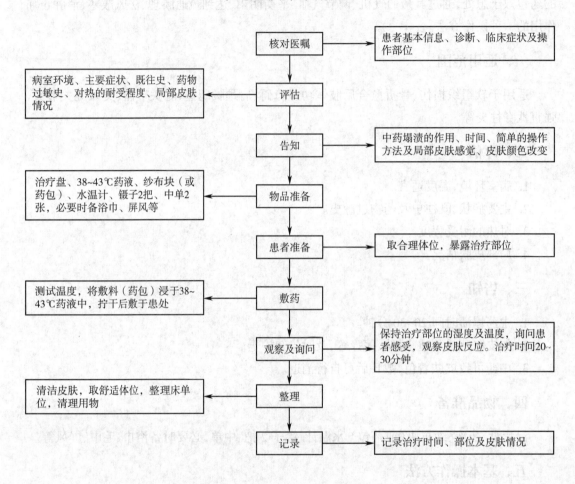

核对医嘱 → 患者基本信息、诊断、临床症状及操作部位

病室环境、主要症状、既往史、药物过敏史、对热的耐受程度、局部皮肤情况 ← 评估

告知 → 中药塌渍的作用、时间、简单的操作方法及局部皮肤感觉、皮肤颜色改变

治疗盘、38~43℃药液、纱布块（或药包）、水温计、镊子2把、中单2张，必要时备浴巾、屏风等 ← 物品准备

患者准备 → 取合理体位，暴露治疗部位

测试温度，将敷料（药包）浸于38~43℃药液中，拧干后敷于患处 ← 敷药

观察及询问 → 保持治疗部位的湿度及温度，询问患者感受，观察皮肤反应。治疗时间20~30分钟

清洁皮肤，取舒适体位，整理床单位，清理用物 ← 整理

记录 → 记录治疗时间、部位及皮肤情况

中药塌渍操作考核评分标准

项目	分值	技术操作要求	A	B	C	D	评分说明
仪表	5	仪表端庄、态度和蔼,鞋、帽整齐,戴表	5	4	2	0	一项未完成扣1分
核对	2	核对医嘱	2	1	0	0	未核对扣2分;内容不全面扣1分
患者评估	7	临床症状、既往史和过敏史,是否妊娠、出血性疾病、发热	5	4	3	0	一项未完成扣1分,未评估扣5分
		塌渍部位皮肤情况、对热的耐受程度	2	1	0	0	一项未完成扣1分
告知	3	解释作用、操作方法、局部感受,取得患者配合	3	2	1	0	一项未完成扣1分
用物准备	8	洗手,戴口罩	2	1	0	0	未洗手扣1分;未戴口罩扣1分
		备齐并检查用物(药液及容器或药包、纱布块或毛巾、镊子2把、弯盘、垫巾2块,必要时备浴巾、屏风)	6	4	2	0	少备一项扣1分;未检查一项扣4分
环境与患者准备	5	病室整洁,光线明亮,防止对流风,温湿度适宜	3	2	1	0	未进行环境准备扣2分;准备不全扣1分
		协助患者取适宜体位	2	1	0	0	未进行体位摆放扣2分;体位不舒适扣1分
操作过程	30	核对医嘱	2	1	0	0	未核对扣2分;内容不全面扣1分
		携用物至床旁,再次核对床号、姓名	2	1	0	0	未核对扣2分;内容不全面扣1分
		暴露塌渍部位皮肤,注意保暖,保护隐私	3	2	1	0	未充分暴露部位扣1分;未保暖扣1分;未保护隐私扣1分
		患者身体下方铺垫单,局部清洁	2	1	0	0	一项未完成扣1分
		方法一:药包温度适宜,用毛巾包裹敷于治疗部位 方法二:药液温度适宜,用纱布块蘸适宜药液,拧干敷于患处,敷料大小适宜	6	4	2	0	操作方法错误扣4分,药液外溢扣2分
		询问患者对温度的感受	2	1	0	0	未询问患者感受扣2分,未调整温度扣1分
		铺第2块垫单,协助患者保暖,整理床单位	3	2	1	0	一项未完成扣1分
		洗手,核对医嘱并记录时间	3	2	1	0	一项未完成扣1分
		观察局部皮肤情况,询问患者有无不适	3	2	1	0	未观察扣2分;未询问患者扣1分
		纱布块塌渍时间20分钟(治疗中要更换辅料);药包塌渍时间30分钟	4	2	0	0	未根据温度更换辅料或调整毛巾厚度扣2分
操作后处置	10	协助患者取下纱布块或者药包,擦干皮肤	2	1	0	0	一项未完成扣1分
		用物按《医疗机构消毒技术规范》处理	3	2	1	0	处置方法不正确扣1分/项
		整理床单位,询问患者感受,交代注意事项	3	2	1	0	一项未完成扣1分
		洗手,记录	2	1	0	0	未洗手扣1分;未记录扣1分
评价	12	流程合理、技术熟练、局部皮肤无损伤、有爱伤观念	6	4	2	0	一项不合格扣2分,最高扣6分;出现烫伤扣6分
		辅料或药包温度适宜,未沾湿患者衣裤、床单	6	4	2	0	温度不适宜扣2分,沾湿患者衣裤扣2分,沾湿床单扣2分
理论提问	18	中药塌渍治疗的原理、适应证、禁忌证	18	12	6	0	回答不全面扣2分/题;未答出扣6分/题
得分							
主考老师签名:			考核日期: 年 月 日				

中药熏药技术

中药熏药是局部清洁后,将辨证选用制备好的药卷、药香或特殊树枝,点燃后直接用烟熏烤,或放置在特定容器中用烟熏烤,使药性通过体表毛窍透入经络、经脉,从而达到温经通络、活血行气、散热止痛、祛瘀消肿等治疗目的的一种操作方法。

一、适用范围

1. 跌打损伤及骨折早期之局部肿痛,颈、肩、腰、腿痛及劳损性疾病。
2. 各类骨关节病引起的疼痛,如腰腿痛、肩关节疼痛等。

二、评估

1. 熏药治疗室环境,室温适宜。
2. 患者主要症状、既往史,有无药物及皮肤过敏史。
3. 体质及对热的耐受程度。
4. 熏药部位皮肤情况。

三、告知

1. 熏药的作用、简单的操作方法及局部感觉。
2. 熏药时间 20~30 分钟
3. 熏药的适应证及禁忌证。
4. 熏药的药烟并无任何毒性,对人体也没有任何严重损害。

四、用物准备

治疗盘、用辨证选好的中草药制备的药卷、打火机或其他点燃装置、纸巾或湿巾、薄被,必要时备屏风。

五、基本操作方法

1. 核对医嘱,评估患者,遵照医嘱确定熏药部位,做好解释。
2. 备齐用物,携至床旁。
3. 协助患者取舒适体位,暴露熏药部位,清洁熏药部位皮肤,必要时用屏风遮挡,注意保暖。
4. 将制备好的药卷,点燃一端,燃烟熏病灶处,熏药在下,皮损在上,温度以患者耐受为宜。
5. 熏药过程中注意询问患者有无不适,如出现头晕、呼吸困难、胸闷、恶心、呕吐等症状则暂停治疗。

6. 告知患者中药熏药期间的注意事项,熏药的时间为 20~30 分钟

7. 熏药完毕,清洁局部皮肤,协助患者穿衣,安置舒适卧位,整理床单位,并针对性做好健康宣教。

8. 整理用物,洗手,做好记录并签名。

六、注意事项

1. 操作前应了解病情,评估患者局部皮肤情况,如血热性疾病及多种眼疾一般不适用中药熏药疗法;药烟过敏者或热毒患者、严重高血压患者、孕妇和体质较弱者,慎用或禁用;急性皮肤病一般禁用。

2. 熏药过程中注意室内避风,冬季注意保暖,暴露部位尽量加盖衣被。

3. 治疗时应熏药在下,皮损在上。

4. 熏完后,往往有一层油脂(油烟),不要立即擦掉,保持时间越久,治疗作用越好。

5. 皮损较大而且粗糙变厚者,熏药时应浓烟、温度高,但也不能过高,一般以 50~70℃为宜;熏药时应经常用手试温,以免烫伤患者。

6. 熏药过程中个别患者可出现轻微的头痛、咳嗽、眼结膜的不适及头晕、呼吸困难、胸闷、恶心、呕吐等症状,此时应暂停治疗。

7. 熏药治疗期间应忌烟、酒,忌酸、辣等刺激性食物,忌火烤、日晒等过热环境,避免过度劳累。

8. 避免吸入非吸入治疗的药烟;吸入性治疗时应少量、多次,缓吸入。

中药熏药操作流程图

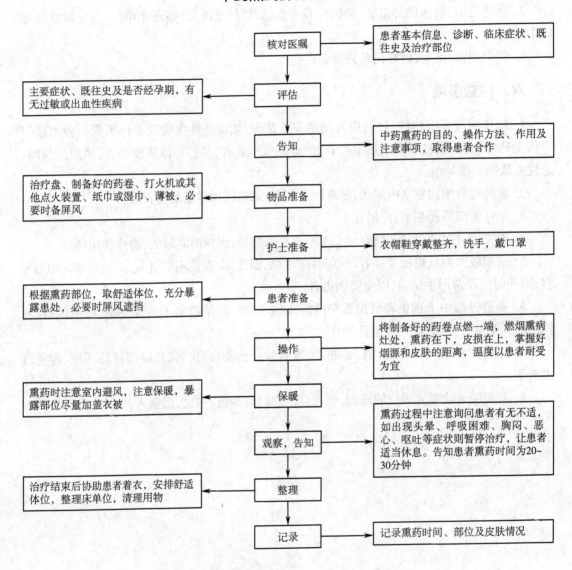

核对医嘱 → 患者基本信息、诊断、临床症状、既往史及治疗部位

主要症状、既往史及是否经孕期，有无过敏或出血性疾病 ← 评估

告知 → 中药熏药的目的、操作方法、作用及注意事项，取得患者合作

治疗盘、制备好的药卷、打火机或其他点火装置、纸巾或湿巾、薄被，必要时备屏风 ← 物品准备

护士准备 → 衣帽鞋穿戴整齐，洗手，戴口罩

根据熏药部位，取舒适体位，充分暴露患处，必要时屏风遮挡 ← 患者准备

操作 → 将制备好的药卷点燃一端，燃烟熏病灶处，熏药在下，皮损在上，掌握好烟源和皮肤的距离，温度以患者耐受为宜

熏药时注意室内避风，注意保暖，暴露部位尽量加盖衣被 ← 保暖

观察，告知 → 熏药过程中注意询问患者有无不适，如出现头晕、呼吸困难、胸闷、恶心、呕吐等症状则暂停治疗，让患者适当休息。告知患者熏药时间为20~30分钟

治疗结束后协助患者着衣，安排舒适体位，整理床单位，清理用物 ← 整理

记录 → 记录熏药时间、部位及皮肤情况

中药熏药操作考核评分标准

项目	分值	技术操作要求	A	B	C	D	评分说明
仪表	3	仪表端庄,衣帽鞋整齐,戴表	3	2	1	0	一项未完成扣1分
核对	5	核对医嘱(床号、姓名、住院号、治疗项目、部位)	5	3	1	0	未核对扣5分;内容不全扣2分/项,最多扣4分
评估患者	6	临床症状、既往史、有无出血或过敏性疾病、是否经孕期	3	2	1	0	一项未完成扣1分,未评估扣3分
		熏药部位皮肤情况	3	0	0	0	未评估扣3分
告知	4	解释熏药的目的、方法、时间,取得患者配合	4	3	2	1	一项未完成扣1分,未告知扣4分
评估环境	3	熏药治疗室整洁、温湿度适宜,关闭门窗,必要时屏风遮挡	3	2	1	0	未评估环境扣3分;环境准备不符合要求扣1分/项
用物准备	4	备齐并检查用物(专用熏药床,治疗盘、弯盘、药卷、打火机、纸巾或湿巾,必要时备薄被、屏风)	4	3	2	0	未检查用物扣4分,少备一项扣1分
操作过程	8	洗手,戴口罩	2	1	0	0	未洗手或方法错误扣1分;未戴口罩扣1分
		双人核对医嘱,携用物至床旁	3	2	1	0	未核对医嘱扣2分;用物摆放不合理影响操作扣1分
		核对(床号、姓名、住院号)	3	2	1	0	未核对扣3分;内容不全面扣1分/项
	28	协助患者取舒适体位	2	1	0	0	一项未完成扣1分
		充分暴露治疗部位,同时注意保护患者隐私和保暖	4	3	2	0	一项未完成扣1分
		清洁局部皮肤	2	0	0	0	未清洁扣2分
		将制备好的药卷点燃一端,放入床下容器内,燃烟熏病灶处	8	4	2	0	操作熟练,未灼伤患者及损伤衣被,一项不符合要求扣4分
		熏药时注意治疗部位准确,熏药在下,皮损在上	2	1	0	0	一项不符合要求扣1分
		掌握好烟源和皮肤的距离,一般以患者感觉温热而舒服为度	4	0	0	0	不符合要求扣4分
		告知注意事项,熏药时间为20~30分钟	2	1	0	0	未告知扣2分;告知不全面扣1分
		洗手,记录治疗时间	3	2	1	0	未洗手扣1分;未记录扣2分;记录内容不全扣1分
		询问患者感受,有无不适	1	0	0	0	未询问扣1分
熏药后处置	14	撤离药卷,容器盖盖。清洁皮肤,观察局部皮肤	3	2	1	0	一项未完成扣1分
		协助患者取舒适体位,整理床单位	2	1	0	0	一项未完成扣1分
		告知注意事项(保暖、休息、多饮温热水,有不适告知医护人员)	4	3	2	1	一项未完成扣1分
		清理用物,按《医疗机构消毒技术规范》处理	2	1	0	0	未清理用物扣2分,清理用物不符合要求扣1分/项
		洗手,再次核对,勾签医嘱	3	2	1	0	一项未完成扣1分
评价	15	流程合理、技术熟练	5	3	1	0	流程不合理扣3分,技术不熟练扣2分
		局部皮肤无损伤	10	0	0	0	皮肤烫伤扣10分
理论提问	10	熏药的注意事项	10	8	6	4	回答不准确扣2分/项,最多扣10分
得分							

主考老师签名: 考核日期: 年 月 日

中药足浴技术

中药足浴是辨证选用适合的中草药煎汤制成水剂来泡足,其中的有效中药成分在热水的帮助下,渗透进皮肤,被足部毛细血管吸收,进入人体血液循环系统,从而达到改善体质、调理身体、治疗疾病的一种方法。

一、适用范围

适用于神经衰弱、感冒、失眠、冻疮、关节痛、妇科病、高血压、颈椎病、气管炎、哮喘、肢冷、畏寒、亚健康等,有较好的辅助治疗效果。

二、评估

1. 病室环境,温度适宜。
2. 主要症状、既往史、过敏史、是否妊娠或处于月经期。
3. 体质、对温度的耐受程度。
4. 足部及小腿皮肤情况。

三、告知

1. 餐前、餐后 30 分钟内不宜进行足浴。
2. 中药足浴以微微汗出为宜,如出现心慌等不适症状,及时告知护士。
3. 中药泡洗时间以 30 分钟为宜。
4. 足浴过程中,应饮用温开水 300~500ml,小儿及老年人酌减,以补充体液及增加血容量,有利于代谢废物的排出。

四、物品准备

药液、电动足浴盆、一次性足浴袋、毛巾。

五、基本操作方法

1. 核对医嘱,评估患者,做好解释,调节室内温度。嘱患者排空二便。
2. 备齐用物,携至床旁。协助患者取合理、舒适体位,注意保暖。
3. 向电动足浴盆内注入 40℃的热水 2 000~3 000ml,然后将一次性足浴袋套入电动足浴盆内。
4. 根据患者病情及对温度的耐受程度,设置足浴盆温度为 40~45℃。
5. 将 40℃左右的适量药液注入一次性药浴袋内,协助患者将双脚浸泡于药液中,启动电源开关,浸泡 30~40 分钟。
6. 足浴过程中,随时观察患者的反应,若感到不适,应立即停止,协助患者卧床休息。

7. 操作完毕,清洁局部皮肤,协助着衣,安置舒适体位。

8. 整理用物,记录并签名。

六、注意事项

1. 进行中药足浴时注意温度适中(最佳温度在 40~45℃),最好能让水温按足部适应逐步变热。

2. 中药足浴的时间以 30~40 分钟为宜,只有保持一定的温度和确保规定的足浴时间,才能保证药物效力的最大发挥。

3. 饭前、饭后 30 分钟内不宜进行足浴。

中药足浴操作流程图

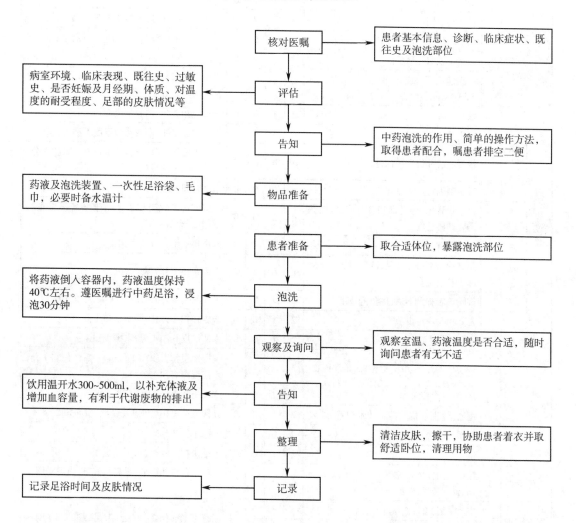

中药足浴操作考核评分标准

项目	分值	技术操作要求	A	B	C	D	评分说明
仪表	2	仪表端庄、戴表	2	1	0	0	一项未完成扣1分
核对	2	核对医嘱	2	1	0	0	未核对扣2分;内容不全面扣1分
评估	6	临床症状、既往史、过敏史、是否妊娠及月经期	4	3	2	1	一项未完成扣1分,最高扣4分
		足部及小腿的皮肤情况、对温度的耐受程度	2	1	0	0	一项未完成扣1分
告知	4	解释作用、操作方法、局部感受,取得患者配合	4	3	2	1	一项未完成扣1分
用物准备	6	洗手,戴口罩	2	1	0	0	未洗手扣1分;未戴口罩扣1分
		备齐检查用物	4	3	2	1	少备一项扣2分;未检查扣2分,最高扣4分
环境与患者准备	7	病室整洁、调节室内温度、关闭门窗	2	1	0	0	未进行环境准备扣2分;准备不全扣1分
		协助患者取舒适坐位	2	1	0	0	未进行体位摆放扣2分;体位不舒适扣1分
		暴露泡洗部位皮肤,保暖,注意保护隐私	3	2	1	0	未充分暴露部位扣1分;未保暖扣1分;未保护隐私扣1分
操作过程 泡洗	22	核对医嘱	2	1	0	0	未核对扣2分;内容不全面扣1分
		设定足浴药液温度在40~45℃左右	6	3	0	0	未设定温度扣6分;药液温度不准确扣3分
		根据泡洗部位选择合适药液量	10	8	4	2	动作生硬扣2分;选择药液量不正确扣4分;泡洗部位不准确扣4分
		遵医嘱确定足浴时间,一般为30分钟	4	0	0	0	泡洗时间不准确扣4分
操作过程 观察与询问	22	足浴过程中,随时询问患者感受,根据需要调整温度	4	2	0	0	未询问患者感受扣2分;未根据需要调整温度扣2分
		室温适宜	4	0	0	0	未观察室温是否适宜扣4分
		患者全身情况:面色、呼吸、汗出及局部皮肤情况	8	6	4	2	未观察扣2分/项
		询问患者有无不适,体位舒适度	4	2	0	0	未询问扣2分/项;体位不舒适扣2分
		告知相关注意事项	2	1	0	0	未告知扣2分;内容不全扣1分
操作后处置	13	清洁并擦干皮肤	2	1	0	0	未清洁皮肤扣1分;未擦干扣1分
		协助患者着衣,取舒适体位,整理用物	3	2	1	0	未协助患者着衣扣1分;未安置体位扣1分;未整理用物扣1分
		洗手,再次核对	2	1	0	0	未洗手扣1分;未核对扣1分
		用物按《医疗机构消毒技术规范》处理	2	1	0	0	处置方法不正确扣1分/项,最高扣2分
		洗手	2	0	0	0	未洗手扣2分
		记录	2	1	0	0	未记录扣2分;记录不完全扣1分
评价	6	流程合理、技术熟练、局部皮肤无损伤、询问患者感受	6	4	2	0	一项不合格扣2分,最高扣6分;出现烫伤扣6分
理论提问	10	中药足浴的作用	5	3	0	0	回答不全面扣2分/题;未答出扣5分/题
		中药足浴的注意事项	5	3	0	0	
得分							

主考老师签名: 　　　　　考核日期: 　年　月　日

中药腿浴技术

中药腿浴是辨证选用适合的中草药煎汤制成水剂来泡足部、小腿部,其中的有效中药成分在热水的帮助下,渗透进皮肤,被足部、小腿部毛细血管吸收,进入人体血液循环系统,从而达到改善体质、调理身体、治疗疾病的一种方法。

一、适用范围

适用于高血压、糖尿病、失眠、神经衰弱、关节痛、肢冷、畏寒、亚健康等慢性疾病,有较好的辅助治疗效果。

二、评估

1. 病室环境,温度适宜。
2. 主要症状、既往史、过敏史、是否妊娠或处于月经期。
3. 体质、对温度的耐受程度。
4. 足部及小腿皮肤情况。

三、告知

1. 餐前、餐后 30 分钟内不宜进行腿浴。
2. 中药腿浴以微微汗出为宜,如出现心慌等不适症状,及时告知护士。
3. 中药泡洗时间以 30 分钟为宜。
4. 中药腿浴过程中,应饮用温开水 300~500ml,小儿及老年人酌减,以补充体液及增加血容量,有利于代谢废物的排出。

四、物品准备

药液、电动腿浴桶、一次性腿浴袋、毛巾。

五、基本操作方法

1. 核对医嘱,评估患者,做好解释,调节室内温度。嘱患者排空二便。
2. 备齐用物,携至床旁。协助患者取合理、舒适体位,注意保暖。
3. 向电动腿浴桶内注入 40℃ 的热水 5 000~6 000ml,然后将一次性腿浴袋套入电动腿浴桶内。
4. 根据患者病情及对温度的耐受程度,设置腿浴桶温度为 40~42℃。
5. 将 40℃ 左右的适量药液注入一次性药浴袋内,协助患者将双腿浸泡于药液中,启动电源开关,浸泡 20~30 分钟。
6. 腿浴过程中,随时观察患者的反应,若感到不适,应立即停止,协助患者卧床休息。

7. 操作完毕,清洁局部皮肤,协助着衣,安置舒适体位。

8. 整理用物,记录并签名。

六、注意事项

1. 进行中药腿浴时注意温度适中(最佳温度 40~42℃),最好能让水温按足部、腿部适应,逐步变热。

2. 中药腿浴的时间以 20~30 分钟为宜,只有保持一定的温度和确保一定的腿浴时间,才能保证药物效力的最大发挥。

3. 饭前、饭后 30 分钟内不宜进行腿浴。

中药腿浴操作流程图

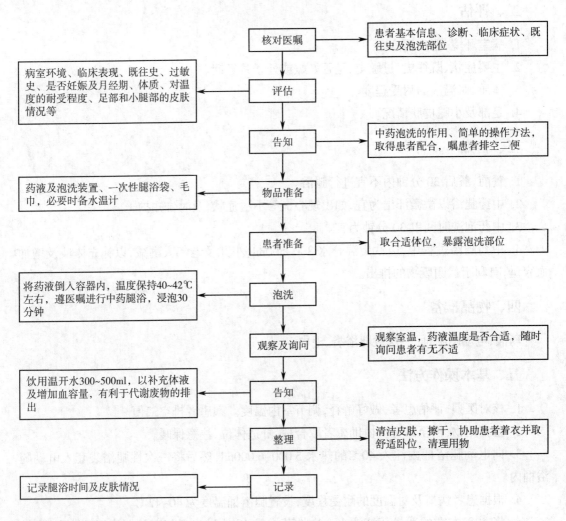

中药腿浴操作考核评分标准

项目		分值	技术操作要求	评分等级				评分说明
				A	B	C	D	
仪表		2	仪表端庄、戴表	2	1	0	0	一项未完成扣1分
核对		2	核对医嘱	2	1	0	0	未核对扣2分;内容不全面扣1分
评估		6	临床症状、既往史、过敏史、是否妊娠及月经期	4	3	2	1	一项未完成扣1分,最高扣4分
			足部及小腿的皮肤情况、对温度的耐受程度	2	1	0	0	一项未完成扣1分
告知		4	解释作用、操作方法、局部感受,取得患者配合	4	3	2	1	一项未完成扣1分
用物准备		6	洗手、戴口罩	2	1	0	0	未洗手扣1分;未戴口罩扣1分
			备齐检查用物	4	3	2	1	少备一项扣2分;未检查扣2分,最高扣4分
环境与患者准备		7	病室整洁、调整室内温度,关闭门窗	2	1	0	0	未进行环境准备扣2分;准备不全扣1分
			协助患者取舒适坐位	2	1	0	0	未进行体位摆放扣2分;体位不舒适扣1分
			暴露泡洗部位皮肤,保暖,注意保护和隐私	3	2	1	0	未充分暴露部位扣1分;未保暖扣1分;未保护隐私扣1分
操作过程	泡洗	22	核对医嘱	2	1	0	0	未核对扣2分;内容不全面扣1分
			设定腿浴药液温度在40~42℃左右	6	3	0	0	未设定温度扣6分;药液温度不准确扣3分
			根据泡洗部位选择合适药液量	10	8	4	2	动作生硬扣2分;选择药液量不准确扣4分;泡洗部位不准确扣4分
			遵医嘱确定腿浴时间,一般为30分钟	4	0	0	0	泡洗时间不准确扣4分
	观察与询问	22	腿浴过程中,随时询问患者感受,根据需要调整温度	4	2	0	0	未询问患者感受扣2分,未根据需要调整温度扣2分
			室温适宜	4	0	0	0	未观察温度是否适宜扣4分
			患者全身情况:面色、呼吸、汗出及局部皮肤情况	8	6	4	2	未观察扣2分/项
			询问患者有无不适,体位舒适度	4	2	0	0	未询问扣2分/项;体位不舒适扣2分
			告知相关注意事项	2	1	0	0	未告知扣2分;内容不全扣1分
操作后处置		13	清洁并擦干皮肤	2	1	0	0	未清洁皮肤扣1分;未擦干扣1分
			协助患者着衣,取舒适体位,整理用物	3	2	1	0	未协助患者着衣扣1分;未安置体位扣1分;未整理用物扣1分
			洗手,再次核对	2	1	0	0	未洗手扣1分;未核对扣1分
			用物按《医疗机构消毒技术规范》处理	2	1	0	0	处置方法不正确扣1分/项,最高扣2分
			洗手	2	0	0	0	未洗手扣2分
			记录	2	1	0	0	未记录扣2分;记录不完全扣1分
评价		6	流程合理、技术熟练、局部皮肤无损伤、询问患者感受	6	4	2	0	一项不合格扣2分;最高扣6分;出现烫伤扣6分
理论提问		10	中药腿浴的作用	5	3	0	0	回答不全面扣2分/题;未答出扣5分/题
			中药腿浴的注意事项	5	3	0	0	
得分								

主考老师签名: 考核日期: 年 月 日

中药坐浴技术

中药坐浴是依靠药物的药力和热力的双重作用,在治疗中通过直接熏蒸患处,从而达到消肿止痛、减轻局部坠胀、疏通腠理、祛风除湿、清热解毒、杀虫止痒作用的一种操作方法。

一、适用范围

适用于肛门疾病早期治疗及其术后治疗,可预防术后并发症的发生及缓解肛门不适症状。其中对伤口疼痛、水肿、肛门瘙痒、肿胀、创面愈合延迟等并发症疗效较好。

二、评估

1. 病室环境,温度适宜。
2. 患者年龄、治疗情况、伤口状况、活动能力及合作程度。
3. 患者有无急性传染病、严重心脏病及高血压、严重肾病、主动脉瘤,有无出血倾向,是否妊娠或经期。

三、告知

1. 中药坐浴的目的、方法、禁忌证、注意事项及配合要点。
2. 坐浴时间约 5~20 分钟,视患者承受能力而定。
3. 药液量 1 000~2 000ml,温度 40~45℃,夏季温度可略低。
4. 排尿、排便,并清洗局部皮肤。
5. 坐浴过程中如出现不适,及时告知护士。

四、用物准备

1. 治疗盘内备长镊子、纱布块。
2. 坐浴椅、坐浴盆、热水瓶、水温计、药液(遵医嘱配制)、毛巾、治疗巾或浴巾、无菌纱布、手消毒液、医疗垃圾桶、治疗车,必要时备屏风。

五、基本操作方法

1. 核对医嘱,评估患者,做好解释,调节室内温度。
2. 备齐用物,携至床旁。
3. 遵医嘱配制药液置于坐浴盆内,调节水温。
4. 置浴盆于坐浴椅上。
5. 用窗帘或屏风遮挡,协助患者将裤子脱至膝部后取坐姿。
6. 嘱患者先用热气熏燸肛门部位。
7. 水温控制在 40~45℃,询问患者有无不适,如水温不足,应先移开肢体后再加热水,以免烫伤。

8. 水温略降,用纱布蘸药液淋洗肛门部皮肤,待适应水温后,坐入浴盆中,持续5~20分钟,视患者承受能力而定。

9. 随时询问患者感受并及时调整药液温度。

10. 坐浴毕,用纱布擦干臀部,协助患者整理衣物,取舒适体位,等待换药。

六、注意事项

1. 坐浴前先排尿、排便,因热水可刺激肛门、会阴部而易引起排尿排便反射。

2. 女性患者妊娠后期、产后2周内、月经期、阴道出血和患盆腔急性炎症等不宜坐浴,以免引起交叉感染。

3. 坐浴后应用无菌技术处理伤口。

4. 熏洗时,冬季应保暖,夏季宜避风寒,以免感冒。

5. 严格控制水温,防止烫伤患者。

6. 坐浴过程中,注意观察患者面色、脉搏、呼吸;听患者主诉,有异常立刻停止。

7. 坐浴时,防止地面溅水,以防患者滑倒。

8. 肛肠疾病术后创面水肿应缩短坐浴时间,以免加重水肿症状。

中药坐浴操作流程图

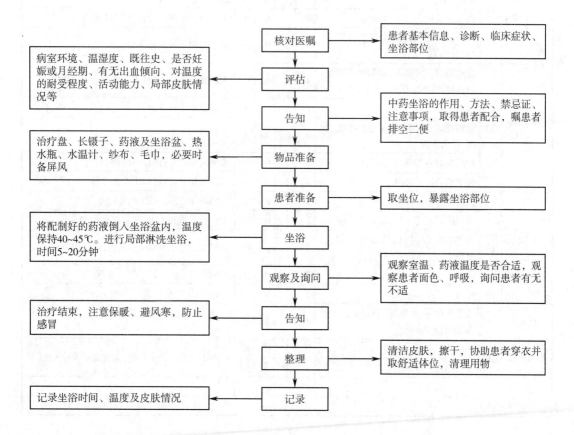

中药坐浴操作考核评分标准

项目	分值	技术操作要求	评分等级 A	B	C	D	评分说明
仪表	2	仪表端庄、戴表	2	1	0	0	一项未完成扣1分
核对	2	核对医嘱	2	1	0	0	未核对扣2分;内容不全面扣1分
评估	7	临床症状、既往史、有无出血倾向、是否妊娠或月经期	4	3	2	1	一项未完成扣1分
		活动能力、合作程度、对温度的耐受程度	3	2	1	0	一项未完成扣1分
告知	4	解释作用、简单操作方法、局部感受,取得患者配合	4	3	2	1	一项未完成扣1分
用物准备	6	洗手、戴口罩	2	1	0	0	未洗手扣1分;未戴口罩扣1分
		备齐并检查用物	4	3	2	1	少备一项扣1分;未检查一项扣1分,最高扣4分
环境与患者准备	7	病室整洁、调节室内温度、关闭门窗	2	1	0	0	未进行环境准备扣2分;准备不全扣1分
		协助患者取舒适体位	2	1	0	0	未进行体位摆放扣2分;体位不舒适扣1分
		充分暴露坐浴部位皮肤、保暖、注意保护隐私	3	2	1	0	未充分暴露部位扣1分;未保暖扣1分;未保护隐私扣1分
操作过程 坐浴	22	核对医嘱	2	1	0	0	未核对扣2分;内容不全面扣1分
		遵医嘱配制药液;测量药液温度;在40~45℃	10	6	4	2	未按医嘱配制扣6分;未测药液温度扣4分;温度不准扣2分
		调节药液量1 000~2 000ml	6	3	0	0	未调节药量扣6分;药量不准扣3分
		视患者耐受程度确定坐浴时间,一般20分钟	4	2	0	0	坐浴时间不准确扣4分
观察	22	定时测量药液温度、询问患者感受:舒适度、疼痛情况	4	2	0	0	未测量温度扣2分;未询问患者感受扣2分
		室温适宜	2	1	0	0	未观察室温扣2分
		观察患者全身情况:面色、呼吸、脉搏、汗出情况	8	6	4	2	未观察扣2分/项
		询问患者有无不适,舒适度	4	2	0	0	未询问扣2分;体位不舒服扣2分
		告知相关注意事项	4	2	0	0	未告知扣4分;告知不全扣2分
操作后处置	10	协助患者擦干臀部	2	1	0	0	未协助扣2分;未擦干扣1分
		协助患者整理衣物,取舒适体位	2	1	0	0	未整理衣物扣1分;未安置体位扣1分
		用物按《医疗机构消毒技术规范》处理	2	1	0	0	处置方法不正确扣1分/项,最高扣2分
		洗手	2	1	0	0	未洗手扣2分
		记录	2	1	0	0	未记录扣2分;记录不全扣1分
评价	8	流程合理、技术熟练、局部皮肤无损伤、询问患者感受	8	6	4	2	一项不合格扣2分,最高扣8分;出现烫伤扣8分
理论提问	10	坐浴的禁忌证	5	3	0	0	回答不全面扣2分/题;未答出扣5分/题
		坐浴的注意事项	5	3	0	0	
得分							

主考老师签名: 考核日期: 年 月 日

新生儿中药药浴技术

新生儿中药药浴是将中药煎汤,然后再将煎好的汤药与水按比例配制,并调至适宜的温度,再将新生儿全身浸泡于药液中,利用热浴疗法改善局部或全身血液循环及淋巴循环,促进代谢,以达到疏肝利胆、活血化瘀、利湿退黄的作用。

一、适用范围

新生儿高胆红素血症。

二、评估

1. 新生儿洗浴室环境,温度适宜。
2. 新生儿全身、四肢活动度以及皮肤完整情况。
3. 药浴用中药滤液温度适宜。

三、告知

1. 新生儿吃奶 1 小时后进行药浴。
2. 中药药浴时间以 15~30 分钟为宜,每天 2 次。

四、物品准备

1. 一般用物　磅秤,必要时备床单、被套、枕套。
2. 药浴用物　尿布及衣物、大浴巾、小毛巾、水温计、浴盆、一次性药浴袋、洗浴装备、备用药液。
3. 护理篮　络合碘、棉签、弯钳等脐部、臀部和皮肤护理的用物。
4. 环境准备　调节室温于 26~28℃,关好门窗,但采光要好,以便对新生儿观察。

五、基本操作方法

1. 核对医嘱,评估新生儿,向家属做好解释。
2. 备齐用物,按使用顺序摆放,将新生儿推至新生儿洗浴室,检查新生儿腕带,核对床号、姓名、性别、日龄。
3. 将一次性药浴袋套入洗浴盆,并将药液注入盆内,将中药滤液温度调至 40~42℃。
4. 在浴台上脱去新生儿衣物,按护理常规测量体重,检查全身情况并记录。
5. 新生儿脐部贴专用防水脐贴,颈部套游泳圈缓慢放入浴盆,头颈部露出液面,药液量以能浸没新生儿躯干为度。每天 2 次,每次浸泡 15~30 分钟。
6. 观察新生儿面色、呼吸、汗出等情况。
7. 药浴完毕,清洁皮肤,为新生儿脐部护理,操作完成后穿衣,包好包被,带回病房。

六、注意事项

1. 注意保暖,动作轻快。

2. 药浴过程中注意不污染脐部,勿使药液进入口、鼻、耳、眼内。

3. 药浴过程中,应关闭门窗,避免新生儿感受风寒。

4. 药浴过程中专人看护,注意观察新生儿的面色、呼吸、汗出等情况,出现新生儿烦躁等异常症状,停止药浴,报告医师。

5. 严格执行一人一巾一盆,一用一消毒,不得交叉混用。

新生儿中药药浴操作流程图

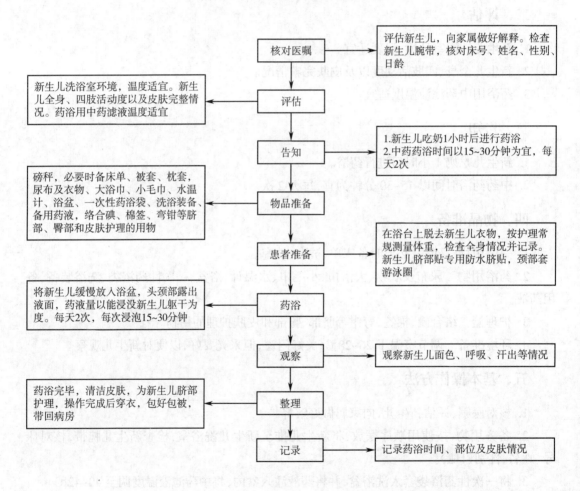

新生儿中药药浴操作考核评分标准

项目	分值	技术操作要求	评分等级				评分说明
			A	B	C	D	
仪表	2	仪表端庄、戴表	2	1	0	0	一项未完成扣1分
核对	2	核对医嘱	2	1	0	0	未核对扣2分;内容不全面扣1分
评估	8	新生儿洗浴室环境,温度适宜。药浴用中药滤液温度适宜	4	2	0	0	一项未完成扣2分
		新生儿全身、四肢活动度以及皮肤完整情况	4	2	0	0	一项未完成扣2分
告知	4	新生儿吃奶1小时后进行药浴。中药药浴时间以15~30分钟为宜,每天2次	4	2	0	0	一项未完成扣2分
用物准备	7	洗手,戴口罩	2	1	0	0	未洗手扣1分;未戴口罩扣1分
		备齐并检查用物	5	4	3	2	少备一项扣1分;未检查一项扣1分,最高扣5分
环境与患者准备	7	病室整洁、注意保暖、避免对流风	3	2	1	0	一项未完成扣1分,最高扣3分
		核对医嘱,向家属做好解释	4	2	0	0	未核对信息扣2分;未与家属沟通扣2分
操作过程 药浴	48	再次核对医嘱	2	0	0	0	未核对扣2分
		备齐用物,按使用顺序摆放,将新生儿推至新生儿洗浴室,检查新生儿腕带,核对床号、姓名、性别、日龄	6	4	2	1	用物杂乱扣2分,未检查腕带扣1分,未核对信息扣1分/项
		新生儿脐部贴专用防水脐贴,颈部套游泳圈缓慢放入浴盆,头颈部露出液面,药液量以能浸没新生儿躯干为度。每天2次,每次浸泡15~30分钟	10	8	6	4	操作不到位扣2分/项
		专人看护,观察新生儿面色、呼吸、汗出等情况	8	6	4	2	未专人看护扣4分,观察不全面扣2分/项
		观察皮肤:红紫程度、水疱、破溃	6	4	2	0	未观察皮肤扣2分/项
		告知相关注意事项	4	2	0	0	未告知扣4分;告知不全扣2分
		药浴完毕,观察并清洁皮肤,为新生儿脐部护理,操作完成后穿衣,包好包被,带回病房	8	6	4	2	未清洁皮肤扣2分;处理不全每项扣2分
		洗手,再次核对,记录时间	4	3	2	1	未洗手扣1分;未核对扣1分;未记录时间扣2分
操作后处置	6	用物按《医疗机构消毒技术规范》处理	2	1	0	0	处置方法不正确扣1分/项,最高扣2分
		洗手	2	0	0	0	未洗手扣2分
		记录	2	1	0	0	未记录扣2分;记录不完全扣1分
评价	6	流程合理、技术熟练、局部皮肤无损伤	6	4	2	0	一项不合格扣2分,最高扣6分;出现烫伤扣6分
理论提问	10	新生儿中药药浴的禁忌证	5	3	0	0	回答不全面扣2分/题;未答出扣5分/题
		新生儿中药药浴的注意事项	5	3	0	0	
		得分					

主考老师签名:　　　　　　　　　　考核日期:　　年　　月　　日

阴道中药灌洗技术

阴道中药灌洗是通过阴道灌入特定的中药药液,对阴道进行清洗和杀菌治疗的一种治疗方法。

一、适用范围

适用于阴道炎、宫颈炎、盆腔炎等的治疗。

二、评估

1. 清洗前询问患者有无同房史。

2. 询问主要的症状、是否月经或者妊娠。

3. 遵从医嘱,不同患者清洗方式不同。

4. 要求患者换拖鞋,以及自备纸巾用于清洗后擦干。

三、告知

1. 告知患者即将灌注的主要药物及治疗原理、灌洗的方式以及灌洗时间。

2. 告知患者某些药物可能有一定的刺激性作用,阴道会有刺痛感或一定的不适感,均属于正常情况。

3. 告知患者某些特殊情况,如出现轻微出血均属于正常。

4. 告诉患者不要自己随便清洗阴道,尤其是内阴,以免破坏正常阴道环境而造成感染。

5. 要求患者准备干净的内衣裤换用。

6. 告诉患者提前排空二便。

四、物品准备

一次性灌洗袋、一次性臀部垫、一次性无菌手套、中药药液、温开水、输液架、灌洗桶、窥阴器、大棉球、纸巾、屏风等。

五、基本操作方法

1. 核对医嘱,嘱患者排空膀胱,患者取膀胱截石位。

2. 将中药药液 200ml 装入灌洗袋内,挂在输液架上,距床沿 60~70cm 高处,排去管内空气。

3. 戴上一次性无菌手套,右手持罐洗头,先用灌洗液自上而下冲洗外阴。

4. 左手分开小阴唇,将灌洗头沿着阴道纵侧壁缓缓插入,至后穹窿部。

5. 边冲洗边在阴道内部上下转动灌洗头,使整个阴道穹窿部及侧壁冲洗干净。

6. 灌洗液剩余大约 100ml 时拔出罐洗头,再冲洗外阴 1 次。

7. 扶患者坐起来,使阴道内存留的液体流出。

8. 用干棉球自上而下擦干净外阴。

9. 操作完毕,协助患者整理衣着,整理记录。

六、注意事项

1. 溶液温度以41~43℃为宜,阴道黏膜不耐热,温度过高容易烫伤。滴虫性阴道炎用酸性溶液;念珠菌性阴道炎用碱性溶液;非特异性炎症患者则用一般溶液或生理盐水灌洗。

2. 灌洗袋不宜超过床沿70cm,以免压力过大,水流过速,使溶液或阴道分泌物流入子宫腔,引起上行感染,或灌洗液在阴道停留时间过短,穹窿部及阴道壁的某些皱褶处未能洗净。

3. 阴道前壁长7cm,后壁长9cm,灌洗头不宜插入过深,操作需轻巧,勿伤阴道及宫颈。

4. 经期、产后或人工流产术后,宫口未闭,阴道内有血液,易引起上行感染,一般禁做阴道灌洗。但如产后10天以上或某些妇科手术2周后,阴道分泌物味臭,阴道伤口感染坏死者,可做低压灌洗,压力不可高于30cm,以免污物进入宫腔或损伤阴道残端伤口。

5. 对阴道情况了解不足,可用窥阴器在妇科检查床上进行灌洗,边洗边将窥阴器轻轻旋转,更换位置,使溶液能到达阴道各个部位。

6. 如需阴道上药者,灌洗完毕,擦干后放入。

7. 严格执行无菌操作,以防交叉感染。

8. 无性生活的不做阴道灌洗,必要时用小号灌洗头或导尿管代替。

阴道中药灌洗操作流程图

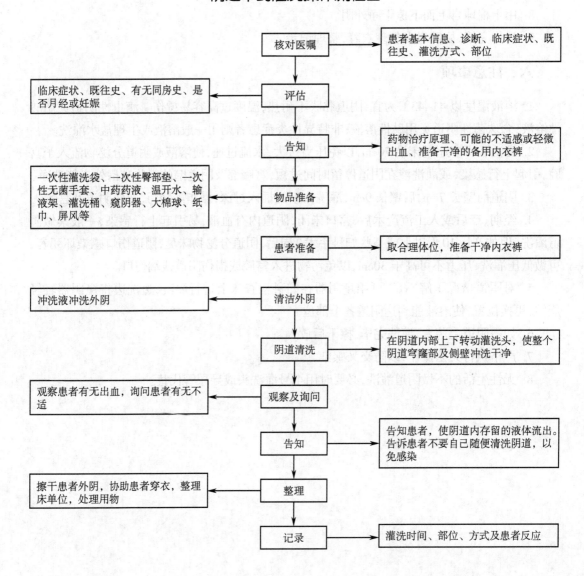

| | 核对医嘱 | → | 患者基本信息、诊断、临床症状、既往史、灌洗方式、部位 |

```
                          ┌──────────┐         ┌──────────────────────────────┐
                          │ 核对医嘱 │ ──────→ │ 患者基本信息、诊断、临床症状、既│
                          └──────────┘         │ 往史、灌洗方式、部位          │
                               │               └──────────────────────────────┘
  ┌────────────────────────┐ ┌────┐
  │ 临床症状、既往史、有无同房史、是│←──│ 评估 │
  │ 否月经或妊娠            │   └────┘
  └────────────────────────┘    │
                          ┌──────────┐         ┌──────────────────────────────┐
                          │   告知   │ ──────→ │ 药物治疗原理、可能的不适感或轻微│
                          └──────────┘         │ 出血、准备干净的备用内衣裤    │
                               │               └──────────────────────────────┘
  ┌────────────────────────┐ ┌──────────┐
  │ 一次性灌洗袋、一次性臀部垫、一次│←──│ 物品准备 │
  │ 性无菌手套、中药药液、温开水、输│   └──────────┘
  │ 液架、灌洗桶、窥阴器、大棉球、纸│        │
  │ 巾、屏风等            │   ┌──────────┐     ┌──────────────────────────────┐
  └────────────────────────┘ │ 患者准备 │ ──→ │ 取合理体位，准备干净内衣裤    │
                          └──────────┘     └──────────────────────────────┘
                               │
  ┌────────────────────────┐ ┌──────────┐
  │ 冲洗液冲洗外阴          │←──│ 清洁外阴 │
  └────────────────────────┘ └──────────┘
                               │
                          ┌──────────┐         ┌──────────────────────────────┐
                          │ 阴道清洗 │ ──────→ │ 在阴道内部上下转动灌洗头，使整个│
                          └──────────┘         │ 阴道穹隆部及侧壁冲洗干净      │
                               │               └──────────────────────────────┘
  ┌────────────────────────┐ ┌────────────┐
  │ 观察患者有无出血，询问患者有无不│←──│ 观察及询问 │
  │ 适                    │   └────────────┘
  └────────────────────────┘    │
                          ┌──────────┐         ┌──────────────────────────────┐
                          │   告知   │ ──────→ │ 告知患者，使阴道内存留的液体流出。│
                          └──────────┘         │ 告诉患者不要自己随便清洗阴道，以│
                               │               │ 免感染                        │
  ┌────────────────────────┐ ┌────┐          └──────────────────────────────┘
  │ 擦干患者外阴，协助患者穿衣，整理│←──│ 整理 │
  │ 床单位，处理用物      │   └────┘
  └────────────────────────┘    │
                          ┌──────────┐         ┌──────────────────────────────┐
                          │   记录   │ ──────→ │ 灌洗时间、部位、方式及患者反应  │
                          └──────────┘         └──────────────────────────────┘
```

阴道中药灌洗操作考核评分标准

项目	分值	技术操作要求	评分等级 A	B	C	D	评分说明
仪表	2	仪表端庄、戴表	2	1	0	0	一项未完成扣1分
核对	2	核对医嘱	2	1	0	0	未核对扣2分;内容不全面扣1分
评估	5	临床症状、既往史、是否妊娠或月经期	4	3	2	1	一项未完成扣1分
		阴道部位皮肤情况	1	0	0	0	一项未完成扣1分
告知	4	解释作用、简单的操作方法、局部感受,取得患者配合	4	3	2	1	一项未完成扣1分
用物准备	7	洗手,戴口罩	2	1	0	0	未洗手扣1分;未戴口罩扣1分
		备齐并检查用物	5	4	3	2	少备一项扣1分;未检查一项扣1分,最高扣5分
环境与患者准备	8	病室整洁、保护隐私、注意保暖	3	2	1	0	一项未完成扣1分,最高扣3分
		协助患者上妇科检查床,脱去右裤腿,取膀胱截石位,臀下垫中单。调整体位	5	3	2	1	未进行体位摆放扣2分;体位不舒适扣1分;未垫中单扣2分
操作过程　灌洗	50	核对医嘱	2	2	1	0	未核对扣2分;核对不全扣1分
		将药液倒入一次性灌洗袋内,灌洗袋与床沿距离不超过70cm,排去管内空气,备用药液500~1 000ml,温度41~43℃	10	8	6	4	温度及药量不正确扣4分;灌洗袋高度不正确扣2分;动作生硬扣2分;排气方法不正确扣2分
		戴一次性手套,用灌洗液冲洗外阴部	6	4	2	0	操作不规范扣4分;最高扣6分
		操作过程中询问患者感受:舒适度、疼痛情况	2	1	0	0	未询问患者感受扣2分;内容不全面扣1分
		将冲洗头放入阴道深处(约6~8cm),调节开关,围绕子宫颈轻轻地上下左右移动	6	4	2	0	冲洗头深度不正确扣4分;冲洗方法不规范扣2分
		冲洗穹窿部及阴道皱襞处时,不停地转动冲洗头,将整个阴道穹窿及侧壁冲洗干净。灌洗液约剩100ml时,关闭开关,拔出冲洗头,使阴道内残留液体完全流出,将剩余灌洗液再次冲洗外阴部	10	6	4	2	未转动冲洗头扣4分;未冲洗外阴扣4分;冲洗不彻底扣2分;最高扣10分
		用干棉签擦干外阴,撤除一次性中单。协助患者取舒适体位,整理床单位,告知相关注意事项	10	8	4	2	未擦干外阴扣2分;未安置体位扣2分;未整理床单位扣2分;未告知扣4分;告知不全扣2分
		洗手,再次核对,记录时间	4	3	2	1	未洗手扣1分;未核对扣1分;未记录时间扣2分
操作后处置	6	用物按《医疗机构消毒技术规范》处理	2	1	0	0	处置方法不正确扣1分/项,最高扣2分
		洗手	2	0	0	0	未洗手扣2分
		记录	2	1	0	0	未记录扣2分;记录不完全扣1分
评价	6	流程合理、技术熟练、局部皮肤无损伤、询问患者感受	6	4	2	0	一项不合格扣2分,最高扣6分;出现烫伤扣6分
理论提问	10	阴道灌洗的禁忌证	5	3	0	0	回答不全面扣2分/题;未答出扣5分/题
		阴道灌洗的注意事项	5	3	0	0	
得分							
主考老师签名:			考核日期:　　年　　月　　日				

中医定向透药技术

中医定向透药是利用红外线的照射将药物通过皮肤渗入病灶,达到活血化瘀、软坚散结、抗炎镇痛等作用的一种操作方法。

一、适用范围

适用于各种急慢性疾病引起的关节疼痛、腰背痛、颈肩痛等。

二、评估

1. 主要症状、既往史、药物过敏史。
2. 感知觉及局部皮肤情况。

三、告知

1. 治疗时间一般为 20~30 分钟。
2. 若局部有灼烧或针刺感不能耐受时,立即通知护士。

四、物品准备

治疗仪、药片、垃圾桶。

五、基本操作方法

1. 核对医嘱,评估患者,做好解释,嘱患者排空二便。
2. 检查仪器性能及各参数的准确性。
3. 备齐用物,携至床旁。
4. 连接电源,打开电源开关。
5. 暴露病灶部位并将药片紧密平坦地贴于皮肤上。
6. 调节灯距,设定治疗时间(通常为 20 分钟)。
7. 点击"开始/停止"按钮进入治疗。
8. 治疗期间询问患者的感受。如患者主诉疼痛,立即停止治疗。
9. 治疗结束,去掉药片,观察皮肤情况。
10. 操作完毕,协助患者着衣,安排舒适体位,整理床单位,清理用物。

六、注意事项

1. 药片紧密接触皮肤是提高疗效的关键。
2. 治疗时注意遮挡保护隐私,注意保暖。
3. 治疗过程中注意观察患者的皮肤及询问感受。

4. 治疗部位皮肤出现红疹、水疱、疼痛等,应立即停止治疗并通知医师配合处置。

5. 有出血性疾病的患者禁用。

中医定向透药操作流程图

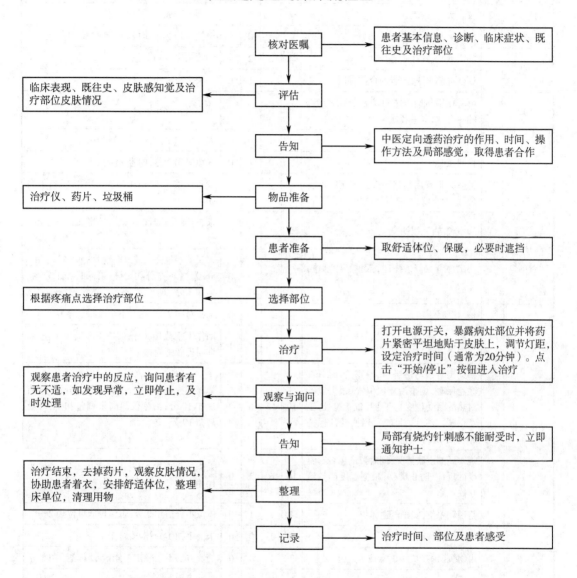

核对医嘱 → 患者基本信息、诊断、临床症状、既往史及治疗部位

临床表现、既往史、皮肤感知觉及治疗部位皮肤情况 ← 评估

告知 → 中医定向透药治疗的作用、时间、操作方法及局部感觉,取得患者合作

治疗仪、药片、垃圾桶 ← 物品准备

患者准备 → 取舒适体位、保暖,必要时遮挡

根据疼痛点选择治疗部位 ← 选择部位

治疗 → 打开电源开关,暴露病灶部位并将药片紧密平坦地贴于皮肤上,调节灯距,设定治疗时间(通常为20分钟)。点击"开始/停止"按钮进入治疗

观察患者治疗中的反应,询问患者有无不适,如发现异常,立即停止,及时处理 ← 观察与询问

告知 → 局部有烧灼针刺感不能耐受时,立即通知护士

治疗结束,去掉药片,观察皮肤情况,协助患者着衣,安排舒适体位,整理床单位,清理用物 ← 整理

记录 → 治疗时间、部位及患者感受

中医定向透药操作考核评分标准

项目	分值	技术操作要求	评分等级				评分说明
			A	B	C	D	
仪表	2	仪表大方、戴表	2	1	0	0	一项未完成扣1分
核对	2	核对医嘱	2	1	0	0	未核对扣2分；内容不全面扣1分
评估	7	临床症状、既往史、过敏史	4	3	2	1	一项未完成扣1分
		评估局部皮肤，患者的合作程度	3	2	1	0	一项未完成扣1分
告知	4	解释作用、简单的操作方法、目的、局部的感受，取得患者配合	4	3	2	1	一项未完成扣1分
用物准备	9	洗手，戴口罩	2	1	0	0	未洗手扣1分；未戴口罩扣1分
		核对医嘱	3	2	1	0	未核对扣2分；内容不全扣1分
		备齐并检查用物（治疗盘，遵医嘱准备药片，治疗仪，必要时挡屏风）	4	3	2	1	少备一项扣1分，未检查一项扣1分，最高扣4分
环境与患者准备	5	病室整洁、光线明亮	2	1	0	0	未进行环境准备扣2分；环境准备不全扣1分
		协助患者取舒适体位，暴露操作部位，保暖	3	2	1	0	未进行体位摆放扣2分；体位不舒适扣1分；暴露不充分扣1分；未保暖扣1分，最高扣3分
操作过程	45	核对医嘱	4	2	0	0	未核对扣2分；内容不全面扣2分
		确定部位，询问患者感受	6	3	2	1	动作不规范扣2分；部位不准确扣3分；未询问患者感受扣1分
		协助患者取舒适卧位，暴露治疗部位，注意保暖，调整治疗仪位置（根据患者对热的耐受程度），将药片置于患处，注意保暖。治疗时间20分钟，药片保持30分钟，取下药片	19	12	6	2	暴露不充分扣2分；未保暖扣2分；未贴药片扣10分；治疗仪距离未调整扣9分；最高扣19分
		观察局部皮肤情况，同时咨询患者对温度的反应，防止烫伤，根据温度调整治疗仪距离	10	6	2	0	未询问患者扣2分；未观察扣4分；最高扣10分
		整理床单位，安置舒适体位	4	2	1	0	体位不舒适扣2分；未整理床单位扣2分
		洗手、再次核对	2	1	0	0	未洗手扣1分；未核对扣1分
操作后处置	6	用物按《医疗机构消毒技术规范》处理	2	1	0	0	处置方法不正确扣1分/项，未洗手扣2分
		洗手	2	0	0	0	未洗手扣2分
		记录及签名	2	1	0	0	未记录扣2分；记录不全面扣1分
评价	10	操作熟练、正确、皮肤清洁情况、患者感受、目标达到程度	10	8	4	2	一项不合格扣2分，最高扣10分
理论提问	10	治疗的适应证、禁忌证	5	3	0	0	回答不全面扣2分/题，未答出扣5分/题
		治疗的注意事项	5	3	0	0	
		得分					
主考老师签名：			考核日期：　　　年　　月　　日				

中医定向透药技术(灯式)

中医定向透药技术(灯式)是通过透药仪照射面产生的场效应,使人体上皮细胞在定向能量波照射期间产生微孔效应,促进药物定向渗透,从而达到活血化瘀、祛风除湿、通络止痛等作用的一种操作方法。

一、适用范围

适用于风湿痹证引起的各种关节疼痛、肿胀。

二、评估

1. 病室环境,温度适宜。
2. 主要症状、既往史及过敏史、是否妊娠。
3. 感知觉及局部皮肤情况。

三、告知

1. 治疗前,排空二便。
2. 感觉局部温度过高或出现红肿、丘疹、瘙痒、水疱等情况,应及时告知护士。
3. 治疗时间为每次 30 分钟,每日 1~2 次。
4. 局部敷药后可出现药物颜色、油渍等污染衣物。
5. 中药可致皮肤着色,数日后可自行消退。

四、物品准备

中医定向治疗仪、治疗盘、中药制剂、纱布块、弯盘、油膏刀、盐水棉球、治疗巾等,必要时备屏风。

五、基本操作方法

1. 核对医嘱,评估患者,做好解释,调节病室温度。
2. 核对药物,将所需药物均匀地平摊于纱布块上,厚薄适中,置于治疗盘中备用。
3. 备齐用物,携至床旁,连接电源,检查仪器性能。
4. 协助患者取舒适体位,核对部位,清洁局部皮肤,观察局部皮肤情况,将药物纱布贴于患处。
5. 点击"启动/暂停"按钮,设定时间,调节灯头高度,询问患者感受,观察仪器运行情况。
6. 告知相关注意事项及治疗时间,如有不适及时通知护士。
7. 治疗结束,关闭电源,将药贴保留于病灶部位,交代药贴保留时间。
8. 取下药片后,擦干局部皮肤,观察皮肤情况。

9. 操作完毕,协助患者着衣,安排舒适体位,整理床单位。

10. 洗手,记录。

六、注意事项

1. 治疗时注意遮挡以保护隐私,注意保暖。

2. 灯头高度一般以 25~30cm 为宜。

3. 治疗过程中要注意观察患者的反应、机器运行情况,随时询问患者感受。

4. 治疗结束后药贴需保留半小时。

5. 取下药贴后,观察皮肤有无红疹、烫伤、过敏,如治疗部位皮肤出现红疹、疼痛、水疱等,应立即停止治疗并通知医师,配合处置。

中医定向透药技术(灯式)操作流程图

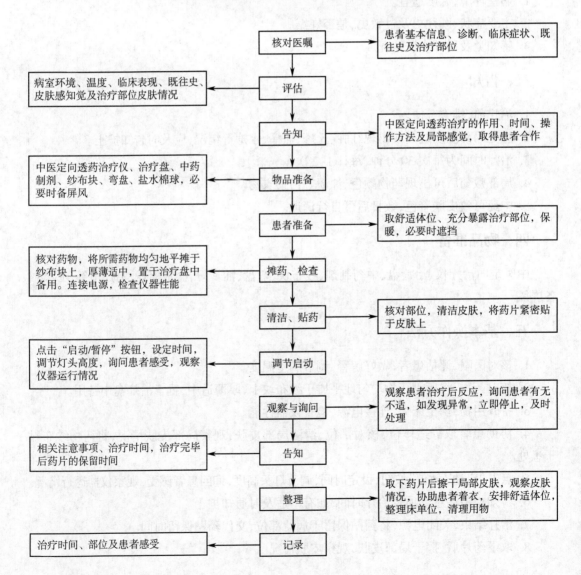

中药定向透药技术(灯式)操作考核评分标准

项目	分值	技术操作要求	A	B	C	D	评分说明
仪表	2	仪表端庄、戴表	2	1	0	0	一项未完成扣1分
核对	2	核对医嘱	2	1	0	0	未核对扣2分;内容不全面扣1分
评估	6	临床症状、既往史、过敏史、是否妊娠	4	3	2	1	一项未完成扣1分
		皮肤感知觉、局部皮肤有无破溃及炎性渗出	2	1	0	0	一项未完成扣1分
告知	4	解释作用、简单的操作方法、局部感受,取得患者配合	4	3	2	1	一项未完成扣1分
用物准备	5	洗手,戴口罩	2	1	0	0	未洗手扣1分;未戴口罩扣1分
		备齐并检查用物	3	2	1	0	少备一项扣1分;未检查一项扣1分,最高扣3分
环境与患者准备	5	环境清洁、温度适宜,光线明亮	2	1	0	0	未进行环境准备扣2分;环境准备不全扣1分
		嘱患者排空二便,协助患者取舒适体位,暴露治疗部位,注意保护隐私	3	2	1	0	未嘱排二便扣1分;未进行体位摆放扣2分;体位不舒适扣1分;未充分暴露治疗部位1分;未保护隐私扣1分;最高扣3分
操作过程	中医定向透药 45	核对医嘱	2	1	0	0	未核对扣2分;内容不全面扣1分
		核对药物,将所需药物均匀地平摊于纱布块上,厚薄适中,置于治疗盘中备用	6	4	2	0	未核对扣2分;厚薄不均匀扣2分,未置于治疗盘中扣2分
		连接电源,检查仪器性能	4	3	2	0	未连接扣1分/项;未检查性能扣2分
		核对部位,清洁局部皮肤,观察局部皮肤情况,并将药物纱布贴于患处	8	6	4	2	未核对部位扣2分;未清洁扣2分;未观察扣2分;药片贴敷不正确扣2分
		点击"启动/暂停"按钮,设定时间,调节灯头高度25~30cm,询问患者感受	10	5	0	0	未调节治疗高度扣5分;未询问患者感受扣5分
		观察仪器运行情况,随时询问患者感受,保暖	5	3	1	0	未观察扣2分;未询问感受扣2分;未保暖扣1分
		告知相关注意事项:治疗时间30分钟,如有不适及时通知护士	4	2	0	0	未告知扣2分/项
		协助患者取舒适体位,整理床单位	4	2	0	0	未安置体位扣2分;未整理床单位扣2分
		洗手,再次核对	2	1	0	0	未洗手扣1分;未核对扣1分
	治疗结束 10	关闭电源,将药贴保留于病灶部位,交代患者将药贴保留半小时,协助患者取舒适体位,整理床单位	5	4	3	2	未交代患者保留药片扣2分;未安置体位扣1分;未整理床单位扣1分
		取下药贴后,观察皮肤有无红疹、烫伤、过敏	3	2	1	0	未观察扣3分;观察不全面扣1分/项
		洗手,核对	2	1	0	0	未洗手扣1分;未核对扣1分
操作后处置	5	用物按《医疗机构消毒技术规范》处理	2	1	0	0	处置方法不正确扣1分/项,最高扣2分
		洗手	1	0	0	0	未洗手扣1分
		记录	2	1	0	0	未记录扣2分;记录不完扣1分
评价	6	流程合理、技术熟练、局部皮肤无损伤、询问患者感受	6	4	2	0	一项不合格扣2分,最高扣6分;出现电击伤或烫伤扣6分
理论提问	10	中医定向透药的禁忌证	5	3	0	0	回答不全面扣2分/题;未答出5分/题
		中医定向透药的注意事项	5	3	0	0	
		得分					

主考老师签名:　　　　　　　　　考核日期:　　年　　月　　日

中医定向透药技术（台式）

中医定向透药技术（台式）是在定向透药治疗仪的导引下,利用非对称中频电流产生的电场将药物离子通过皮肤或穴位快速进入人体,靶向作用于病灶,达到活血化瘀、疏经通络、祛风散寒、消肿止痛等作用的一种操作方法。

一、适用范围

适用于颈椎病、腰椎间盘突出症、肩周炎、骨质增生、风湿性关节炎、类风湿关节炎、坐骨神经痛、腰腿痛、膝肘关节扭挫伤、手指足趾扭挫伤、跌打瘀痛、运动创伤等骨关节病。

二、评估

1. 病室环境,温度适宜。
2. 主要症状、既往史及过敏史、是否妊娠。
3. 感知觉及局部皮肤情况。

三、告知

1. 治疗时间一般为 20~30 分钟。
2. 治疗期间会产生正常的针刺感和蚁走感,护士可根据患者感受调节电流强度。
3. 若局部有烧灼或针刺感不能耐受时,立即通知护士。

四、物品准备

中医定向透药治疗仪、治疗盘、弯盘、药片电极、棉签。

五、基本操作方法

1. 核对医嘱,评估患者,做好解释,调节室温。
2. 备齐用物,携至床旁。
3. 连接电源及电极输出线,检查仪器性能,连接药片电极。
4. 协助患者取舒适体位,核对部位,并将药片紧密平坦地贴于皮肤上。
5. 选择治疗模式(通常为"导入按摩"),选择治疗处方,设定治疗时间,设定温热强度,点击"开始／停止"按钮,从低到高设定治疗强度,询问患者感受至耐受为宜。
6. 告知相关注意事项及治疗时间,如有不适及时通知护士。
7. 治疗结束,关闭电源,拔除电极接头,将药片保留于病灶部位,交代药片保留时间。
8. 取下药片后,擦干局部皮肤,观察皮肤情况。
9. 操作完毕,协助患者着衣,安排舒适体位,整理床单位。
10. 洗手,记录。

六、注意事项

1. 治疗部位有金属异物者、带有心脏起搏器者,慎用此治疗方法。

2. 治疗时注意遮挡以保护隐私,注意保暖。

3. 治疗过程中要注意观察患者的反应、机器运行情况、药片的连接情况,随时询问患者感受。

4. 治疗结束后药片需保留半小时。

5. 取下药片电极后,观察皮肤有无红疹、烫伤、过敏。如治疗部位皮肤出现红疹、疼痛、水疱等,应立即停止治疗并通知医师,配合处置。

中医定向透药技术(台式)操作流程图

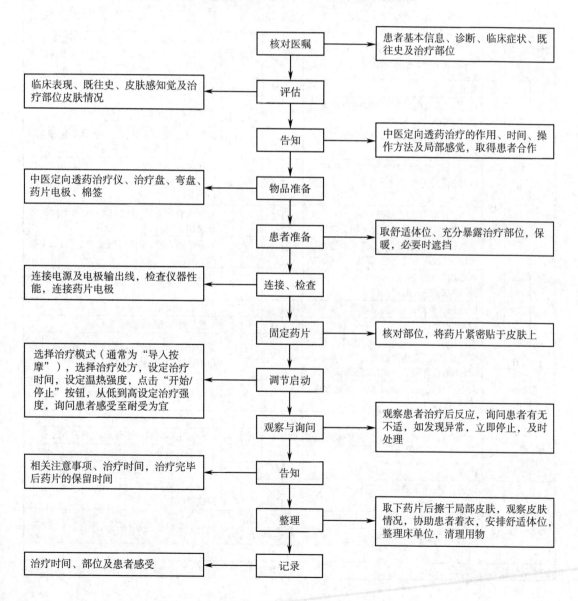

中药定向透药技术（台式）操作考核评分标准

项目	分值	技术操作要求	评分等级 A	B	C	D	评分说明
仪表	2	仪表端庄、戴表	2	1	0	0	一项未完成扣1分
核对	2	核对医嘱	2	1	0	0	未核对扣2分；内容不全面扣1分
评估	6	临床症状、既往史、过敏史、是否妊娠	4	3	2	1	一项未完成扣1分
		皮肤感知觉、局部皮肤有无破溃及炎性渗出	2	1	0	0	一项未完成扣1分
告知	4	解释作用、简单的操作方法、局部感受，取得患者配合	4	3	2	1	一项未完成扣1分
用物准备	5	洗手、戴口罩	2	1	0	0	未洗手扣1分；未戴口罩扣1分
		备齐并检查用物	3	2	1	0	少备一项扣1分；未检查一项扣1分，最高扣3分
环境与患者准备	5	环境清洁、温度适宜，光线明亮	2	1	0	0	未进行环境准备扣2分；环境准备不全扣1分
		嘱患者排空二便，协助患者取舒适体位，暴露治疗部位，注意保护隐私	3	2	1	0	未嘱排二便扣1分；未进行体位摆放扣2分；体位不舒适扣1分；未充分暴露治疗部位扣1分；未保护隐私扣1分；最高扣3分
操作过程	45	核对医嘱	2	1	0	0	未核对扣2分；内容不全面扣1分
		连接电源及电极输出线，检查仪器性能，连接药片电极	4	3	2	0	未连接扣1分/项；未检查性能扣2分
		核对部位，并将药片紧密平坦地贴于皮肤上	6	4	2	0	未核对部位扣2分；药片贴敷不正确扣2分；药片未紧贴于皮肤扣2分
		选择治疗模式（通常为"导入按摩"），选择治疗处方，设定治疗时间，设定温热强度	8	6	4	2	选择错误治疗模式扣4分；选择错误治疗处方扣4分；未设定治疗时间或温热强度扣2分
		点击"开始/停止"按钮，从低到高设定治疗强度，询问患者感受至耐受为宜	10	5	0	0	未缓慢设定治疗强度扣5分；未询问患者感受扣5分
		观察仪器运行情况，观察药片的连接情况，随时询问患者感受，保暖	5	3	1	0	未观察扣2分；未询问感受扣2分；未保暖扣1分
		告知相关注意事项：治疗时间20~30分钟，如有不适及时通知护士	4	2	0	0	未告知扣2分/项
		协助患者取舒适体位，整理床单位	4	2	0	0	未安置体位扣2分；未整理床单位扣2分
		洗手，再次核对	2	1	0	0	未洗手扣1分；未核对扣1分
	治疗结束 10	关闭电源，拔除电极接头，将药片保留于病灶部位，交代患者将药片保留半小时，协助患者取舒适体位，整理床单位	5	4	3	2	未交代患者保留药片扣2分；未安置体位扣1分；未整理床单位扣1分
		取下药片电极后，观察皮肤有无红疹、烫伤、过敏	3	2	1	0	未观察扣3分；观察不全面扣1分/项
		洗手，核对	2	1	0	0	未洗手扣1分；未核对扣1分
操作后处置	5	用物按《医疗机构消毒技术规范》处理	2	1	0	0	处置方法不正确扣1分/项，最高扣2分
		洗手	1	0	0	0	未洗手扣1分
		记录	2	1	0	0	未记录扣2分；记录不完全扣1分
评价	6	流程合理、技术熟练、局部皮肤无损伤、询问患者感受	6	4	2	0	一项不合格扣2分，最高扣6分；出现电击伤或烫伤扣6分
理论提问	10	中医定向透药的禁忌证	5	3	0	0	回答不全面扣2分/题；未答出扣5分/题
		中医定向透药的注意事项	5	3	0	0	
得分							

主考老师签名：　　　　　　　　　　考核日期：　　年　月　日

子午流注低频治疗仪操作技术

子午流注低频治疗仪是将中医辨证、穴位治疗处方、经络查询、穴位查询、穴位图、子午流注开穴理论（逢时开穴、定时开穴）等功能相结合，通过穴位电极贴片利用低频电脉冲刺激代替传统针刺，从而达到治疗目的的一种中医针灸高效化、科技化的治疗仪器。

一、适用范围

概括地说，凡是用针灸治疗有效的病症，都能用子午流注低频治疗仪来辨证治疗，尤其对膝骨关节炎及轻中度膝骨关节炎引起的疼痛具有一定程度的缓解和改善。

二、评估

1. 现病史、既往史、过敏史、家族史。

2. 患者意识、对疼痛感觉灵敏度及耐受程度。

3. 患者局部皮肤情况、有无过敏。

4. 患者体内有无置入金属支架、心脏起搏器等体内植入型医用电子器械。

5. 病室环境温度是否适宜，注意保护隐私。

6. 向患者解释，取得患者配合。

三、告知

1. 不建议在非常疲劳、睡眠不好、心理压力大、过度悲伤等情况下使用本仪器，因为在此期间治疗过程中会有心慌、气短、胸闷等现象出现。

2. 请勿用力拉、拽机器电源导线。

3. 请勿擅自拆卸、修理和改造仪器。

四、物品准备

治疗卡、子午流注低频治疗仪、电极片、手消毒液、75%乙醇溶液、棉球或纱布块。

五、基本操作方法

1. 评估　环境整洁、安静；操作者着装整齐，洗手戴口罩；核对医嘱，床边评估患者并做好解释工作，以取得患者合作。

2. 准备　洗手、戴口罩，备齐用物，携至床旁，再次核对。

3. 体位　根据医嘱取穴，协助患者取舒适体位，暴露局部穴区，注意保暖和遮挡。

4. 定位　遵医嘱明确取穴部位，并正确取穴。

5. 开机　接通电源线，长按开关键约2秒，使仪器处于开机状态，选择操作界面。

6. 贴电极片　取穴部位皮肤消毒，再次核对，连接治疗电极线与电极片，并将连接好的电极片遵医嘱贴至相应穴位。

7. 通电治疗 进入产品界面,设定治疗周期,调整电流强度及输出频率,治疗时间为 20 分钟,启动治疗。

8. 观察 操作过程中密切观察患者表情,并询问有无不适,使用快速手消毒液洗手并记录。

9. 结束 治疗周期结束后,取下穴位贴片,观察患者皮肤反应,整理床单位,了解患者感觉是否舒适、症状是否改善并进行健康宣教,清理用物,洗手,记录签名。

六、注意事项

1. 治疗室保持清洁、安静、空气流通、温度适宜,定时进行空气消毒或通风换气。

2. 治疗前做好解释工作,以解除患者顾虑;取舒适体位,以利于治疗。

3. 勿在心脏附近、颈部上方,以及头部、眼睛、口腔或阴部、皮肤疾患等部位使用;勿与其他医疗器械同时使用,以及与外涂剂(包括喷雾式外涂剂)等并用;勿把贴片导线的插头插入本导线插孔以外的地方(如电源插座插孔)。

4. 治疗过程中,若要移动贴片位置,务必确保治疗电极处于无输出状态。

5. 治疗过程中,不得用皮带、项链等金属物质接触穴位贴片。

6. 在同一部位治疗时间不得大于 30 分钟。

7. 同一路电极的两个贴片必须贴在左右同一穴位上,形成回路。

8. 治疗时患者如出现不适症状,应立即停止治疗并观察病情变化。

子午流注低频治疗仪操作流程图

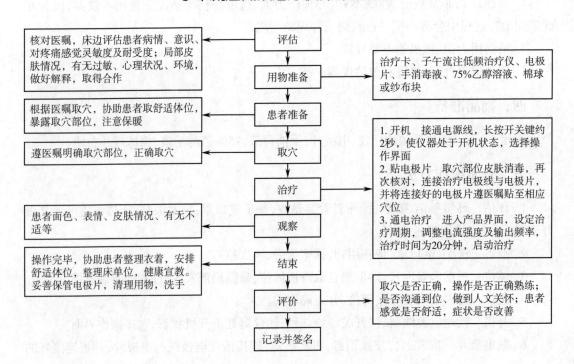

子午流注低频治疗仪操作考核评分标准

项目	分值	技术操作要求	评分等级				评分说明
			A	B	C	D	
仪表	2	仪表端庄、衣帽整洁	2	1	0	0	一项未完成扣1分
核对	2	核对医嘱	2	1	0	0	未核对扣2分;内容不全面扣1分
评估	6	患者意识、病情、体内是否有医用电子或金属器械	4	3	2	1	一项未完成扣1分
		对疼痛感觉灵敏度及耐受程度;患者局部皮肤状况,有无过敏	2	1	0	0	一项未完成扣1分
告知	4	解释作用、简单的操作方法、局部感受,取得患者配合	4	3	2	1	一项未完成扣1分
用物准备	7	洗手,戴口罩	2	1	0	0	未洗手扣1分;未戴口罩扣1分
		备齐用物并检查治疗仪器	5	4	3	2	少备一项扣1分;未检查一项扣3分,最高扣5分
操作前准备	7	病室整洁、保护隐私、注意保暖、避免对流风	3	2	1	0	一项未完成扣1分,最高扣3分
		协助患者取舒适体位,充分暴露取穴部位	4	3	2	1	未进行体位摆放扣2分;体位不舒适扣1分;未充分暴露取穴部位扣1分
操作过程	50	核对医嘱	2	1	0	0	未核对扣2分;内容不全面扣1分
		接通电源线,长按开关键约2秒,使仪器处于开机状态,选择操作界面	6	4	2	0	未接通电源线扣2分;开机顺序不正确扣2分;操作界面选择不准确扣2分
		根据病情或遵医嘱明确治疗穴位,正确取穴	6	3	0	0	未取穴扣6分;取穴不正确扣3分
		取穴部位皮肤消毒,再次核对,连接治疗电极线与电极片,并将连接好的电极片遵医嘱贴至相应穴位	10	8	6	4	取穴部位未消毒扣2分;未再次核对扣2分;治疗电极线与电极片连接不正确扣2分;治疗周期、电流强度、输出频率调节不合理扣2分;未启动治疗扣2分
		进入产品界面,设定治疗周期,调整电流强度及输出频率,治疗时间为20分钟,启动治疗	8	6	4	2	未掌握参数设置方法扣4分;参数设置不全面扣2分;治疗时间设置错误扣2分
		询问患者感受:舒适度、疼痛情况	6	2	0	0	未观察皮肤扣4分;询问不全面扣2分
		观察皮肤:红紫程度、水疱、破溃	4	2	0	0	未观察皮肤扣2分;出现皮损扣4分
		告知相关注意事项	4	2	0	0	未告知扣4分;告知不全面扣2分
		协助患者取舒适体位,整理床单位	4	3	2	1	未取卧位扣2分;不舒适扣1分;未整理床单位扣2分
操作后处置	6	整理用物、妥善保管电极片	4	2	0	0	未整理用物扣2分;未妥善保管电极片扣2分
		洗手	2	0	0	0	未洗手扣2分
评价	6	流程合理、技术熟练、局部皮肤无损伤、询问患者感受	6	4	2	0	一项不合格扣2分,最高扣6分
理论提问	10	子午流注低频治疗仪的使用禁忌证	5	3	0	0	回答不全面扣2分/题;未答出扣5分/题
		子午流注低频治疗仪的使用注意事项	5	3	0	0	
		得分					
主考老师签名:			考核日期:　　年　　月　　日				

光子治疗仪操作技术

光子治疗仪是一种全新生物治疗仪器。它利用特定光波的光子激活人体自身的代谢功能,产生一系列复杂的生物效应,从而促进创面愈合,消炎,止痛,改善血液循环。

一、适用范围

各种创伤,烧伤、慢性难愈伤口,脂肪液化、伤口感染、糖尿病足等,以及各种手术后的伤口。

二、评估

1. 主要症状、既往史及过敏史、是否有传染病。
2. 感知觉及局部皮肤情况。
3. 患者的配合情况。

三、告知

1. 治疗时间一般为 20~30 分钟。
2. 治疗期间没特殊感觉,但距离较近时会有热感,护士可根据患者感受适当调节远近。
3. 若有其他不适感,立即通知护士。

四、物品准备

射频治疗仪、插线板、避光灯套。

五、基本操作方法

1. 核对医嘱,评估患者,做好解释,调节室温。
2. 备齐用物,携至床旁。
3. 协助患者取舒适体位,暴露治疗部位,如局部有膏药或敷料等应去除。
4. 插上电源,打开电源开关,检查红外线治疗仪性能及导线连接是否正常,移动灯头,对准治疗部位,调到治疗距离,调节时间,按"开始"键进行治疗。
5. 告知患者注意事项。
6. 治疗过程中询问患者感受,如有不适,立即停止治疗。
7. 治疗结束,移开灯头,待光源风扇停止后,关闭开关,拔下电源线,整理导联线,撤离机器,清洁治疗仪,将灯头臂抬直,观察治疗部位情况。
8. 操作完毕,协助患者着衣,安排舒适体位,整理床单位。
9. 整理用物,洗手,记录。

六、注意事项

1. 对红光过敏者慎用。

2. 注意操作顺序,防止治疗仪的损伤。

3. 治疗时注意遮挡以保护隐私,注意保暖。

4. 治疗过程中要注意观察患者的反应和机器运行情况。

5. 光子治疗仪的工作条件,环境温度 5~40℃,相对湿度 ≤80%。

6. 治疗过程中光输出镜头对准患者病灶,眼睛勿直视光输出镜头或戴上防护眼镜。

7. 照射过程中如有心慌、头晕等反应,需立即告知护士。

光子治疗仪操作流程图

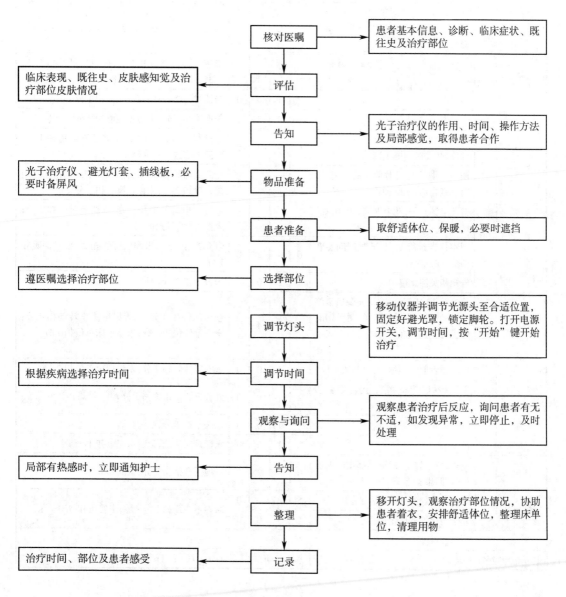

光子治疗仪操作考核评分标准

项目	分值	技术操作要求	评分等级 A	B	C	D	评分说明
仪表	2	仪表端庄、戴表	2	1	0	0	一项未完成扣1分
核对	2	核对医嘱	2	1	0	0	未核对扣2分;内容不全扣1分
评估	6	询问、了解患者病情、身体意识状况及合作程度;评估患者有无红光过敏、传染性疾病,体位的放置	6	4	2	1	一项未完成扣1分
告知	4	解释作用、简单的操作方法、局部感受,取得患者配合	4	3	2	1	一项未完成扣1分
用物准备	7	洗手,戴口罩	2	1	0	0	未洗手扣1分;未戴口罩扣1分
		备齐并检查用物	5	4	3	2	少备一项扣1分;未检查一项扣1分
环境与患者准备	7	环境清洁、温度适宜,光线明亮、有无易燃易爆物品,是否有其他同类设备使用	3	2	1	0	未进行环境准备扣2分;环境准备不全扣1分
		协助患者取舒适体位,充分暴露治疗部位	4	3	2	1	未进行体位摆放扣2分;体位不舒适扣1分;未充分暴露治疗部位扣1分
操作过程	50	核对医嘱	2	1	0	0	未核对扣2分;内容不全面扣1分
		连接电源,检查仪器性能	4	3	2	1	未连接扣2分;未检查性能扣2分
		协助患者取适当体位,选择照射的部位,必要时用屏风遮挡	6	4	2	0	未进行体位摆放扣2分;体位不舒适扣1分;照射部位选择不准确扣3分
		调节光源头与照射部位的距离,固定好避光罩,锁定脚轮	8	6	4	2	光源头与照射部位距离不合适扣4分;未固定避光罩扣2分;未锁定脚轮扣2分
		打开电源开关,调节时间,按"开始"键开始	8	6	4	2	未打开电源开关扣4分;未调节时间扣2分;未按"开始"键扣2分
		观察仪器运行情况,随时询问患者感受,注意保暖	6	4	2	0	未观察扣2分;未询问感受扣2分;未保暖扣1分
		告知相关注意事项	4	2	0	0	未告知扣2分/项
		治疗结束,还原灯头,待光源风扇停止转动以后,先关闭开关、再关闭电源,协助患者取舒适体位,整理床单位	8	6	4	2	顺序颠倒扣4分;未等风扇停止转动扣4分;未安置体位扣1分;未整理床单位扣1分
		协助患者取舒适体位,整理床单位	4	2	0	0	未安置体位扣2分;未整理床单位扣2分
操作后处置	6	用物按《医疗机构消毒技术规范》处理	2	1	0	0	处置方法不正确扣1分/项,最高扣2分
		洗手	2	1	0	0	未洗手扣1分
		记录	2	1	0	0	未记录扣2分;记录不完全扣1分
评价	6	流程合理、技术熟练、局部皮肤无损伤、询问患者感受	6	4	2	0	一项不合格扣2分,最高扣6分
理论提问	10	光子治疗仪的使用禁忌证	5	3	0	0	回答不全面扣2分/题;未答出扣5分/题
		光子治疗仪的使用注意事项	5	3	0	0	
得分							

主考老师签名: 　　　　　　　考核日期: 　　年　　月　　日

特定电磁波谱(TDP)照射操作技术

神灯——TDP治疗器的治疗板,是根据人体必需的几十种元素,通过科学配方涂制而成。在温热的作用下,治疗板能产生出带有各种元素特征信息的振荡信号,故命名为"特定电磁波谱"(它的汉语拼音缩写为"TDP")。治疗板受热产生出的各种元素的振荡信号,随红外线进入机体后,与机体相应元素产生共振,使元素所在的原子团、分子团的活性得以大幅度提高,激活体内各种酶的活性,增强对缺乏元素的吸收,调整体内元素的相对平衡,抑制体内自由基的增多、修复微循环通道等,从而提高人体自身免疫功能和抗病能力。

分类:

1. 近红外线 又称短波红外线,波长0.76~1.5μm,穿透人体组织较深,约5~10mm。

2. 远红外线 又称长波红外线,波长1.5~400μm,多被表层皮肤吸收,穿透组织深度小于2mm。

治疗原理及作用:

1. 治疗慢性炎症 改善血液循环,加强细胞吞噬功能,消除肿胀,促进炎症消散。

2. 镇痛 红外线可降低神经系统的兴奋性,有镇痛、解除横纹肌和平滑肌痉挛以及促进神经恢复等作用。

3. 减少烧伤创面渗出的作用 在治疗慢性感染伤口和慢性溃疡时,改善组织营养,消除肉芽水肿,促进肉芽生长,加快伤口愈合。

4. 还常用于治疗扭挫伤,促进组织肿胀和血肿消散以及减轻术后粘连,促进瘢痕软化,减轻瘢痕、挛缩等。

禁忌证:有出血倾向者,以及高热、活动性肺结核、重度动脉硬化、闭塞性脉管炎等患者禁用。

一、适用范围

风湿性关节炎、慢性支气管炎、胸膜炎、慢性胃炎、肠炎、神经根炎、神经炎、多发性末梢神经炎、痉挛性麻痹、慢性伤口、冻伤、烧伤创面、褥疮、慢性静脉炎、注射后硬结、术后粘连、湿疹、皮肤溃疡等。

二、评估

1. 病室环境及室温。

2. 主要症状、既往史及过敏史。

3. 对热的耐受程度。

4. 体质及局部皮肤情况。

三、告知

1. 基本原理、作用及简单操作方法。

2. 衣着宽松。

3. 局部有灼热感或出现红肿、丘疹等情况,应及时告知护士。

4. 操作时间一般为 15~30 分钟。

四、物品准备

治疗盘、TDP 灯、插线板,必要时备屏风、毛毯、毛巾等。

五、基本操作方法

1. 核对医嘱,评估患者,做好解释,确定治疗部位。嘱患者排空二便,调节室温。

2. 备齐用物,携至床旁,协助患者取舒适卧位,充分暴露治疗部位,注意保暖及隐私保护。

3. 检查照射部位对温热感是否正常。

4. 将灯移至照射部位的上方或侧方。功率 500W 以上,灯距应在 50~60cm;功率 250~300W,灯距应在 30~40cm;200W 以上,灯距 20cm 左右。

5. 每次 15~30 分钟,每日 1~2 次。

6. 治疗结束时,将照射部位的汗液擦干,患者在室内休息 10~15 分钟后可外出。

六、注意事项

1. 治疗时不得移动体位,以防烫伤。

2. 照射过程中如感觉过热、心慌、头晕等,应立即告知工作人员。

3. 患者有温热感觉障碍或照射新鲜的瘢痕部位、植皮部位时,应小剂量,并密切观察局部反应,以免灼伤。

4. 血液障碍部位、较明显的毛细血管或血管扩张部位,一般不用红外线照射。

5. 当患者皮肤发红或出现过敏现象,应立即报告医师。

6. 操作后休息半小时,注意防寒保暖。

TDP 照射操作流程图

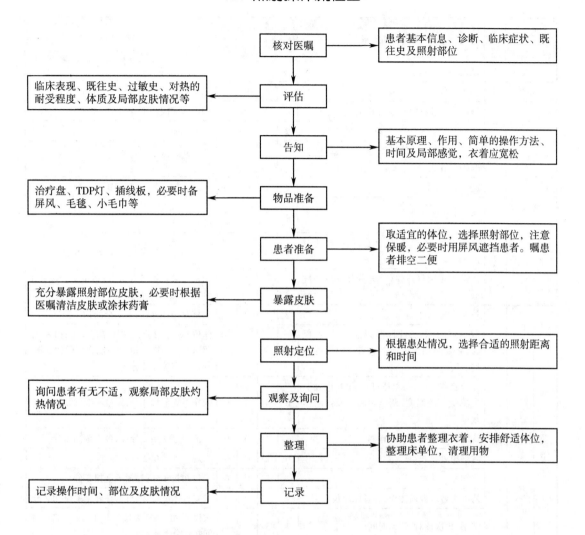

TDP 照射操作考核评分标准

项目	分值	技术操作要求	评分等级				评分说明
			A	B	C	D	
仪表	2	仪表端庄、戴表	2	1	0	0	一项未完成扣1分
核对	2	核对医嘱	2	1	0	0	未核对扣2分;内容不全面扣1分
评估	6	临床症状、既往史、是否妊娠或月经期	4	3	2	1	一项未完成扣1分
		患处部位皮肤情况、对热的耐受程度	2	1	0	0	一项未完成扣1分
告知	4	解释作用、简单的操作方法、局部感受,取得患者配合	4	3	2	1	一项未完成扣1分
用物准备	7	洗手,戴口罩	2	1	0	0	未洗手扣1分;未戴口罩扣1分
		备齐并检查用物	5	4	3	2	少备一项扣1分;未检查一项扣1分,最高扣5分
环境与患者准备	7	病室整洁、保护隐私、注意保暖、避免对流风	3	2	1	0	一项未完成扣1分,最高扣3分
		协助患者取舒适体位,充分暴露患处皮肤	4	3	2	1	未进行体位摆放扣2分;体位不舒适扣1分;未暴露患处部位扣1分
操作过程	TDP 38	核对医嘱	2	1	0	0	未核对扣2分;内容不全面扣1分
		取适宜的体位,选择照射部位,注意保暖,必要时用屏风遮挡患者。嘱患者排空二便	10	8	6	4	体位不适扣2分;照射距离不准确扣2分;照射时间不准确扣2分;动作生硬扣2分;部位不准确扣2分
		充分暴露患处,一手持灯,一手在患处上方感受灯的温度,调整距离。操作动作规范	6	4	2	0	操作不规范扣4分;定位不准确扣2分
		询问患者感受:热度、疼痛	2	1	0	0	未询问感受扣2分;内容不全扣1分
		观察患处皮肤:有无灼伤	6	2	0	0	未观察皮肤扣2分/项
		告知相关注意事项	4	2	0	0	未告知扣4分;告知不全扣2分
		协助患者取舒适体位,整理床单位	4	2	0	0	未安置体位扣2分;未整理床单位扣2分
		洗手,再次核对,记录时间	4	3	2	1	未洗手扣1分;未核对扣1分;未记录时间扣2分
	取灯 12	关闭TDP开关并移除TDP。关闭电源,收好插线板	4	2	0	0	手法不正确扣4分;手法不熟练扣2分
		观察患部皮肤,询问患者舒适度	4	3	2	1	未观察扣2分;未询问扣2分
		协助患者取舒适体位,整理床单位	4	2	0	0	未安置体位扣2分;未整理床单位扣2分
操作后处置	6	用物按《医疗机构消毒技术规范》处理	2	1	0	0	处置不正确扣1分,最高扣2分
		洗手	2	0	0	0	未洗手扣2分
		记录	2	1	0	0	未记录扣2分;记录不完全扣1分
评价	6	流程合理、技术熟练、患处皮肤无损伤、询问患者感受	6	4	2	0	一项不合格扣2分,最高扣6分;出现感染扣6分
理论提问	10	TDP的禁忌证	5	3	0	0	回答不全面扣2分/题;未答出扣5分/题
		TDP的注意事项	5	3	0	0	
得分							

主考老师签名: 　　　　　　　　　考核日期: 　　年　　月　　日

温热式低周波治疗仪操作技术

温热式低周波治疗仪是将微弱电流以低频方式作用于人体,利用电极片直接刺激肌肉及肌肉内神经末梢感受器,让肌肉进行无意识的收缩活动,使得因疲惫或受伤而酸痛的肌肉、神经放松,从而促进局部血液循环,得以减轻或舒缓疼痛。

一、适用范围

消除炎症;即时镇痛;促进血液循环;兴奋神经及肌肉;增强生物膜的通透性;康复肌力,调节神经;软化瘢痕,松解粘连。

二、评估

1. 主要症状、既往有无过敏史、体内是否带有金属(尤其是心脏起搏器使用者)。
2. 感知觉及局部皮肤情况。

三、告知

1. 治疗时间一般为 20~30 分钟。
2. 治疗期间会产生针刺或震动感,护士可根据患者感受调节电流强度。
3. 若局部有烧灼或针刺不能耐受时,立即通知护士。

四、物品准备

医嘱单、弯盘、纱布、手消毒液、多功能插线板、生活垃圾桶、沙袋。

五、基本操作方法

1. 核对医嘱,评估患者,做好解释,调节室温。
2. 备齐用物,携至床旁。
3. 协助患者取舒适体位,暴露治疗部位。
4. 打开电源开关,将纱布及电极片用温水浸湿,放置于治疗部位,然后使用沙袋加压固定;启动开关,调节电流强度,至患者耐受为宜。具体操作参照仪器说明书进行。
5. 治疗期间询问患者感受,调节电流强度。如患者主诉疼痛,立即停止治疗。
6. 治疗结束,取下沙袋、电极片、纱布,擦干局部皮肤,观察皮肤情况。
7. 操作完毕,协助患者穿衣,安排舒适体位,整理床单位。

六、注意事项

1. 初次使用者,尤其是儿童、老年人、体质虚弱的人使用时,请结合身体状况,开始时治疗时间宜短,而且治疗输出量宜小。

2. 请不要超过规定的治疗时间,不然会使身体状况紊乱。

3. 温热导子有低温灼伤的可能,儿童及行动不便的患者要慎用。皮肤过敏者,以及服用安眠药、醉酒的人不宜使用。

4. 体内有金属装置者,如金属内固定处,治疗时请不要触及导子,防止导电或其他不良事件发生。除规定的治疗目的外,请不要使用本仪器,不然会造成事故和引起身体状况不佳。

5. 电源线、插头受损伤,或插入不紧时,请不要使用。

6. 电源线要很好地保护,不要破损和修改,不要过多弯折、强力牵拉、扭曲。另外,电源线受到重压、挤夹或被加工后会破损,通电时会造成触电、火灾等。

7. 拔卸电源插头时,一定要拿着前端的电源插头拔下,否则会引起触电或短路起火。

温热式低周波治疗仪操作流程图

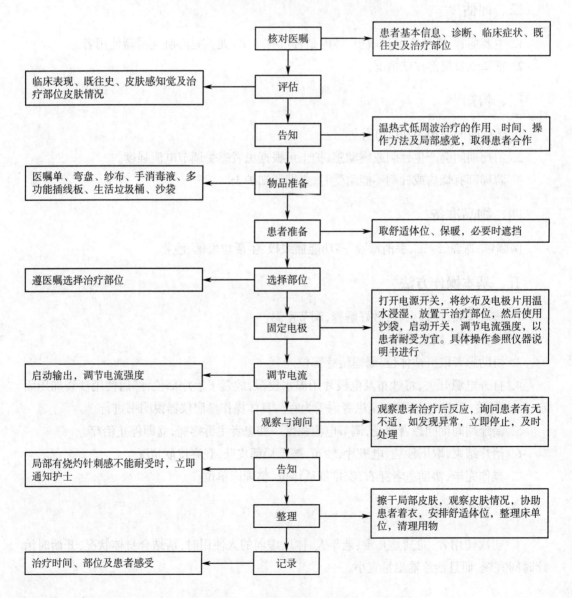

温热式低周波治疗仪操作考核评分标准

项目		分值	技术操作要求	评分等级				评分说明
				A	B	C	D	
仪表		2	仪表端庄、戴表	2	1	0	0	一项未完成扣1分
核对		2	核对医嘱	2	1	0	0	未核对扣2分；内容不全面扣1分
评估		6	临床症状、既往史、体内是否带有金属物	4	3	2	1	一项未完成扣1分
			治疗部位皮肤情况，对疼痛的耐受程度	2	1	0	0	一项未完成扣1分
告知		4	解释作用、操作方法、局部感受，取得患者配合	4	3	2	1	一项未完成扣1分
用物准备		7	洗手，戴口罩	2	1	0	0	未洗手扣1分；未戴口罩扣1分
			备齐并检查用物	5	4	3	2	少备一项扣1分；未检查一项扣1分，最高扣5分
环境与患者准备		7	病室整洁、保护隐私、注意保暖、避免对流风	3	2	1	0	一项未完成扣1分，最高扣3分
			协助患者取舒适体位，充分暴露治疗部位	4	3	2	1	未进行体位摆放扣2分；体位不舒适扣1分；未充分暴露治疗部位扣1分
操作过程	操作时	38	核对医嘱	2	1	0	0	未核对扣2分；内容不全面扣1分
			将温热式电极浸入温水中，安放纱布片，电极位置安放正确（正极在中央，负极在左右）	10	8	6	4	电极片过湿扣2分；部位不准确扣2分；沙袋放置不牢固扣2分；动作生硬扣2分；未放置纱布扣2分
			放置部位准确	6	4	2	0	电极片位置不正确扣4分；未放入相应治疗部位扣2分
			调节电流强度，询问患者感受、舒适度	4	2	0	0	未询问患者感受扣4分；内容不全面扣2分
			治疗期间巡视，如患者主诉疼痛，立即停止治疗	4	2	0	0	未询问扣2分/项
			告知相关注意事项	4	2	0	0	未告知扣4分；告知不全扣2分
			协助患者取舒适体位，整理床单位	4	2	0	0	未安置体位扣2分；未整理床单位扣2分
			洗手，再次核对，记录时间	4	3	2	1	未洗手扣1分；未核对扣1分；未记录时间扣2分
	操作后	12	先归零，再关开关，拔电源，然后取沙袋、电极片及纱布	4	2	0	0	顺序不正确扣4分；手法不熟练扣2分
			观察并清洁皮肤	4	3	2	1	未观察扣1分；未清洁皮肤扣1分
			协助患者取舒适体位，整理床单位	4	2	0	0	未安置体位扣2分；未整理床单位扣2分
操作后处置		6	用物按《医疗机构消毒技术规范》处理	2	1	0	0	处置方法不正确扣1分/项，最高扣2分
			洗手	2	0	0		未洗手扣2分
			记录	2	1	0		未记录扣2分；记录不完全扣1分
评价		6	流程合理、技术熟练、局部皮肤无损伤、询问患者感受	6	4	2	0	一项不合格扣2分，最高扣6分；出现烫伤扣6分
理论提问		10	低周波的禁忌证	5	3	0	0	回答不全面扣2分/题；未答出扣5分/题
			低周波的注意事项	5	3	0	0	
得分								
主考老师签名：				考核日期：　　　年　　月　　日				